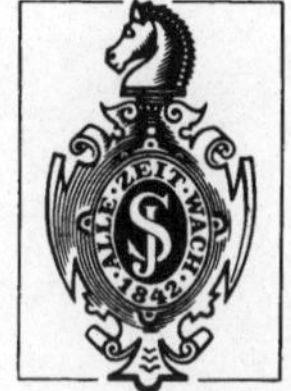
ALLE · ZEIT · WACH
1842

J. Walser, H. Haselbach,
W. Brandtner (Hrsg.)

Ultraschall-diagnostik '90

Drei-Länder-Treffen Bregenz

14. Gemeinsame Tagung
der Deutschen, Österreichischen und
Schweizer Gesellschaft
für Ultraschall in der Medizin

Mit 163 Abbildungen

Springer-Verlag
Berlin Heidelberg New York
London Paris Tokyo
Hong Kong Barcelona Budapest

Dr. med. J. Walser
Marktstraße 8
A-6850 Dornbirn

Prim. Dr. W. Brandtner
Eiselsbergstraße 2
A-4910 Ried

Hofrat Prim. Dr. H. Haselbach
Röntgeninstitut
Landeskrankenhaus
A-9020 Klagenfurt

ISBN-13:978-3-642-93489-6

Die Deutsche Bibliothek – CIP-Einheitsaufnahme
Ultraschalldiagnostik '90: Drei-Länder-Treffen Bregenz / 14. Gemeinsame Tagung der Deutschen, Österreichischen und Schweizer Gesellschaft für Ultraschall in der Medizin. J. Walser ... (Hrsg.). – Berlin; Heidelberg; New York; London; Paris; Tokyo; Hong Kong; Barcelona; Budapest: Springer, 1991
ISBN-13:978-3-642-93489-6 e-ISBN-13:978-3-642-93488-9
DOI: 10.1007/978-3-642-93488-9

NE: Walser, J. [Hrsg.]; Gemeinsame Tagung der Deutschen, Österreichischen und Schweizer Gesellschaft für Ultraschall in der Medizin <14, 1990, Bregenz>

Softcover reprint of the hardcover 1st edition 1991

Satz: Brühlsche Universitätsdruckerei, Gießen;

21/3020-543210 - Gedruckt auf säurefreiem Papier

Vorwort

Die Tradition des Kongreßbandes unserer gemeinsamen wissenschaftlichen Tagung wird auch in diesem Jahr fortgesetzt. Die politischen Veränderungen haben die Präsentation einiger wichtiger Arbeiten aus Osteuropa ermöglicht, die zu einer weiteren Bereicherung unseres gemeinsamen Kongresses beigetragen haben.

Die 3dimensionale Darstellung mittels Ultraschall ist durch erstmalige Vorstellung der entsprechenden Gerätetechnik in den Bereich der Möglichkeit einer breiteren Anwendung gerückt worden. Weitere Schwerpunkte waren die Dopplersonographie sowie die sonographische Diagnostik des Bewegungsapparats. Die Lithotripsie von Gallen-, Pankreas- und Nierensteinen hat sich auf unserem Kongreß bereits etabliert. Versuche auf dem Gebiet der Tumortherapie sind erstmals vorgestellt worden.

Wir danken den Vorsitzenden der wissenschaftlichen Sitzungen bei unserem Kongreß in Bregenz, die jene Arbeiten ausgewählt haben, die in diesem Band veröffentlicht wurden. Die Abstracts sämtlicher Vorträge wurden in der Zeitschrift *Ultraschall in Klinik und Praxis* (Bd. 5 Heft 3 1990) für uns abgedruckt. Ein besonderer Dank gilt Frau Dr. Ute Heilmann und dem Springer-Verlag, der die rasche Ausgabe dieses Auswahlbandes ermöglicht hat.

Sommer 1991

J. Walser
H. Haselbach
W. Brandtner

Inhaltsverzeichnis

Dokumentation

Punktion

Abdomen – Retroperitoneum

Pädiatrie

Geburtshilfe – Gynäkologie – Mamma

Neurologie

Doppler-Gefäße

Urologie

Bewegungsapparat

Traumatologie

Mitarbeiterverzeichnis

3-D-Sonographie

Möglichkeiten der 3-dimensionalen Darstellung in der Geburtshilfe

A. Kratochwil

Allg. Öffentl. Krankenhaus der Kurstadt Baden, Wimmergasse 19, A-2500 Baden

Ziel der Ultraschalluntersuchung ist es, durch die Untersuchung der interessierenden Region einen räumlichen Eindruck des untersuchten Gebietes zu gewinnen.

Bei der herkömmlichen Untersuchungstechnik muß sich der Untersucher aus den 2-dimensionalen Schnittbildern eine 3-dimensionale Vorstellung von Form, Größe und Lage der Organe verschaffen. Die Zuverlässigkeit dieses Vorgangs ist bisher weitgehend von den Fähigkeiten des Untersuchers abhängig. Ein stets vorhandener Nachteil bei diesem Vorgehen ist die fehlende Rückkopplung zum Gerät und die Unmöglichkeit einer späteren Messung und Auswertung.

Zur 3-dimensionalen Darstellung des sonographischen Befunds wurden bereits verschiedene Versuche unternommen. So z. B. die stereoskopische Betrachtung der Ultraschallbilder, die Verwendung von Hilfsmechaniken zur Erfassung der Raumkoordinaten oder die Verarbeitung der erfaßten Daten durch leistungsfähige Computersysteme.

Bei den meisten bisher vorgestellten Systemen ist die benötigte Aufnahme- und Verarbeitungszeit äußerst groß und verhindert dadurch die unmittelbare Interaktion zwischen Untersucher und Patient. Bei den rechnergestützten 3-dimensionalen Darstellungen wird des weiteren nur die Oberfläche des Organs dargestellt und damit auf eine wesentliche Information der Ultraschalldiagnostik, die sich auf die Binnenechos stützt, verzichtet.

Das Ziel des hier vorgestellten „3D Voluson" ist

1) die Erfassung eines Gewebevolumens, das rasch und einfach in 3 Dimensionen ausgewertet werden kann;
2) die Erzeugung eines Ultraschallbildes, welches alle, auch bisher genützten Informationen, enthält;
3) die Verwendung eines Systems ohne aufwendige Peripherie;
4) keine wesentliche Veränderung des bisherigen Untersuchungsgangs.

Um dieses Ziel zu erreichen, wird der Ultraschallstrahl nicht wie bei der 2-dimensionalen Methode in einer Ebene abgelenkt, sondern innerhalb eines pyramidenförmigen Volumenkegels, mit der Pyramidenspitze nahe der Schallaustrittsstelle, mit einer Mechanik geschwenkt. Die durch die Schwenkung entstehende Serie von Schnittbildern wird automatisch in das Gerät gespeichert.

Das in 5 Sekunden gespeicherte Volumen enthält, abhängig von der Geometrie, 64–256 Schnittbilder pro Ebene. Zur Erreichung einer optimalen Auflösung ist der Schallkopf in einer phased array annular Technik ausgeführt. Damit ist

Ultraschalldiagnostik '90
Walser u. a. (Hrsg.)

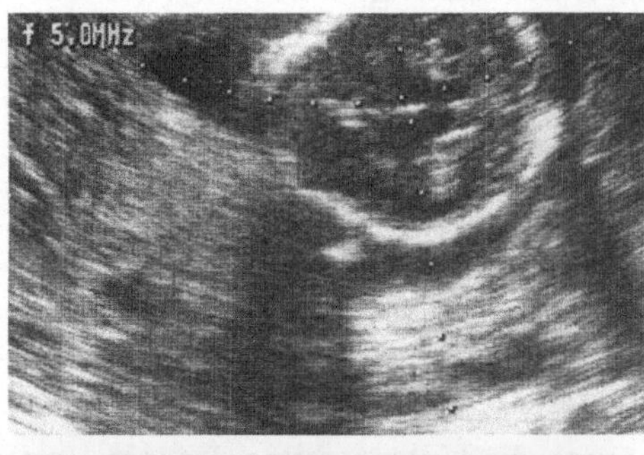

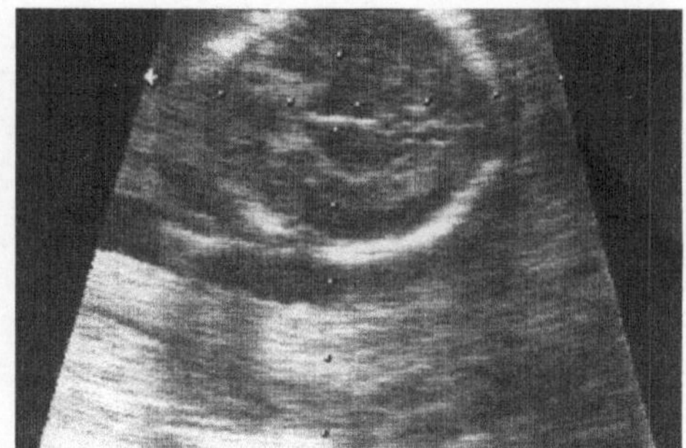

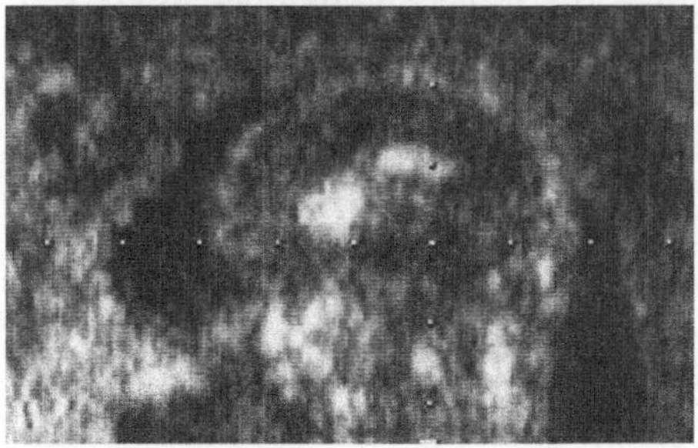

Abb. 1. VOLU-SCAN in der 17. SSW; oben links Querschnitt, rechts Längsschnitt, unten C-Schnitt mit Darstellung des kindlichen Profils

sowohl eine selektierte Sendefokussierung als auch eine dynamische Empfangsfokussierung gewährleistet.

Durch die Automatisierung des Scanvorganges ist die exakte Positionierung des Bildpunktes innerhalb des Volumens bekannt. Es können nun Schnittbilder aus allen 3 Raumebenen und von jeder beliebigen Position innerhalb des Volumens abgerufen und synoptisch dargestellt werden. Das Monitorbild zeigt 3 korrespondierende zueinander senkrecht stehende Schnittbilder. In den beiden oberen Quadranten werden der Längs- und Querschnitt und unten links das horizontale Schnittbild – C Bild – dargestellt. Das C Bild repräsentiert dabei eine bisher unzugängliche Schnittebene.

Das Gewebevolumen kann nun, unabhängig vom Patienten, sorgfältig in den verschiedenen Ebenen durchgemustert werden. Durch den exakten Bezug der Bilder zueinander kann nun verifiziert werden, ob tatsächlich die gleiche Struktur am Längs-Quer- und Horizontalschnitt dargestellt ist. Dadurch ist es auch möglich, in allen 3 Ebenen exakte Messungen und Volumenbestimmungen durchzuführen. Die Dokumentation des Befundes erfolgt auf Hardcopy oder noch besser auf einer Floppy disc. Dadurch ergibt sich die Möglichkeit der späteren Nachbearbeitung und die Wiederholung der Untersuchung zu einem späteren Zeitpunkt mit identen Geräteparametern, da diese gleichzeitig mit abgespeichert werden können.

Durch dieses System ergibt sich in der Geburtshilfe die Möglichkeit der genauen Untersuchung der anatomischen Strukturen, vor allem zur Erkennung von Fehlbildungen. Darüber hinaus wird eine exaktere Biometrie und Volumen-

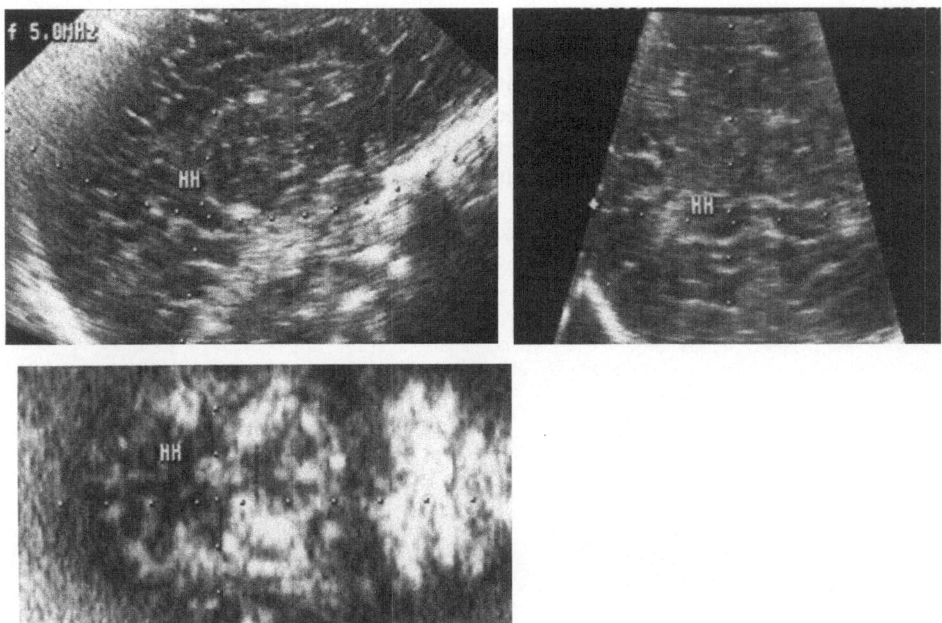

Abb. 2. VOLU-SCAN kindliches Gehirn post partum; oben links Längsschnitt, rechts Coronarschnitt, unten C-Schnitt mit Darstellung des Hinterhorns

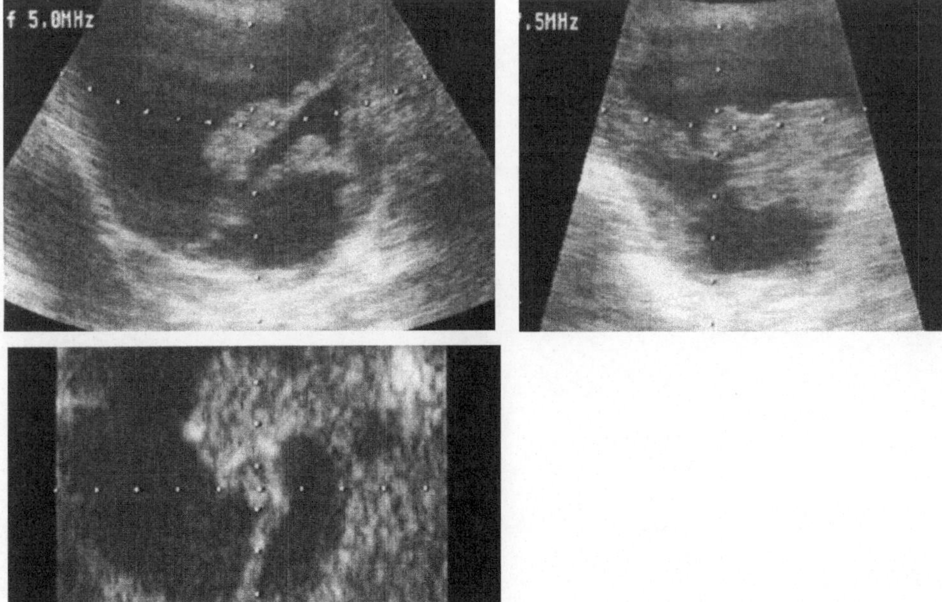

Abb. 3. VOLU-SCAN-Darstellung eines Ovarialkarzinoms mit septischen und soliden Anteilen

bestimmung ermöglicht (Abb. 1). Durch die mögliche Nachrüstung mit Doppler bzw. Farbdoppler wird eine exakte Postionierung des Dopplergates möglich.

Postpartal wird mit diesem Gerät auch eine befriedigende 3-dimensionale Darstellung des kindlichen Schädels möglich (Abb. 2).

In der Gynäkologie ergibt sich eine verbesserte Beurteilung, vor allem der Binnenstruktur von Genitaltumoren und ihr Verhalten zu den Nachbarorganen (Abb. 3).

3-dimensionale Darstellung der Prostata mit der transrektalen Sonographie – Eine neue Perspektive in der Diagnostik und Therapiekontrolle

A. W. Schneider *, A. Pommert, K. H. Höhne, R. Schubert, J. Wulff, H. Klosterhalfen

* Urologische Klinik und Poliklinik, Universitäts-Krankenhaus Eppendorf, Martinistr. 52, D-2000 Hamburg 20

Einleitung

Die transrektale Sonographie ist für die Beurteilung sowohl benigner als auch maligner Erkrankungen der Prostata im Vergleich zu anderen bildgebenden Verfahren eine minimal-invasive und dabei nahezu beliebig wiederholbare Untersuchungsmethode. Jüngste Untersuchungen [1] konnten besonders für die Frühdiagnostik des Prostatakarzinomes den Wert dieser Methode beim Screening aufzeigen.

Leider ist jedoch die Interpretation der 2-dimensional gewonnenen Bilder direkt von der Erfahrung des durchführenden und *gleichzeitig* beurteilenden Arztes abhängig; eine *nachträgliche* und damit untersucherunabhängige Bewertung wie bei anderen bildgebenden Verfahren ist nur in Ausnahmefällen möglich. Dieser Nachteil, der den Nutzen der transrektalen Sonographie für Screening-Untersuchungen durch einen zu hohen ärztlichen Aufwand und damit zu hohen Kosten bislang stark einschränkt, war für uns Anlaß, nach neuen Verfahren für die nachträgliche Beurteilung von Sonotomogrammen der Prostata zu suchen.

Mit Hilfe der digitalen Bildverarbeitung und der Computergraphik ist es in den letzten Jahren möglich geworden, aus räumlichen Schnittbildfolgen, wie sie von der Computer- und Kernspintomographie geliefert werden, dreidimensionale Ansichten der zu untersuchenden Organe zu erzeugen. Ohne die sonst nötige mentale Rekonstruktion räumlicher Strukturen wurde für die o. g. radiologischen Untersuchungsmethoden damit eine Abbildungsform geschaffen, die die Darstellung und Vermessung selbst komplexer plastischer Strukturen am Bildschirm ermöglicht [2, 3].

Da diese neuen Abbildungsformen auch prinzipiell bei sonographisch gewonnenen Schichten anwendbar sind, haben wir untersucht, inwieweit sich auch Sonotomogramme der Prostata für dreidimensionale Rekonstruktionen eignen und ob die nachträgliche und untersucherunabhängige Beurteilung der transrektalen Sonographie möglich ist. Ferner soll die Frage beantwortet werden, ob sich durch die räumliche und damit wirklich dreidimensionale Darstellung der Prostata eine Verbesserung der Beurteilbarkeit erreichen läßt.

Ultraschalldiagnostik '90
Walser u. a. (Hrsg.)

Material und Methoden

Für die Beantwortung der aufgeworfenen Fragestellungen wurden 10 Patienten, die sich wegen einer Prostataerkrankung in stat. Behandlung befanden, untersucht. Das durchschnittliche Alter betrug 64,7 (56–79) Jahre; bei sieben Patienten handelte es sich um eine benigne Prostatahypertrophie, 3mal wurde ein Prostatakarzinom stanzbioptisch diagnostiziert. Alle diagnostischen oder therapeutischen Eingriffe erfolgten jedoch *nach* der Sonographie.

Bei allen 10 Patienten wurde in Steinschnittlage mit Hilfe eines Führungsstatives eine Sonotomographie durchgeführt. Jeweils 20–30 planparallele Schnitte im Abstand von 2,5 mm wurden für jede Prostatauntersuchung angefertigt, wofür die Steuereinheit (Nr. 1846) und der Transrektalschallkopf (Nr. 1850) der Fa. Brüel und Kjaer genutzt wurden. Die einzelnen Untersuchungsbilder wurden auf einem Videoband analog zwischengespeichert und anschließend in die Rechnereinheit (VAXstation 3100) Bild für Bild digitalisiert übernommen.

Die so erzeugten Datensätze wurden mit dem Programmsystem Voxel-Man bearbeitet, das im Institut für Mathematik und Datenverarbeitung in der Medizin des Universitätskrankenhauses Eppendorf entwickelt wurde.

Ergebnisse

Der erste Bearbeitungsschritt im Rechner ist zunächst die Anordnung der Sonographiebilder zu einem Datenblock, wobei die fehlenden Zwischenschichten vom Rechner interpoliert werden. Als Ergebnis dieser rechnerischen Manipulation erhält man einen Datenkubus, der sämtliche Bildinformationen der transrektalen Sonographieschichten umfaßt (Abb. 1).

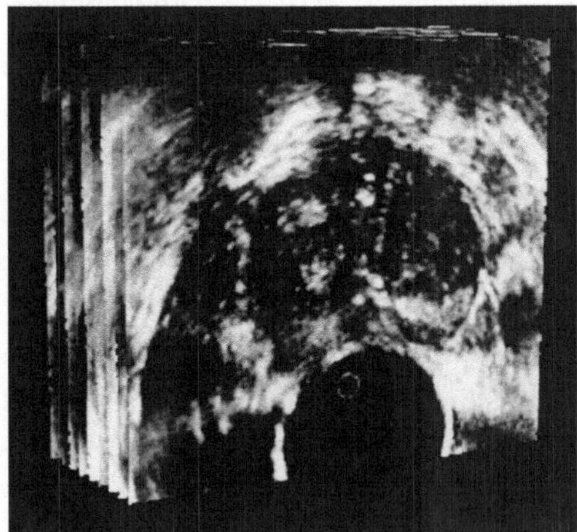

Abb. 1. Räumliche Anordnung der planparallelen Sonographiebilder. Die noch fehlenden Zwischenschichten werden in einem weiteren Bearbeitungsschritt vom Rechner ergänzt, so daß ein Datenkubus entsteht, der sämtliche Bildinformationen der transrektalen Sonographie enthält

Ähnlich wie ein in einem Block eingegossenes histologisches Präparat ist nunmehr die Information der Prostata in diesem Datenkubus enthalten. Vergleichbar mit einer patho-histologischen Aufarbeitung lassen sich nun im Rechner einzelne Schnitte durch diesen Datenkubus legen, um so beliebige Flächen betrachten zu können. Unklare oder eindeutig pathologische Strukturen lassen sich dabei am Bildschirm, falls notwendig, auch durch mehrere Schnittebenen gleichzeitig beschreiben und vermessen (Abb. 2).

Ein völlig neuer Weg zur komplexen Beurteilung der Bildinformation wird durch die echte dreidimensionale und damit räumliche Darstellung der Prostata beschritten. Nach einem erstmals von Levoy vorgestellten Verfahren [4] wird der

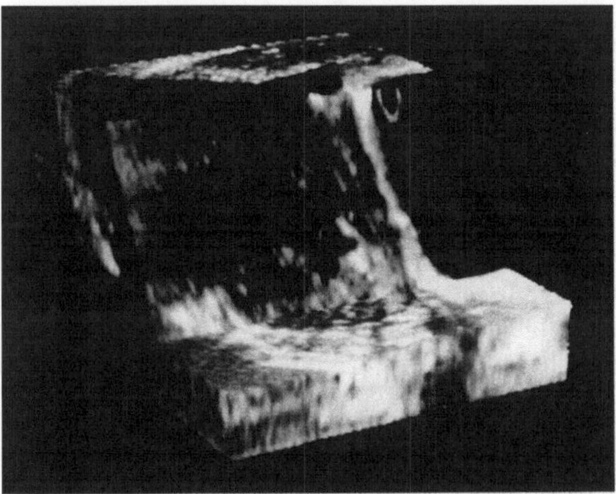

Abb. 2. Darstellung des Datenkubus mit zwei Anschnitten der Prostata, wobei die Binnenstruktur der Drüse sichtbar wird

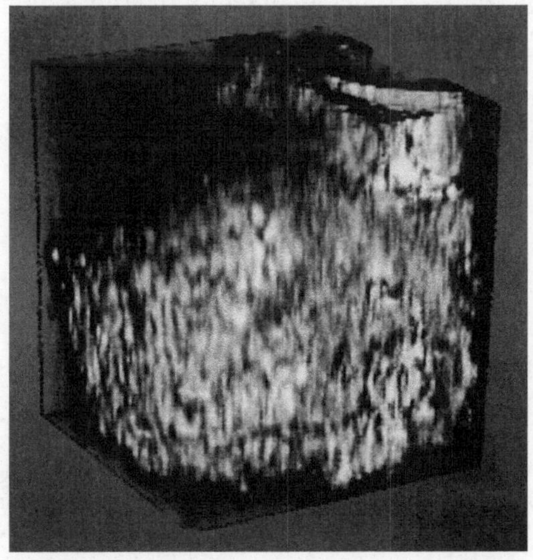

Abb. 3. Semitransparente Darstellung der Prostata (Erläuterungen s. Text)

Datenwürfel so auf die Bildebene projiziert, daß eine schattierte, semitransparente Darstellung des Gewebes resultiert (Abb. 3). Dadurch wird die Betrachtung von beliebig wählbaren Blickrichtungen auf die Prostata möglich, die die *gleichzeitige* Beurteilung von *Oberflächen* und *Binnenstrukturen* erlaubt. Diese semitransparente Abbildung läßt sich darüber hinaus zur Verbesserung der Diagnostik in beliebige Schnittebenen auflösen. Den wahren räumlichen und damit dreidimensionalen Eindruck erhält der Untersucher dabei durch die Bewegung bei der völlig freien Drehung des Objekts im Raum. Durch diese neue Untersuchungsform am Bildschirm gelang es, in drei von drei Fällen das Prostatakarzinom richtig nachzuweisen.

Diskussion

Die hier erstmals vorgestellte neuartige Aufarbeitung der von der transrektalen Sonographie gewonnenen Bilder zeigt eine *neue* Perspektive für die Diagnostik und Therapiekontrolle von Prostataveränderungen. Durch die rechnergestützte Abbildung der gesamten Drüse mit einem Verfahren, das die nachträgliche Bewertung einer transrektalen Sonographieuntersuchung der Prostata ermöglicht, steht erstmals ein von der Erfahrung des eigentlich Untersuchenden unabhängiges Diagnostikum zur Verfügung. Nach unseren bisherigen Ergebnissen liefert dabei eine semitransparente Darstellung für die 3D-Simulation von Ultraschalldaten die besten Ergebnisse, da hierbei die bei der Sonographie häufig fehlenden scharfen Kontraste bei den Grenzen einzelner Gewebestrukturen berücksichtigt werden.

Die hier vorgestellten Ergebnisse sind natürlich noch als Experimente in der Bildverarbeitung zu verstehen; die Anwendung an größeren Patientenzahlen zur Prüfung der klinischen Wertigkeit und Durchführbarkeit steht noch aus.

Wir sind jedoch davon überzeugt, daß nach der weiteren Standardisierung der Visualisierungsparameter und einer Vereinfachung der Benutzeroberfläche mit der dreidimensionalen Aufarbeitung der konventionell gewonnenen Sono-Tomogramme der Prostata ein untersucher- und patientenunabhängiges Verfahren zur Verfügung steht, das eine Voraussetzung für den routinemäßigen Einsatz der transrektalen Sonographie bei Screening-Untersuchungen nicht nur von Risikogruppen bildet.

Literatur

1. Lee F (1990) Value in screening: What's new? 2nd International Symposium on Recent Advances in Urological Cancer Diagnosis and Treatment. Paris, June 27–29th, 1990
2. Höhne KH (1987) 3D-Bildverarbeitung und Computergraphik in der Medizin. Informatik-Spektrum 10:192–204
3. Höhne KH, Bomans M, Pommert A, Riemer M, Tiede U, Wiebecke G (1990) Rendering tomographic volume data: adequacy of methods for different modalities and organs. In: Höhne KH et al. (eds) 3D-imaging in medicine: algorithms, systems, applications. Springer, Berlin Heidelberg New York Tokyo, pp 197–215
4. Levoy M (1988) Display of surface from volume data. IEEE Comput Graphics Appl 8:29–37

ESWL

Sonographie und biliäre ESWL

C. Jakobeit, L. Greiner

Medizinische Klinik A, Klinikum Barmen, Heusnerstr. 40, D-5600 Wuppertal 2

Einleitung

Nach eingehenden vorklinischen Studien und insbesondere tierexperimentellen Erprobungen seit 1979 [1], an der auch unsere Arbeitsgruppe beteiligt war, erfolgte die klinische Anwendung der biliären ESWL erstmals seit 1985/86 [3, 4]. Unabhängig vom Prinzip der Stoßwellenerzeugung (elektrohydraulisch, piezokeramisch, elektromagnetisch) hat sich die Sonographie bei der Gallenblasensteinlithotripsie als bildgebendes Verfahren der Wahl mittlerweile etabliert. Röntgenologische Techniken spielen hier keine Rolle (im Gegensatz zu den Gallengangssteinen, die nicht regelhaft sonographisch ortbar sind). Die Sonographie ist nicht nur für die Steuerung der Steindesintegration erforderlich, sondern ist auch die Methode der Wahl für die Indikationsstellung zur ESWL und die Verlaufbeobachtung nach ESWL. Optimale apparative Ausstattung (5 MHz-Schallkopf) und ausgefeilte Untersuchungstechnik (Patientenlagerung) sind unabdingbar.

Methode

Ausgewertet wurden die Anfragen von 4120 Ärzten/Patienten zur Stoßwellentherapie von Gallenblasensteinen. Von allen Patienten lagen Sonogramme und radiologische Bilder (GB-Leeraufnahme, orale/intravenöse Cholegraphie, alternativ ein Gallenblasen-CT) der Gallenwege/blase vor. Sonographisch überprüft wurden *vor der ESWL* folgende *Steinkriterien:* Gallenblasenwanddicke, Gallenblasenvolumen- und -funktion (Reizmahlzeit!). Weiterhin wurde der Durchmesser des DHC überprüft. Die Effektivität der Lithotripsie wurde *nach der ESWL* ebenfalls sonographisch kontrolliert: Vermessen wurden Fragmentgröße (in 2 Ebenen) sowie die Fragmentzahl (bei Sludge wurde das Gesamtvolumen in Prozent des GB-Volumens bestimmt). Zudem erfolgte eine Abschätzung der Gallenblasenclearancerate über die Fragmentvolumenreduktion in den ersten Tagen nach der ESWL. Im nachfolgenden Kontrollzeitraum wurden – bei regelmäßigen viertel-/halbjährlichen Nachkontrollen der Therapieeffekt der Chemolitholyse mit Urso- und Chenodeoxycholsäure (<80 kg je 500 mg) überprüft.

Ultraschalldiagnostik '90
Walser u. a. (Hrsg.)

Ergebnisse

Bei 1420 Patienten ergaben sich aufgrund der Sonographie Kontraindikationen zur ESWL (Steinvolumen zu groß, Gallenblasenwandverdickung i. S. chronischer/akuter Cholezystitis oder funktionsgestörte Gallenblase, gleichzeitige Steine im Gallengang oder gravierende andere Befunde wie z. B. Nierentumor). Bei 801 Patienten ergaben sich aufgrund der radiologischen Überprüfung (Kalk-Pigmentsteine) Kontraindikationen zur ESWL. 140 Patienten schieden aus anderen Gründen aus (Gerinnungsstörungen, Schwangerschaft, Lyseunverträglichkeit).

Diskussion

Vor der ESWL sind damit die meisten Indikationskriterien sonographisch erfaßbar. Während der ESWL ist die Sonographie – vorzugsweise unter Anwendung eines sogenannten in-line Schallkopfes – unersetzlich zum kontinuierlichen Zielen auf die respiratorisch bewegten Steine bzw. Fragmente zur Beurteilung des Fragmentierungsgrades. Allerdings kann es bei zunehmender Fragmentierung im Einzelfall erhebliche Schwierigkeiten bereiten, im Fragmentstaub versteckt liegende größere Steinbruchstücke zu entdecken.

Nach der ESWL ist die Sonographie die Methode der Wahl zur Kontrolle der spontanen Gallenblasenclearance von kleinen und kleinsten Fragmenten (Abb. 1), Zählung und Größenbestimmung nicht spontan abgangsfähiger Restfragmente und der Therapiekontrolle der adjuvanten Chemolitholyse (Urso/Cheno). Nicht ganz unproblematisch ist der Nachweis der tatsächlichen Steinfreiheit, der ausschließlich sonographisch unter optimierten Bedingungen durchgeführt werden sollte (erfahrene Untersucher, 5 MHz-Schallköpfe). Je genauer man sonographisch nachuntersucht, desto geringer wird die Steinfreiheitserfolgsrate sein (Abb. 2). Hartnäckige kleine und kleinste Steinreste, die nur nach energischer Umlagerung der Patienten auf die linke Seite oder im Rollmanöver ent-

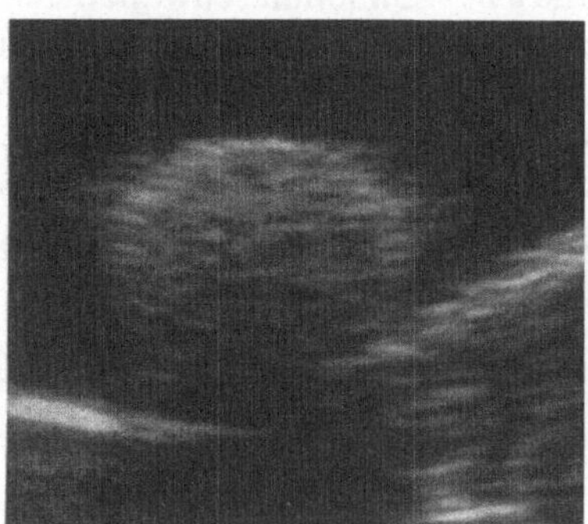

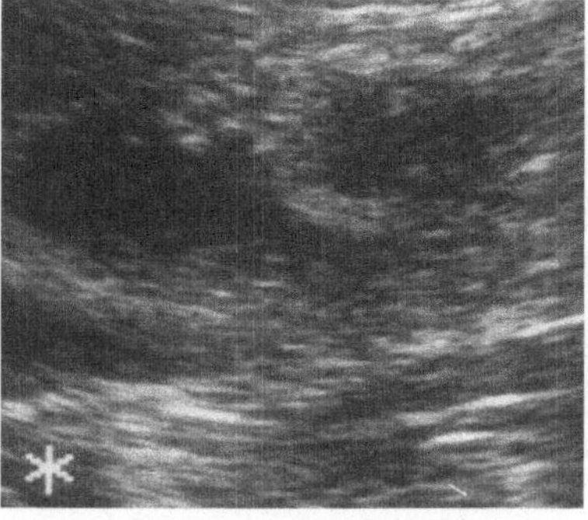

Abb. 1. Idealer Steinkandidat (*links*) – staubförmige Fragmentierung direkt nach ESWL (*rechts*) – asymptomatischer Spontanabgang der meisten Mikrofragmente innerhalb 18 h

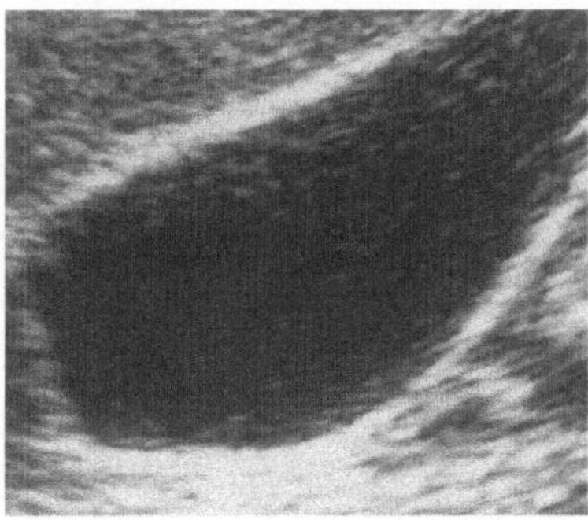
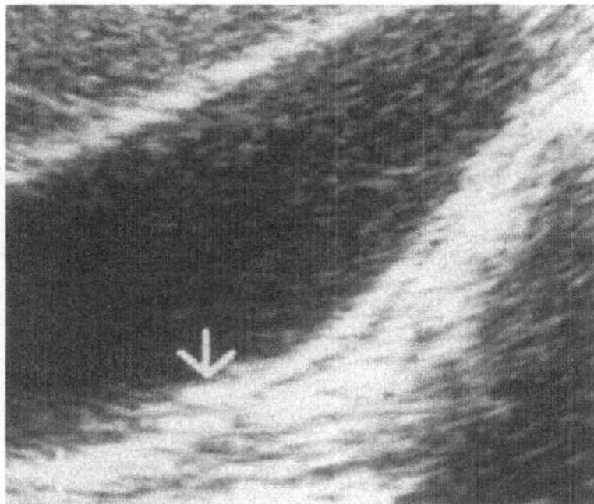

Abb. 2. In Rückenlage (*links*) scheinbar fragmentfreie Gallenblase. In Linksseitenlage (*rechts*) nachweisbares Restfragment von 5 mm am Gallenblasenboden

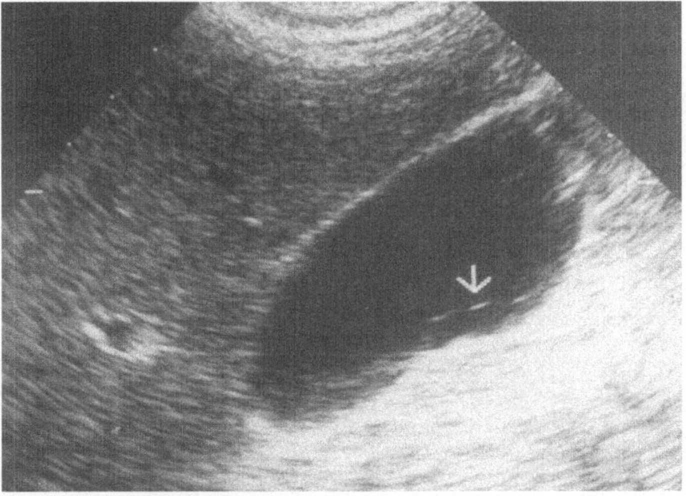

Abb. 3. Nur in Linksseitenlage erkennbare lyseresistente Steinreste (Kalkpigmentreste?)

deckt werden können, bleiben bei etwa 10% der von uns Behandelten trotz zuverlässiger Lyse als wahrscheinliche Pigment-Steinreste übrig. Es ist gut denkbar – und nach unseren bisherigen Erfahrungen sogar wahrscheinlich – daß die hohe Quote an erneuten Steinbildungen nach Beenden der oralen Lyse durch das erneute Wachstum residuierender nicht erkannter Steinreste erklärt werden kann. Hierbei müßte man dann eigentlich von „Pseudo-Rezidivsteinbildung" sprechen (Abb. 3). Zusammengefaßt ist die Sonographie die Methode der Wahl sowohl bei der Vorauswahl der Pat. zur ESWL als auch zur Überprüfung des Effekts der Lithotripsie und als Erfolgskontrolle nach Fragmentierung der Steine. Wünschenswert ist eine Optimierung der sonographischen Stein-Differenzierung hinsichtlich ihrer ESWL-Therapiechancen. Nach unseren Erfahrungen sind insbesondere sonographisch homogene (gleichmäßig kristallin aufgebaute) Steine ideale ESWL-Kandidaten [2].

Literatur

1. Brendel G, Enders G (1983) Shock waves for gallstones. Animal studies. Lancet I:1054
2. Greiner L, Rebensburg S, Wenzel H, Jakobeit Ch (1988) Sonographisches Gallenstein-Binnenreflexmuster – Artefakt oder reale Information? 2. Gastroenterologie 26:467
3. Greiner L, Wenzel H, Jakobeit Ch (1989) Extrakorporale Stoßwellenlithotripsie problematischer Gallengangssteine. Dtsch Med Wochenschr 114:738–743
4. Sauerbruch T, Delius M, Paumgartner G, Holl J, Wess O, Weber W, Hepp W, Brendel W (1986) Fragmentation of gallstones bei extracorporeal shockwaves. New Engl J Med 314:818

Biliäre extrakorporale Stoßwellenlithotripsie (ESWL) von Gallenblasensteinen und computertomographische Steinmorphologie

G. Schneider, B. Stadler, F. Hackl, E. Mohr, R. Cihal

Allgemeines öffentliches Krankenhaus der Elisabethinen, Fadingerstr. 1, A-4010 Linz

Die Lithotrispie führt bei den derzeit technischen Gerätemöglichkeiten nur zu einer Fragmentierung und nicht zu einer Pulverisierung der Gallenblasensteine, so daß eine weitere Lysetherapie des Steinschuttes notwendig ist.

Da nur Cholesterinfragmente durch systemische Gallensäuregabe aufgelöst werden können, kommt der praetherapeutischen Steintypisierung im Hinblick auf die Lysierbarkeit eine entscheidende Bedeutung zu. Konventionell radiologische Verfahren erlauben nur eine grobe Differenzierung in röntgennegative und röntgendichte Gallensteine.

Die Computertomographie ermöglicht eine Beurteilung der Feinmorphologie und kann durch die Bestimmung der Dichtewerte (Houndsfield-Einheiten, HU), Cholesterinsteine und cholesterinarme Konkremente charakterisieren.

Ziel unserer Studie war es zu prüfen, ob durch eine routinemäßige computertomographische Dichtemessung der Gallensteine vor der ESWL kombiniert mit anschließender adjuvanter Gabe von Gallensalzen eine Verbesserung der Steinfreiheitsrate erzielt werden kann.

Entsprechend den Literaturangaben unterteilen wir in 6 mittels CT typisierte Gallensteingruppen (Tabelle 1).

Vor einem halben Jahr haben wir die computertomographische Steincharakterisierung in unser praetherapeutisches Selektionsprogramm aufgenommen.

Tabelle 1. CT-Typisierung von Gallenblasensteinen und Vergleich mit der chemischen Steinanalyse (n. L. Fauser, R. Weiske)

CT-Typisierung	Chemische Steinanalyse
1. Dichtewerte 0 bis −200 HU	1. Cholesteringehalt 92–97%
2. Dichtewerte 0 bis ca. +50 HU	2. Cholesteringehalt ca. 90%
3. Dichtewerte zentral 0 bis ca. + 50 HU Außenschale bis +900 HU	3. Zentral Cholesterinanteil ca. 90% Außenschale Pigment (+50 bis +140 HU) Außenschale Kalk (+80 bis +900 HU)
4. Dichtewerte +75 bis +100 HU körnige Struktur	4. Pigmentsteine Cholesterin – Pigmentsteine
5. Dichtewerte +200 bis +900 HU Schalenstruktur	5. Cholesterin – Pigment – Kalksteine (Schalenstruktur)
6. Dichtewert bis +900 HU zentral dichter Kern	6. Cholesterin – Pigment – Mischsteine Cholesterin – Pigment – Kalksteine

Ultraschalldiagnostik '90
Walser u. a. (Hrsg.)

Wir lithotripsieren nurmehr reine Cholesterinsteine (Cholesteringehalt >90%), da die verbleibenden Cholesterinfragmente durch die systemische Gallensäuretherapie gut lysiert werden können.

Es handelt sich um Patienten mit Gallensteinen der Gruppen 1 bis 3, aus der 3. Gruppe werden nur Steine mit sehr gering partiell verkalkter Außenschale zertrümmert.

Patienten mit Gallenkonkrementen der Gruppe 4 bis 6 (hoher Kalk- bzw. Pigmentanteil am Gesamtsteinvolumen) empfehlen wir die Cholezystektomie.

Vorher behandelten wir nach konventionellen Kriterien ausgewählte Gallensteine von 188 Patienten [142 Frauen, Alter 26 bis 79 (47) Jahre; 46 Männer 20 bis 75 (50) Jahre]. Bei 156 Patienten wurden Solitärsteine lithotripsiert (88mal waren die Steine kleiner 2 cm, 68mal größer 2 cm, Durchschnittsgröße gesamt 19 mm) und bei 32 Patienten wurden 2 bis 3 Konkremente zertrümmert.

Bei dieser Patientengruppe waren nach 4 bis 7 Monaten 59,5% mit einem Solitärstein größer 2 cm und bei größerem Solitärstein nur 37% der Patienten steinfrei. Diese Steinfreiheitsraten stiegen auf 83% nach 1 bis 1½ Jahren bei der günstigsten Steingruppe und auf 72% bei größeren Solitärsteinen (Tabelle 2).

Unsere mit den bisher üblichen radiologischen Ein- und Ausschlußkriterien erzielten Steinfreiheitsraten gleichen im wesentlichen denen anderer Steinzentren. Bei den seit einem halben Jahr computertomographisch selektionierten 44 Patienten (in Alter und Geschlechtsverteilung der konventionellen Gruppe vergleichbar) wurden 37 Solitärsteine (20mal kleiner 2 cm und 17mal größer 2 cm; Durchschnittsgröße ges. 20 mm) und bei 7 Patienten 2 bis 3 Steine mittels extrakorporal erzeugter Stoßwellen fragmentiert.

Ähnlich wie in der Gruppe der bisher üblichen Patientenauswahl konnte nach der ersten ESWL-Behandlung in 85% eine optimale Fragmentation (Fragmentgröße <3 mm) erzielt werden.

Die strenge Steinselektion führte nach einem Beobachtungszeitraum von nur 4 Monaten zu einer signifikanten Steigerung der Steinfreiheitsrate.

Bereits 68% aller Patienten mit Solitärsteinen zeigten bei unveränderter Lithotripsietechnik und post ESWL-Management eine unauffällige Gallenblase (Tabelle 3).

Die Entwicklung der ESWL entspricht dem langgehegten Wunsch der konservativen Medizin nach einem nicht-operativen Verfahren der Gallensteintherapie.

Tabelle 2. Steinfreiheitsraten bei konventionell selektionierten Patienten

	Steinfreiheit	
Solitärstein	4–7 Mon.	10–17 Mon.
<2 cm	59,5%	83%
>2 cm	37%	72%
2–3 Steine	18%	62%

Tabelle 3. Steinfreiheitsrate bei computertomographisch ausgewählten Patienten (n=44)

37 × Solitärsteine	20 × <20 mm
	17 × >20 mm
Durchschnittsgröße	20 mm
7 Patienten 2–3 Steine	
Steinfreiheit (Solitärstein) nach 4 Monaten 68%	

Der zusätzliche Einsatz der Computertomographie mit Erfassung der verfeinerten Gallensteinmorphologie verbessert eindeutig die Ergebnisse der extrakorporalen Stoßwellenbehandlung.

Ein Viertel der röntgennegativen Steine wird durch die Dichtemessung als deutlich kalkhaltig bzw. pigmentreich demaskiert.

Die Anzahl für die extrakorporale Stoßwellenlithotripsie geeigneter Patienten wird dadurch weiter reduziert. Die Hoffnung und Erwartung des einzelnen ausgewählten Gallensteinpatienten kann in kürzerem Zeitraum mit größerer Wahrscheinlichkeit erfüllt werden.

Der Kosten-Nutzen-Aspekt wird wesentlich verbessert und auch bei ausreichender Steindesintegration eine aufgrund der Steinzusammensetzung zu erwartende ineffektive Gallensäuretherapie vermieden.

Literatur

Beim Verfasser

Sonographisch gesteuerte Pankreasgangstein-ESWL

C. Jakobeit, L. Greiner

Medizinische Klinik A (Schwerpunkt Gastroenterologie), Kliniken der Stadt Wuppertal,
Heusnerstr. 40, D-5600 Wuppertal 2

Einleitung

Pankreassteine werden, in Abhängigkeit von der Krankheitsdauer, bei über 40% der Patienten mit chronischer Pankreatitis beobachtet [3]. Der steinbedingten Obstruktion wird eine pathogenetische Rolle für die Schmerzsymptomatik zugeschrieben. Die bisherigen Erfahrungen mit endoskopisch implantierten Drainagen bei der obstruktiven Pankreatitis bestätigen die chirurgisch-operative Erfahrung, daß durch die Beseitigung der Obstruktion im Pankreasgang Schmerzen sofort beseitigt werden und Entzündungsschübe verhindert werden können. Endoskopisch-operative Manöver versagen jedoch bei inkrustierten Steinen oder Stenosen. Insbesondere bei diesen Problemfällen ist die extrakorporale Stoßwellenlithotripsie (ESWL) ein neues vielversprechendes Therapieverfahren [1, 4, 5]. Da klinisch bedeutsame duktale Pankreaskonkremente in aller Regel gut darstellbar und mit einem Ultraschall-gesteuerten Stoßwellenlithotripter gut zu orten sind, haben wir bei bisher 9 Patienten die Möglichkeit der sonographisch geführten Pankreasstein-ESWL überprüft.

Material und Methode

Nach Diagnosesicherung durch ERCP und reproduzierbarer sonographischer Ortungsmöglichkeit der Pankreasgangsteine wurden alle Behandlungen mit dem „Gallensteinzertrümmerer" MPL 9000, Firma Dornier Med. Technik, München, durchgeführt. Die Therapie erfolgte dabei in der Regel in Bauchlage, wobei die störende Darmluft durch die komprimierende Wirkung des Stoßwellentubus verdrängt wird und damit der „ungestörte Blick" auf das Pankreas möglich wird (Abb. 2a, b). Bei allen 9 Patienten (Alter 24–59 Jahre) lagen Pankreasgangsteine

Tabelle 1a. Pankreasstein-ESWL (n = 9)

Alter: 24–59 J (∅ 47 J)
♂:♀ = 4:5

Tabelle 1b. Pankreasstein-ESWL

Steine
– Zahl: 1–6
– Größe: 10–15 mm
D. Wirsungianus-∅
– 20 mm

Ultraschalldiagnostik '90
Walser u. a. (Hrsg.)

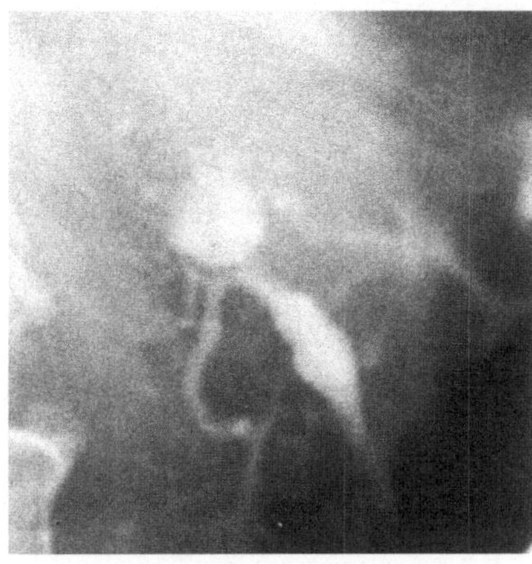

Abb. 1. Symptomatischer Pankreasstein (Solitär-Konkrement – gute ESWL-Indikation)

bis 15 mm Durchmesser vor (Anzahl 1–6). Der Ductus Wirsungianus war bis 20 mm aufgeweitet (Tabelle 1 a, b). Die Konkremente wurden unter ausschließlicher sonographischer Kontrolle 370–1 800 Stoßwellenimpulsen je Sitzung (maximal 6295 Impulsen bei 14–22 kV) ausgesetzt. Die Behandlungen wurden entweder ohne jede Analgesie oder lediglich in Sedoanalgesie (Midazolam) durchgeführt. Nur bei einem Patienten war bei ausgeprägter diffuser Pankreasverkalkung und schwierigen Untersuchungsbedingungen das duktale Konkrement nicht sicher differenzierbar.

Ergebnisse

Mit Ausnahme eines Patienten waren alle Konkremente sonographisch ortbar und desintegrierbar. Die kontinuierliche Zertrümmerungskontrolle im sonographischen real-time-Bild erwies sich hierbei als außerordentlich hilfreich. Bei 4 Patienten war eine Zerkleinerung der Konkremente zu spontan abgangsfähigen

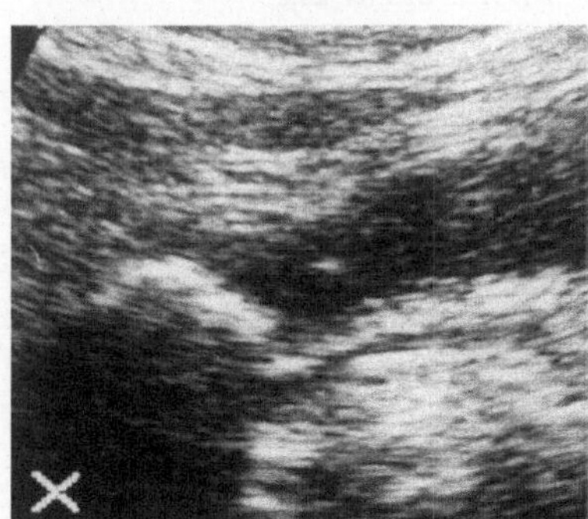

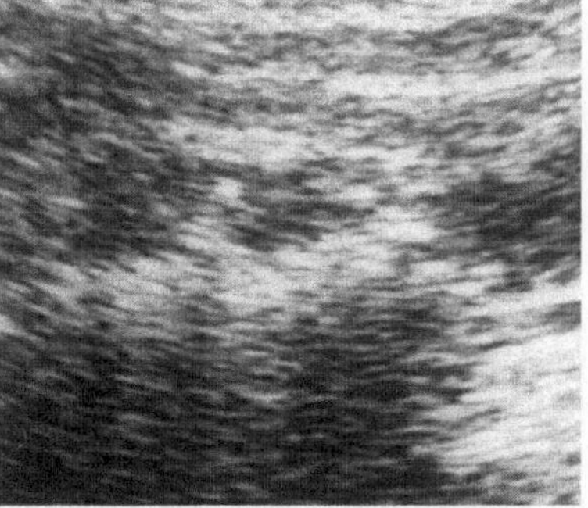

Abb. 2 a, b. Derselbe Stein wie in Abb. 1 vor (**a**) und nach (**b**) einer ESWL-Sitzung; optimale Fragmentierung, spontaner Fragmentabfluß

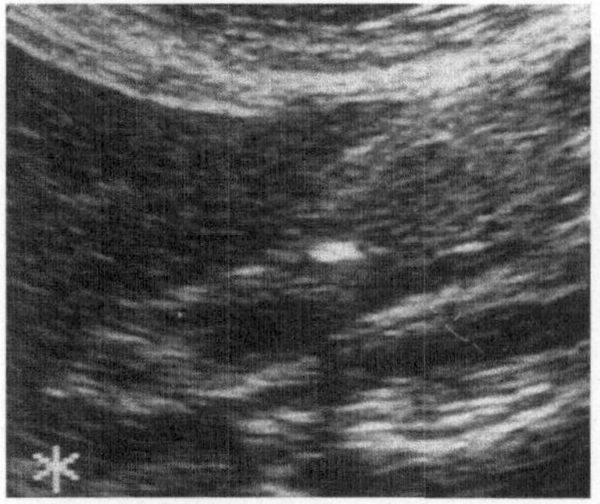
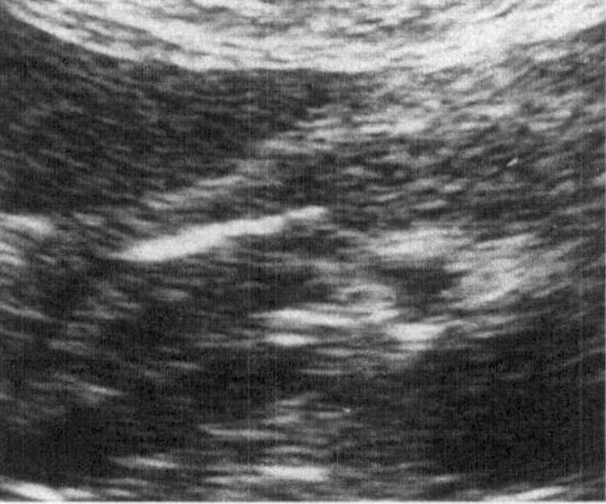

Abb. 3a, b. Luftfüllung des Ductus pancreaticus (Wirsungo-Aerie) nach EPT und kompletter Stein-Ausräumung (beschwerdefreier Patient)

Tabelle 2. Pankreas-ESWL

Wuppertal, 1988–1990	n = 9
Fragmentierung	8/9
EPT	6/9
Steinfreiheit	4/9
Obstruktion↓	7/9

Fragmenten möglich (Abb. 2a, b). Bei den anderen 5 Patienten war – nach endoskopischer Papillotomie (EPT) – eine vollständige oder teilweise Ausräumung der Fragmente durchführbar. Vereinzelt war – nach ausgiebiger EPT – eine Wirsungo-Aerie (Abb. 3a, b) nachweisbar. Bei 7 Patienten war die lithogene Gangobstruktion nach ESWL deutlich rückläufig. Bei 2 Patienten war wegen ausgeprägter pankreatitischer Gang-Strikturen die komplette endoskopische Fragmentausräumung nicht möglich (Tabelle 2). Subjektiv waren 6 Patienten nach der ESWL dauerhaft beschwerdefrei oder gaben eine wesentliche Verbesserung der Beschwerden an. Unmittelbar nach der ESWL wurde bei 2 Patienten eine leichte pankreatitische Reaktion mit spontaner Besserung beobachtet. Ernsthafte Komplikationen wurden nicht registriert.

Diskussion

Die bisherigen ersten Ergebnisse zeigen, daß die ESWL zur Zertrümmerung von Pankreasgangsteinen geeignet ist. Bei immerhin 4 Patienten war eine Fragmentierung in spontan abgangsfähige Fragmente möglich, bei einem fünften Patienten endoskopische Fragmentfreiheit erreichbar. Bei weiteren 4 Patienten gelang eine Desintegration in Fragmente, so daß die Gangobstruktion rückläufig war, eine endoskopische Ausräumung war bei 2 Patienten wegen Pankreasgangstrikturen nicht möglich. Während der bisherigen Nachbeobachtungszeit gaben 6 Patienten eine völlige Beschwerdefreiheit oder deutliche Linderung der Beschwerden an.

Aufgrund unserer Erfahrungen meinen wir, daß die sonographische Konkrementortung bei der Pankreasstein-ESWL wesentlich einfacher zu handhaben und für den Patienten komfortabler ist als die Röntgendarstellung. Unsere Ergebnisse der sonographisch geführten Pankreasstein-ESWL sind vergleichbar mit denen einer anderen Arbeitsgruppe, die die ESWL röntgengesteuert durchführte [1]. Von besonderem Vorteil ist u. E. die – bei fehlender Strahlenbelastung – kontinuierliche Zertrümmerungskontrolle. Bei ausgeprägter Wirsungio-Aerie nach Papillotomie kann allerdings eine störende Luftfüllung des Pankreasgangs vorhanden sein. Sie kann jedoch durch einen nasopankreatischen Katheter aufgehoben werden. *Zusammengefaßt* belegen sämtliche bisherigen Berichte den Wert dieses neuen nicht-operativen Verfahrens in der kausalen Schmerztherapie bei Patienten, bei denen rezidivierende Pankreatitiden eindeutig durch duktale Konkremente ausgelöst werden.

Literatur

1. Cremer M, Vondermeeren A, Delhaye M (1988) Extracorporeal shock wave lithotripsy (ESWL) for pancreatic stones. Gastroenterology 94:80 (Abstract)
2. Greiner L, Jakobeit Ch (1989) ESWL bei Pankreassteinen. DMW 49:1940
3. Grimm H, Meyer HW, Nam VCh, Soehendra N (1989) New modalitics for treating chronic pancreatitis. Endoscopy 21:70
4. Sauerbruch T, Holl J, Sackmann M, Werner R, Wotzka R, Paumgartner G (1987) Disintegration of a pancreatic duct stone with extracorporeal shock waves in a patient with chronic pancreatitis. Endoscopy 19:207
5. Soehendra N, Grimm H, Meyer HW, Schreiber HW (1989) Extrakorporale Stoßwellenlithotripsie bei chronischer Pankreatitis. Dtsch Med Wochenschr 114:1402

Gepulster hochenergetischer Ultraschall induziert Nekrosen in Experimentaltumoren

J. Debus *, P. Peschke, A. Lorenz, E. W. Hahn, W. J. Lorenz, H. Iffländer, H. J. Zabel, G. van Kaick, M. Pfeiler

* Deutsches Krebsforschungszentrum, Institut für Radiologie und Pathophysiologie, Im Neuenheimer Feld 280, D-6900 Heidelberg

Einleitung

Die Zertrümmerung von Konkrementen im Körperinneren mit extrakorporal erzeugten Ultraschallstoßwellen (ESWL) ist mittlerweile ein klinisch etabliertes Verfahren. Unser Interesse gilt zum einen den Grundlagen der Wechselwirkung derartiger gepulster hochenergetischer Ultraschallwellen (engl.: pulsed high energy ultrasound, PHEUS) mit biologischem Gewebe und zum anderen der Erarbeitung und Evaluierung möglicher therapeutischer Ansätze zum Beispiel in der Onkologie.

Material und Methoden

Schallquelle

Da kommerziell erhältliche Geräte die für die geplanten Experimente nötigen Freiheitsgrade und Variationsmöglichkeiten nicht bieten, bauten wir eigens eine Experimentiereinheit aus einzelnen Systemkomponenten eines klinisch eingesetzten Lithotripters (Lithostar, Siemens) auf, die im Rahmen der Kooperation mit der Siemens AG zur Verfügung gestellt wurden.

Die Ultraschallpulse werden von einem elektromagnetischen Stoßrohr [2] mit einem Durchmesser von 12 cm erzeugt und anschließend durch eine akustische Linse mit einer Brennweite von 78 mm fokussiert. Der Aufbau dient gleichzeitig für physikalische und biologische Experimente. Die Positionierung der Meßsonden bzw. des Gewebes im angekoppelten Wasserbad ($T = 35\ °C$) erfolgt über ein dreidimensionales Koordinatensystem.

Der Verlauf eines typischen Schallpulses im Fokus der Quelle zeigt einen steil ansteigenden positiven Druck (Anstiegszeit < 100 ns) mit anschließendem flachen negativen Unterschwinger. Die Ultraschallpulse im Fokus haben eine Länge von wenigen μ. Aufgrund nicht-linearer Propagation steigt die Zentralfrequenz der Ultraschallpulse von 150 kHz vor der Fokussierung auf 1,4 MHz im Fokus. Bei einer Kondensatorspannung von $U_c = 16$ kV wird im Fokusbereich mit einer Linse von 78 mm Brennweite ein zeitlicher Spitzendruck von (57 ± 2) MPa entsprechend 570 bar erreicht. Dieser physikalische Fokus, der von der (-6 dB)-Isobare des positiven Maximaldruckes umschlossen wird, hat bei $U_c = 16$ kV eine

Ultraschalldiagnostik '90
Walser u. a. (Hrsg.)

Länge von 42 mm und eine Breite von 4,6 mm. Die Energie eines Pulses in der Fokusebene beträgt (28 ± 6) mJoule, dabei ist der maximale Energiefluß im Fokus $(5 \pm 0{,}8)$ mJ/cm^2.

Tumormodell

Die vorliegenden Untersuchungen wurden mit Experimentaltumoren des Dunning Prostata Tumorsystems durchgeführt. Dieses Tumormodell ist jeweils in Sublinien mit verschiedenen biologischen Eigenschaften, wie Verdopplungszeit, Metastasierungspotential, Hormonabhängigkeit usw. verfügbar [3]. Wir benutzten hier die Sublinie R3327-AT1 des Dunning Prostata Tumorsystems, einen anaplastischen Tumor mit einer Volumenverdopplungszeit von 5,2 Tagen. Von Bedeutung für die folgenden Untersuchungen ist, daß der Tumor in Copenhagen-Ratten nur sehr schwach antigen ist und im Gegensatz zu vielen anderen Experimentaltumoren in sehr geringem Maße spontane Nekrosen ausbildet. Weiterhin ist die Sublinie R3327-AT1 hormonunabhängig und hat eine geringe Metastasierungsneigung.

In früheren Experimenten [1] konnte gezeigt werden, daß die Beschallung der Tumoren zu einer signifikanten Wachstumsverzögerung im Bereich einer Volumenverdopplungszeit führt. Hier nun sollen die Veränderungen auf histologischer Ebene untersucht werden.

Beschallung der Tumoren

Die anaesthesierten Tiere wurden mit Hilfe eines Plexiglasrohres im Wasserbekken fixiert. Die in den distalen Oberschenkel transplantierten Tumoren wurden im physikalischen Fokus der Schallquelle positioniert. Bei einer Pulswiederholrate von 1 Hz erhielten die Tumoren 500 bzw. 2000 Pulse mit den oben beschriebenen akustischen Parametern zentral appliziert.

Für histologische Studien wurden insgesamt 6 Tiere beschallt. Bei je 2 Tieren wurden die Tumoren nach 24, 48 bzw. 72 h in toto entnommen und nach Fixierung und Einbettung in klassischer Hämatoxylin-Eosin-Färbung histologisch aufgearbeitet. Zwei scheinbehandelte Tumoren dienten als Kontrollen.

Ergebnisse

Makroskopische Veränderungen an den Tumoren

Während der Beschallung entstehen petechiale Blutungen auf und unter der Haut, die in ihrer Intensität mit steigender Pulszahl zunehmen. Diese Blutungen sind am Ort des Schalleintritts stärker ausgeprägt als an der Schallaustrittsstelle. Beginnend nach 3 Tagen entwickelten sich bei den beschallten Tumoren oberflächliche Ulcera.

Histologische Veränderungen an den Tumoren

Auf dem histologischen Schnitt ist schon makroskopisch ein deutlicher Unterschied zwischen den beschallten Tumoren und den Kontrolltumoren zu erkennen. Während unbehandelte Tumoren homogen basophil angefärbt erscheinen, haben behandelte Tumoren einen stark eosinophilen Bereich, der in seiner Form weitgehend der Ausdehnung des Schallfeldes entspricht (Abb. 1).

Auf mikroskopischer Ebene erscheinen diese eosinophilen Bereiche als Gewebsnekrosen, charakterisiert durch Kernpyknose, Karyorhexis und Kariolysis. Dagegen zeigten die scheinbehandelten Kontrolltumoren das monomorphe Bild des anaplastischen Tumors. Die Fläche der Nekrosen ist bei der Beschallung mit 2000 Pulsen deutlich größer als mit 500 Pulsen. Sie nimmt mit der Zeit von 24 h zu 72 h nach der Behandlung hin leicht zu. Nach 72 h erkennt man bei den behandelten Tumoren eine deutliche Einsprossung von Entzündungszellen in die Nekrosen.

Diskussion und Zusammenfassung

Die Ergebnisse zeigen die Wirkung einer Beschallung mit PHEUS auf der histomorphologischen Ebene. Wie auch schon aufgrund des makroskopischen Bildes der Tumoren nach Beschallung vermutet werden kann, findet man Extravasationen von Erythrocyten. Die Beschallung induziert in den Tumoren nekrotische Bereiche, was sicherlich zu einer Wachstumsverzögerung beiträgt, wie sie auch in anderen Experimenten gefunden wurde. Die Frage, inwieweit auch morphologisch intakt erscheinende Zellen von der Beschallung beeinflußt wurden, ist Gegenstand weiterführender Untersuchungen. Die Form der Nekrosezonen ist mit der Schallfeldgeometrie korreliert. Dabei ist allerdings zu beachten, daß die Gewichtung der in Frage kommenden Mechanismen, wie z. B. Kavitation, mechanische Scher-, Zug- und Druckkräfte, Mikroströmungen, und ihre Wirkung auf biologisches Gewebe noch unklar sind.

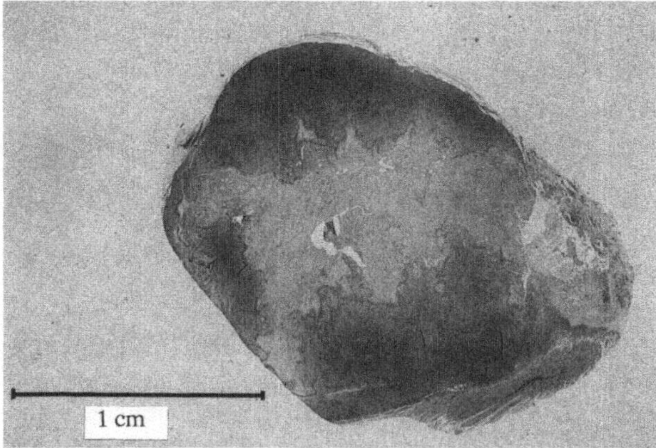

Abb. 1. Längsschnitt durch einen behandelten Tumor mit ausgedehnter Nekrose

Aufgrund der energetischen Charakteristika kann angenommen werden, daß durch die Beschallung induzierte thermische Effekte zu vernachlässigen sind. Obwohl jeder Puls eine zeitliche Spitzenintensität im Bereich von mehreren kW/cm^2 hat, liegt die zeitlich gemittelte räumliche akustische Spitzenleistung (I_{SPTA}), bei der wir ja eine eindeutige biologische Wirkung sehen, nur bei 5 mW/cm^2. Entsprechend der Empfehlung der AIUM [4] gelten für diagnostische Anwendungen Intensitäten (I_{SPTA}) bis zu 100 mW/cm^2 als unbedenklich. Dieser Vergleich soll zeigen, wie schwierig die Angabe einer akustischen Intensität ist.

Unsere weiteren Untersuchungen dienen dazu, die für die biologischen Wirkungen relevanten physikalischen Parameter zu erarbeiten, nicht zuletzt, um sie für eine mögliche therapeutische Anwendung optimieren zu können.

Literatur

1. Debus J et al. (1991) Beschallung biologischer Gewebe mit gepulstem hochenergetischen Ultraschall. Zeitschrift f Medizin Physik 2 (accepted)
2. Eisenmenger W (1962) Elektromagnetische Erzeugung von ebenen Druckstößen in Flüssigkeiten. Acustica 12-AB:185
3. Isaacs JT, Coffey DS (1988) Model systems for the study of prostatic cancer. Clinics Oncology 2:479
4. NCRP (1983) Biological effects of ultrasound. NCRP Report No 74

Kopf – Hals

Glomus-Caroticum-Tumoren: Sonographische Diagnostik

N. Gritzmann

Krankenhaus der Barmherzigen Brüder/Röntgenabteilung, Kajetanerplatz 1, A-5020 Salzburg

Glomus-Caroticum-Tumoren sind seltene Raumforderungen von den Baro-Rezeptoren im Carotis-Bifurkationsbereich ausgehend. Histologisch gehören sie zu den nicht-chromaffinen Paragangliomen. Sie sind typischerweise in der Carotis-Bifurkation gelegen und verlagern die Arteria carotis interna und Arteria carotis externa expansiv.

Die zumeist benignen Tumoren weisen eine gute Durchblutung auf. Die Gefäßversorgung erfolgt meist von der A. carotis externa. Infolge der Hypervaskularisation und der dadurch bedingten Blutungsgefahr sollte keine diagnostische Punktion durchgeführt werden. Ziel der retrospektiven Studie ist es, den Stellenwert der Sonographie in der Diagnostik von Glomus-Caroticum-Tumoren darzulegen.

Patienten und Methode

Retrospektiv wurde das sonographische Krankengut der Univ.-Klinik für Radiodiagnostik Wien von 8 Jahren ausgewertet und die sonographischen Untersuchungen von den histologisch verifizierten Glomus-Caroticum-Tumoren wieder aufgearbeitet und ausgewertet.

Bei allen 8 Patienten wurde eine B-Bild-Sonographie durchgeführt (7,5 MHz). Bei 5 Patienten zusätzlich gepulste, intratumoröse Flußmessungen, des weiteren bei 3 dieser Patienten eine farbcodierte Dopplersonographie.

Als Vergleichsgruppe wurden bei 15 Patienten mit histologisch verifizierten Plattenepithelkarzinom-Metastasen im Bereich der Carotis-Bifurkation ebenfalls farbdopplersonographische und gepulste, intratumoröse Flußmessungen durchgeführt. Die Doppler- bzw. Farbdopplerverstärkung wurde vor den intratumorösen Messungen in den großen cervicalen Gefäßen optimiert, um Artefakte zu vermeiden.

Ergebnisse

Alle 8 Patienten mit Glomus-Tumoren wiesen eine solitäre, expansive Raumforderung im Carotis-Bifurkationsbereich auf. Bei einer Patientin war eine circuläre Umwachsung der A. carotis externa nachweisbar.

Ultraschalldiagnostik '90
Walser u. a. (Hrsg.)

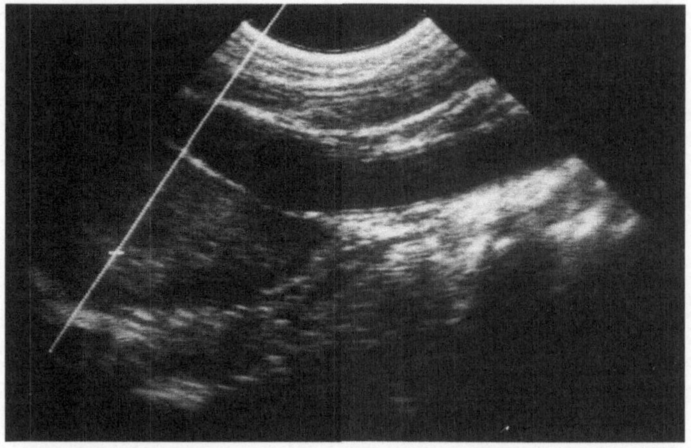

Abb. 1. Längsschnitt der Carotisbifurkation. Echoarme Raumforderung im Bereich der Carotisgabel. Gepulstes Meßvolumen im Glomustumor plaziert

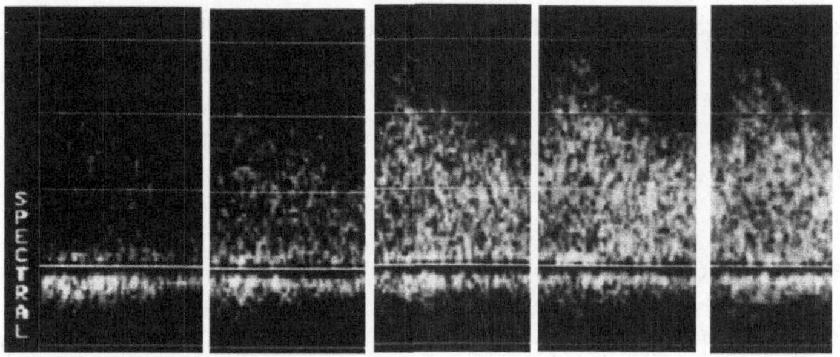

Abb. 2. Dopplerfrequenzspektralanalyse zu Abb. 1. Pulsatile Frequenzverschiebungen bis 3 kHz mit hoher diastolischer Komponente

13 der 15 Patienten mit Lymphknotenmetastasen im Bifurkationsbereich hatten multiple, cervicale Knoten, bei 2 Patienten war eine solitäre Raumforderung nachweisbar. Eine echostrukturelle Differenzierung zwischen Glomus-Caroticum-Tumoren und Lymphknotenmetastasen gelang nicht.

Mittels gepulster Dopplersonographie wiesen alle 5 untersuchten Glomus-Tumoren hohe pulsatile Dopplerfrequenzverschiebungen auf. Alle Patienten hatten einen maximalen systolischen Fluß von über 2,5 kHz. Die Patienten mit Lymphknotenmetastasen wiesen in 80% keinen intratumorösen Fluß auf. 20% der Metastasenpatienten zeigten intratumoröse Frequenzverschiebungen bis max. 2,0 kHz.

Farbdopplersonographisch waren in allen Glomus-Caroticum-Tumoren Farbsignale nachweisbar. In den Plattenepithelmetastasen waren nur in 20% Flußsignale nachweisbar. Diese zeigten im Gegensatz zu Glomus-Tumoren eher eine periphere Durchblutung. Nur bei einem Patienten war eine zentrale Durchblutung nachweisbar.

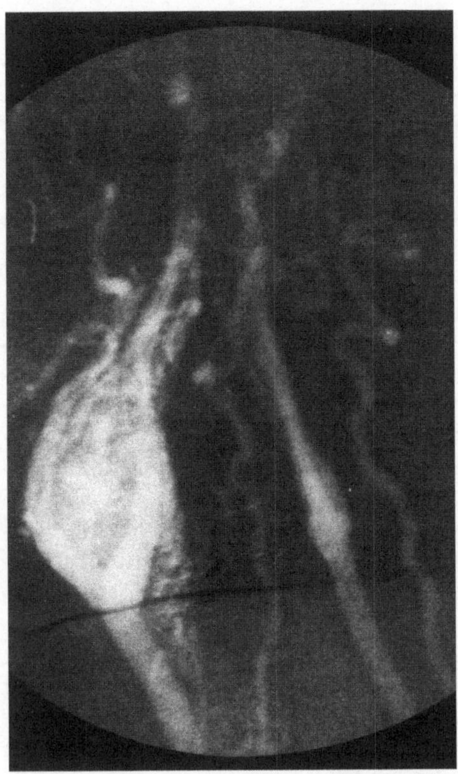

Abb. 3. DSA der Halsgefäße: Hypervaskulärer Glomustumor mit expansiver Verlagerung der Gefäße

Diskussion

Die präoperative nichtinvasive Diagnose von Glomus-Caroticum-Tumoren ist wichtig, um Blutungskomplikationen zu vermeiden und die Indikation zu einer Embolisation abschätzen zu können.

Die Sonographie ist üblicherweise das primäre bildgebende Verfahren zur Beurteilung von cervikalen Raumforderungen. Sonomorpholog. sind Glomus-Caroticum-Tumoren typischerweise in der Carotis-Bifurkation gelegen mit kandelaberartiger Verlagerung und Spreizung von A. carotis interna und externa. Die Morphologie ist typisch, aber nicht pathognomonisch. In Einzelfällen können auch vergrößerte Lymphknoten ein ähnliches sonographisches Erscheinungsbild aufweisen. Die farbcodierte Dopplersonographie kann intratumorösen Blutfluß darstellen, eine Quantifizierung ist allerdings nicht möglich. Arteriell hypervaskularisierte Tumoren sind mittels Farbdoppler eine Blickdiagnose. Zu achten ist beim Farbdoppler als auch beim gepulsten Doppler auf eine Optimierung des Dopplersignales, dies sollte stets vor den intratumorösen Messungen in den großen Gefäßen erfolgen, um ein artifizielles Übersteuern, bzw. Rauschen zu vermeiden.

Auch Plattenepithelkarzinom-Metastasen weisen ca. 20% farbdopplersonographisch eine zumeist periphere Durchblutung auf. 80% der Plattenepithelkarzinom-Metastasen sind jedoch farbdopplersonographisch gefäßarm, bzw. frei. Die farbcodierte Dopplersonographie ermöglicht das schnelle „Mapping" des Tumors und das optimale Plazieren des gepulsten Meßvolumens. Zur Optimierung der gepulsten Dopplerflußmessung war vor allem der sogenannte Triplex-Mode (B-Mode, Farbe und gepulster Doppler simultan) hilfreich, um die intratumoröse Messung zu garantieren und Fehlmessungen in den großen cervikalen Gefäßen zu vermeiden.

Mittels gepulster Dopplersonographie können in ca. 80% der Metastasen keine Flußsignale abgeleitet werden, in 20% wurden zumeist schwache Dopplersignale gemessen. Die maximalen Dopplerfrequenzverschiebungen waren stets unter 2,0 kHz bei einer Dopplerfrequenz von 5 MHz.

In allen Glomus-Caroticum-Tumoren konnten Dopplerfrequenzverschiebungen von über 2,5 kHz gemessen werden. Die durchschnittliche maximale, systolische Frequenzverschiebung lag bei 3,2 kHz.

In drei Fällen wurde ein hoher systolischer und protodiastolischer Fluß gemessen mit nur geringer Verminderung während der Diastole. Wir interpretierten diesen Fluß als A-V Shunt, bedingt durch einen hohen arteriovenösen Druckgradienten.

Auch CT und MR können Glomus-Caroticum-Tumoren zumeist artspez. diagnostizieren. Die Computertomographie zeigt einen deutlichen Dichteanstieg des Tumores nach i.v.-Gabe von Kontrastmittel. MR-tomographisch kann intratumoröser Fluß auf Gradientensequenzen nachgewiesen werden, bzw. zeigt sich ein Signalanstieg nach i.v.-Gabe von Gadolinium DTPA.

Die Angiographie ist nach wie vor eine Standardmethode in der Abklärung von Glomus-Carotis-Tumoren. Angiographisch läßt sich die genaue Gefäßversorgung darstellen und abklären, ob eine Embolisationstherapie zielführend ist.

Zusammenfassend weist die Sonographie eine zentrale Stellung in der Diagnostik von Glomus-Caroticum-Tumoren auf. Die B-Bild-Sonographie ist zumeist diagnostisch. Eine Differenzierung zu anderen soliden, schlecht durchbluteten Tumoren gelingt mit der gepulsten Dopplersonographie. Die farbcodierte Dopplersonographie verkürzt die Untersuchungszeit beträchtlich und verhindert Fehlmessungen der gepulsten Dopplersonographie.

Literatur

1. Gritzmann N, Herold Ch, Haller J, Karnel F, Schwaighofer B (1987) Duplexsonography of tumors of the carotid body. Cardiovasc Intervent Radiol 10:280–284
2. Gritzmann N, Czembirek H, Hajek P, Karnel F, Türk R, Frühwald F (1987) Sonographie bei cervikalen Lymphknotenmetastasen. Radiologe 27:118–122
3. Gritzmann N, Grasl MCh, Helmer M, Steiner E (1990) Invasion of the carotid artery and jugular vein by lymphnode metastases: detection with sonography. AJR 154:411–414
4. Lewis RR, Beasley MG, Coghlan BA, Yates AK, Gosling RG (1980) Demonstration of a carotid body tumor by ultrasound. Br J Radiol 53:368–371

Bildgebende Diagnostik von Erkrankungen der großen Kopfspeicheldrüsen unter besonderer Berücksichtigung der farbkodierten Doppler-Sonographie und der MR-Tomographie

F. FELLNER, H.-J. WASSMUNDT, P. HELD

Leonard-Paminger-Str. 1, D-8390 Passau

Einleitung

In der Diagnostik von Erkrankungen der großen Kopfspeicheldrüsen finden v.a. die klinische Untersuchung (Anamnese, Inspektion und Palpation) und bildgebende Verfahren mit der Möglichkeit der Biopsie unter Sichtkontrolle Anwendung. Als bildgebende Verfahren stehen konventionelle radiologische Methoden (Röntgennativaufnahmen, Sialographie), Szintigraphie, Sonographie (B-Mode, Angiodynographie) mit der Möglichkeit der Feinnadelbiopsie, Computer-Tomographie und MR-Tomographie zur Verfügung.

Ergebnisse

Sialadenitis

Entzündungen der Kopfspeicheldrüsen können bakterieller (z. B. bei Steinleiden) oder viraler Genese sein. Bei akuten Sialadenitiden sind die Drüsen geschwollen (Hamsterbacken) und schmerzhaft, die bedeckende Haut evtl. gerötet. Aus den entzündeten Orifizien der Ausführungsgänge kann sich eitriges Sekret entleeren.

In der Regel führen Anamnese und klinische Befunderhebung zur Diagnose.

Chronisch-rezidivierende Formen sind gekennzeichnet durch schmerzhafte, meist einseitige Parotisschwellungen, die etwa 3–8 Tage andauern. In den symptomfreien (wochen- bis jahrelangen) Intervallen ist die Drüse induriert.

Zur Diagnosesicherung können Röntgendarstellung (sialographisch „belaubter Baum“) und auch die Sonographie hilfreich sein (Abb. 1 und 2).

Sialolithiasis

Anfangs kann es in Abhängigkeit von den Mahlzeiten zu schmerzhaften Drüsenschwellungen kommen (Speichelsteinkoliken), die später häufig anhalten („Tumor salivaris“). In den meisten Fällen finden sich die Konkremente in der Gl. submandibularis (85%), selten in der Parotis (15%).

Kalkdichte Konkremente zeigen sich in der Röntgennativaufnahme, nicht kalkdichte Steine können evtl. aus Aussparung im Sialogramm erkannt werden. Für die Darstellung weit dorsal gelegener Steine der Submandibularis ist die Sonographie äußerst nützlich.

Ultraschalldiagnostik '90
Walser u. a. (Hrsg.)

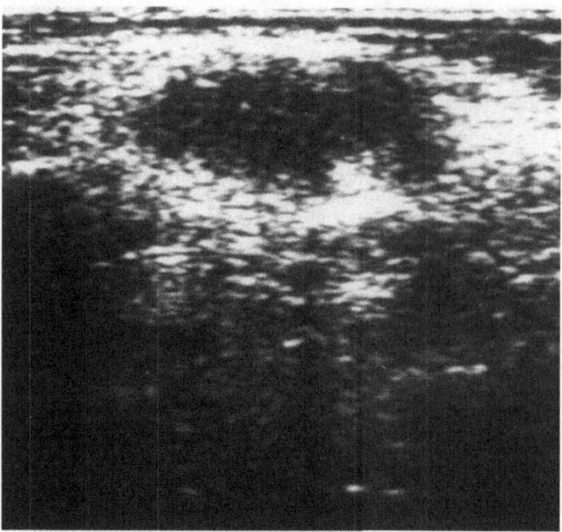

Abb. 1. Sonographie (B-Mode) einer chronischen Sialadenitis: Innerhalb der Parotis rundliche, relativ glatt begrenzte echoarme Struktur mit distaler Schallverstärkung. Erweiterte Drüsengänge

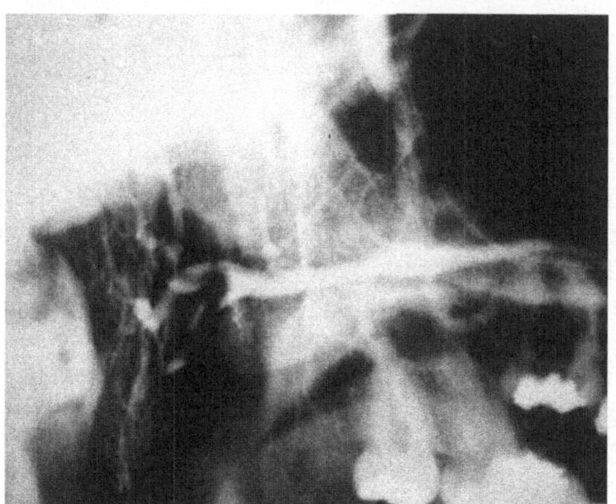

Abb. 2. Sialographie einer chronischen Sialadenitis: Ektasien der Azini und Endstücke („belaubter Baum")

Sialadenosen

Bei Sialadenosen handelt es sich um Störungen der Speicheldrüsenfunktion oft in Kombination mit systemischen Stoffwechselerkrankungen, wie z. B. Diabetes mellitus oder Nebennierenrindendysfunktion. Charakteristisch sind schmerzlose, anhaltende oder auch rezidivierende Schwellungen beider Glandulae parotideae mit verminderter Speichelbildung und Mundtrockenheit. Unter Therapie mit Antihypertensiva kann es allerdings zu schmerzhaften Sialadenosen kommen.

Im Rahmen der klinischen Untersuchung ist eine Erhebung des endokrin-metabolischen Status von Bedeutung. Weiterhin kann die Sialographie („entlaubter Baum") zum Einsatz kommen. Entscheidend für die Diagnose sind aber letztendlich Klinik und Histologie (Azinusschwellung, regressive Veränderungen der Myoepithelien).

Benigne Tumoren

Gutartige Sialome (pleomorphes Adenom, Zystadenolymphom, monomorphe Adenome) zeichnen sich durch langsames Wachstum aus. Es handelt sich oft um

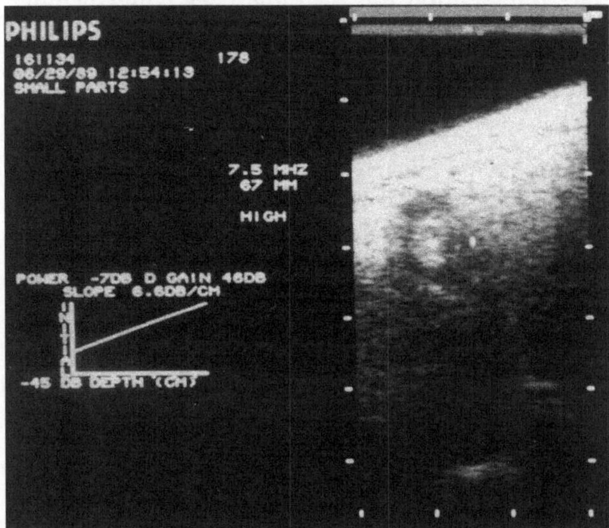

Abb. 3. Angiodynographie eines pleomorphen Adenoms der Parotis: Kugelig vergrößerte Parotis; innerhalb des Organs rundliche Struktur mit echoarmem Rundsaum, in dem zentral zwei Gefäße auffallen

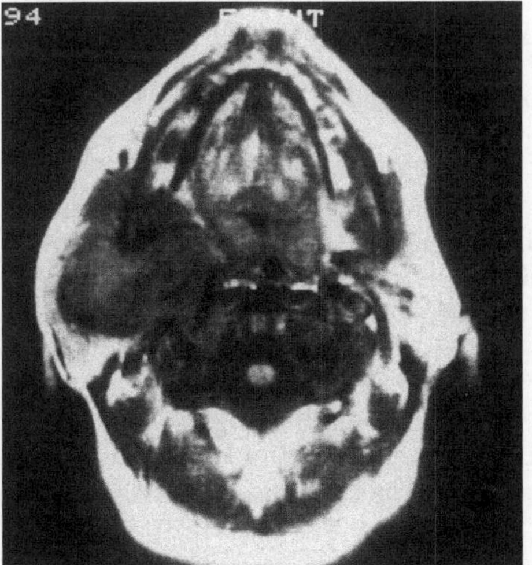

Abb. 4. MR-Tomographie eines pleomorphen Adenoms der kleinen Speicheldrüsen: Unregelmäßig begrenzter, die Organgrenzen überschreitender Prozeß (mit Kompression der Parotis), dessen gesamte Ausdehnung sonographisch nicht mehr erfaßt werden kann

knotige, schmerzlose, verschiebliche Geschwülste, die eine beträchtliche Größe erreichen können (Schluckbehinderung).

Als bildgebende Verfahren werden Szintigraphie, Sonographie (Abb. 3, 4), Computer-Tomographie und MR-Tomographie (wenn die Tumorausdehnung sonographisch nicht mehr vollständig ermittelt werden kann) hinzugezogen.

Die Ergebnisse der Feinnadelbiopsie können nur bei positivem Tumornachweis verwertet werden. Im Vordergrund steht hier die gleichzeitig diagnostische und therapeutische chirurgische Intervention mit histologischer Untersuchung des Operationspräparates.

Maligne Tumoren

25–30% aller Speicheldrüsentumoren sind bösartig (epitheliale Geschwulste der Sublingualis sind in 90% der Fälle maligne). Die Leitsymptome der malignen Sialome sind schnelles Wachstum oder auch Wachstumsschübe, Schmerzen, derbe Infiltration, zervikale Lymphknoten-Metastasen, Fazialisparese bei Parotiskarzinom.

Die Sonographie mit der Möglichkeit der Probeexzision, die MR-Tomographie und die Computer-Tomographie (bei Verdacht auf knöcherne Läsionen) sind die entscheidenden diagnostischen Verfahren im Rahmen der Malignomdiagnostik.

Diskussion

Im Bereich der bildgebenden Diagnostik von Erkrankungen der großen Kopfspeicheldrüsen nimmt die Sonographie mit der Möglichkeit der kontrollierten Biopsie eine führende Stellung ein. Weiterhin ist die Möglichkeit einer gleichzeitigen Lymphknotendiagnostik gegeben.

Röntgennativaufnahmen und Sialographie finden speziell bei Entzündung/Steinbildung Anwendung.

Die Computer-Tomographie und die MR-Tomographie werden besonders in der Tumordiagnostik eingesetzt, v. a. wenn es gilt, die Tumorausdehnung zu beurteilen, wo dies sonographisch nicht mehr möglich ist (Abb. 4). Zusätzlich bietet auch die MR-Tomographie die Möglichkeit eines gleichzeitigen Lymphknoten-Staging. Die Computer-Tomographie muß bei Verdacht auf knöcherne Beteiligung eingesetzt werden.

Die Angiodynographie bietet eine Erweiterung der diagnostischen Möglichkeiten hinsichtlich der Gefäßbeurteilung, doch führt dies im allgemeinen zu keinen therapeutischen Konsequenzen, außer größere Gefäße (im Halsbereich) sind betroffen. Daher bleibt sie in diesem Zusammenhang eine spezielle akzessorische Methode.

Literatur

1. Becker W, Naumann HH, Pfaltz CR (1986) Hals-Nasen-Ohren-Heilkunde. Thieme, Stuttgart, S 527–555
2. Boenninghaus H-G (1986) Hals-Nasen-Ohrenheilkunde. Springer, Berlin, S 323–331
3. Gritzmann N, Czembirek H, Hajek P, Karnel F, Türk R, Frühwald F (1987) Sonographie bei zervikalen Lymphknoten-Metastasen. Radiologie 27:118
4. Hell B (1990) Atlas der Ultraschalldiagnostik im Kopf-Hals-Bereich. Thieme, Stuttgart
5. Naumann HH (1990) Differentialdiagnostik in der Hals-Nasen-Ohren-Heilkunde. Thieme, Stuttgart, S 305–320

Herz – Lunge

Wertigkeit des Ultraschalls in der Diagnostik peripherer Lungenherde – Erfahrungen an 120 Patienten

G. MATHIS *, J. METZLER, D. FUSSENEGGER, G. SUTTERLÜTTI

* Interne Abteilung, Krankenhaus der Stadt Hohenems, Bahnhofstraße 31, A-6845 Hohenems

Periphere Lungenkonsolidierungen und -herde stellen für den Diagnostiker eine häufige Herausforderung dar. Die interkostale und transdiaphragmale Sonographie der Lunge mit 3,5- bis 7,5-MHz-Sektor-Schallköpfen kann das konventionelle Thoraxröntgenbild entscheidend ergänzen, insbesondere wenn Pleuraergüsse vorliegen.

Wir haben mittlerweile bei 120 Patienten subpleurale Lungenherde sonographiert und untersuchen die Wertigkeit der Methode in Relation zur definitiven Diagnose: 24 Malignome, 54 Lungeninfarkte bzw. pulmonalemboliebedingte, ischämische Areale, 26 Pneumonien, 12 Kompressionsatelektasen und auch 4 tuberkulöse subpleurale Herde.

Periphere Bronchuskarzinome und Metastasen

Malignome kommen überwiegend als runde oder ovale Herde mit scharfer Abgrenzung zur Darstellung. Sie sind eher echoarm, am Rand und manchmal auch im Inneren polyzyklisch strukturiert und zeigen fransige Ausläufer (Abb. 1). Ein diffus infiltrierendes Bild konnten wir in 3 Fällen sehen, bei zwei Karzinomen

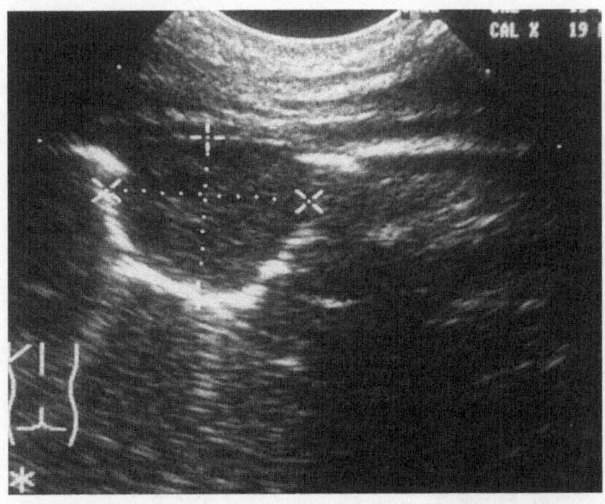

Abb. 1. Subpleurale Metastase eines Nierenkarzinoms

Ultraschalldiagnostik '90
Walser u. a. (Hrsg.)

auch echolose, bizarr konfigurierte Einschmelzungszonen. Bei 26 klinisch und radiologisch malignomverdächtigen Herden wurde eine sonographisch geführte Schneid-Biopsie mit 0,95 oder 1,2 mm dicken Nadeln durchgeführt, wobei eine Treffsicherheit von 91% erzielt wurde. Bei allen diagnostizierten Malignomen war aus dem feinnadelbioptisch gewonnenen Material eine definitive histologische Diagnose möglich. Benigne Läsionen lassen sich in Biopsien aus dünnen Nadeln weniger gut zuordnen [1]. Wir mußten bisher keine Komplikationen feststellen, weder Pneumothorax noch Hämoptysen, auch keine Impfmetastasen.

Lungeninfarkte und Pulmonalembolie-bedingte Ischämie-Herde

54 Patienten hatten klinisch hochgradigen Verdacht auf eine Pulmonalembolie oder Lungeninfarkt. Die Enddiagnose beruhte in 28 Fällen auf Perfusions-Ventilationsszintigraphie und in 6 auf Pulmonalisangiographie, fünf wurden autoptisch bestätigt.

Sonographisch kamen durchschnittlich 3 × 4 × 5 cm große überwiegend trianguläre Herde zur Darstellung, scharf begrenzt, manchmal zum Hilus hin an der Spitze gerundet. Bereits Minuten nach dem pulmonalembolischen Ereignis sind echoarme Läsionen sonographisch nachweisbar [3]. Anfangs ist des Textur des Ultraschallbilds einer Pulmonalembolie-bedingten Läsion sehr homogen und echoarm, nach Tagen wird sie gröber strukturiert und etwas echodichter. Ein luftdichter Bronchus-Reflex im Zentrum des Dreiecks weist auf einen segmentalen Befall (Abb. 2). Der pleurale Rand zur belüfteten Lunge ist leicht eingezogen, insgesamt ist der Lungeninfarkt aber eher volumenvermehrt, was sich auch in einer pleuralen Vorwölbung der Läsion bei geringem oder fehlendem Pleuraerguß zeigen kann [2]. Unter 55 Patienten mit klinischem Verdacht auf ein pulmonalembolisches Ereignis mit/ohne Infarzierung lagen die sonographischen Untersu-

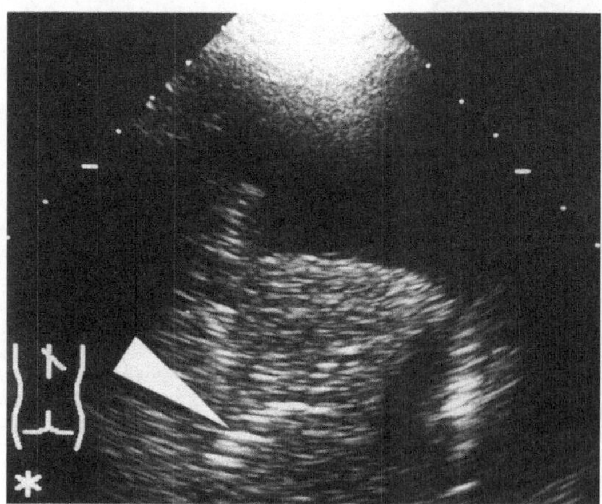

Abb. 2. Großer basaler Lungeninfarkt. Luftdichter Segmentbronchusreflex (*Pfeil*) im Zentrum

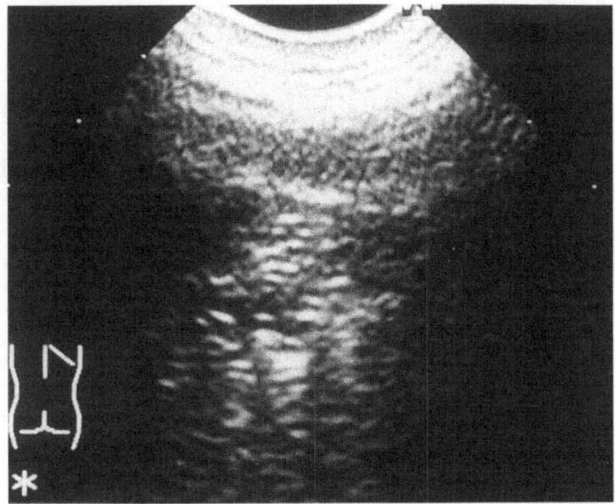

Abb. 3. Oberlappen-Segment-Pneumonie rechts: Unscharf begrenzt, echoinhomogen, mit vielen linsenförmigen, luftdichten Binnenechos

chungsergebnisse bei einer Sensitivität von 96% und einer Spezifität von 60% bei einer Prävalenz von 86% im untersuchten Krankengut mit harten klinischen Einschlußkriterien.

Pneumonien

Die sonographische Verlaufsbeobachtung von 26 klinisch ausgeprägten Pneumonien zeigt, daß diese unscharf begrenzt und gröber strukturiert sind. Sie weisen ein ausgeprägtes Broncho-Aerogramm oder zumindest zahlreiche linsenförmige, luftdichte Binnenechos auf (Abb. 3). Echoarm und homogen können sie sich im Initialstadium darstellen, Abszeßbildungen sind früher und besser abzugrenzen als im Röntgen.

Kompressionsatelektasen

Teilatelektasen in voluminösen Pleuraergüssen sind zipfelförmig, meist bikonkav und zur belüfteten Lunge weniger scharf abgegrenzt. Sie sind über weite Bereiche des Lungenunterrandes nachweisbar und nach Abpunktion des Ergusses kaum mehr darzustellen.

Tuberkulöse Lungenherde

Wir haben zwei floride, bakteriologisch gesicherte subpleurale Tuberkulome als echoarme, gut begrenzte Herde gesehen. Zwei beobachtete Tb-Narben waren echodichter, in einem Fall rund wie ein Karzinom, im anderen bizarr geformt.

Literatur

1. Ikezoe J, Morimoto S et al. (1990) Percutaneous biopsy of thoracic lesions: value of sonography for needle guidance. AJR 154:1181–1185
2. Mathis G, Metzler J, Feurstein M, Fußenegger D, Sutterlütti G (1990) Lungeninfarkte sind sonographisch zu entdecken. Ultraschall in Med 11:281–293
3. Miller LD, Joyner CR, Dudrick SJ, Eskin DJ (1967) Clinical use of ultrasound in the early diagnosis of pulmonary embolism. Ann Surg 381–393

Intrakardiale Thromben bei Lungenembolie

M. H. Hust, I. Grathwohl, P. Mikloweit, B. Metzler, U. Schubert, G. Wolf, S. Fritz, B. Braun

Medizinische Klinik, Kreiskrankenhaus Reutlingen
(Akademisches Lehrkrankenhaus der Universität Tübingen), Steinenbergstr. 31, W-7410 Reutlingen

Methode

In einer prospektiven Studie (4/88–12/90) wurden sämtliche Pat. mit echokardiographisch nachweisbaren Thromben im rechten Herzen und Lungenembolie (LEB) erfaßt. Die Pat. rekrutierten sich aus der Routine-Echokardiographie, insbesondere aus notfallmäßig durchgeführten Untersuchungen bei Verdacht auf LEB und unklaren Schockzuständen.

Ergebnisse

Im Studienzeitraum wurden insgesamt 8020 Echokardiographien durchgeführt. Die Sicherung der Diagnose der Thromben erfolgte durch Sektion (n = 3), Thrombektomie (n = 1), Verlaufsbeobachtung mit Verschwinden des Thrombus nach Lyse (n = 3) oder neuerlicher LEB (n = 4).

Wir beobachteten 11 Pat. (davon 9 Frauen) im Alter von 43 bis 87 Jahren (im Mittel 72 Jahren) mit frei flottierenden (n = 9) oder sessilen Thromben (n = 2) im rechten Herzen (Tabelle 1). Bei 10 Pat. fanden sich vor Durchführung der Echokardiographie Hinweise für eine mögliche Lungenembolie mit Dyspnoe, Thoraxschmerz, respiratorischer Insuffizienz und Synkope (n = 8), Schock respektive

Tabelle 1. Lokalisation sessiler (o) und frei flottierender Thromben (x); Therapie und Verlauf

	Patient 1	2	3	4	5	6	7	8	9	10	11
RA	x	x	x	x	x	o	x	x		x	o
RV		x		x	x	o	x	x	x	x	
PA				x					x		
IVC			x	x							
Th	H	H	H	Ly	Ly	Ly	H	H	H	H	Op
V	T	T	T	L	L	L	T	T	T	T	L

H Heparin, IVC V. cava inferior, L lebt, Ly Lyse, Op Operation, PA Pulmonalarterie, RA rechter Vorhof, RV rechter Ventrikel, Th Therapie, T Tod, V Verlauf

Ultraschalldiagnostik '90
Walser u. a. (Hrsg.)

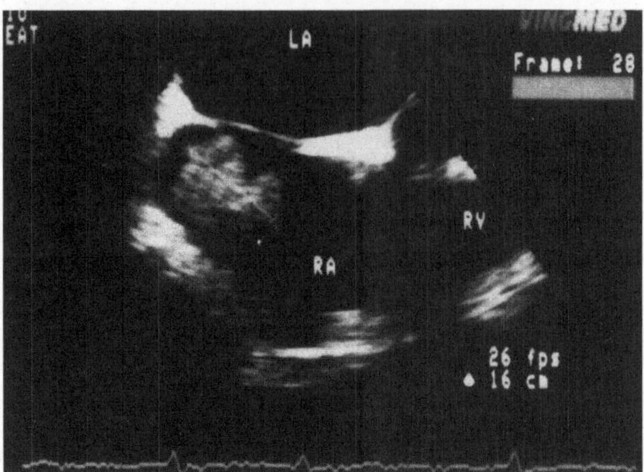

Abb. 1. Großer, sessiler Kugelthrombus nach länger liegendem zentralen Venenkatheter (transösophageale Anlotung). *LA* linker Vorhof; *RA* rechter Vorhof; *RV* rechter Ventrikel

Reanimationspflichtigkeit (n = 2); bei einem kardiopulmonal unauffälligen Pat. wurde der rechtsatriale Thrombus zufällig im Rahmen einer Abdomensonographie entdeckt.

Zur Thrombembolie führende Ursachen waren vielfältig: Bei zwei Pat. mit sessilen Thromben lag über längere Zeit ein zentraler Venenkatheter; sonstige prädisponierende Erkrankungen waren apoplektischer Insult mit Hemiparese und Beinvenenthrombose, Myxödemkoma mit Pneumonie, Ösophaguskarzinom, schwere Exsiccose, Diarrhoe. Die frei flottierenden Thromben führten im Herzen schraubende, rasch drehende, z. T. systolisch-diastolisch abrupt zuckende Bewegungen durch.

Zehn Pat. zeigten echokardiographisch klassische Zeichen der akuten Rechtsherzbelastung mit Vergrößerung des rechten Ventrikels (n = 6), paradoxer Septumbewegung (n = 5), Erweiterung des rechten Vorhofs (n = 4), kleinem linken Ventrikel (n = 2); die mit der Doppler-Technik geschätzten systolischen RV-Drücke lagen zwischen 50 und 65 mm Hg (n = 5).

Die Nachweisdauer der Thromben war unterschiedlich. Bei Pat. 2 wurde der unmittelbare Transit des Thrombembolus während 10 bis 12 Herzzyklen beobachtet; die übrigen flottierenden Thromben wurden z. T. wenige Minuten (Pat. 1) oder bis zu 8 Tage (Pat. 4) nachgewiesen. Ein sessiler Thrombus (Pat. 11) wurde über 18 Tage beobachtet. Bei der Mehrzahl der Pat. waren die flottierenden Thromben diastolisch partiell im rechten Ventrikel und mitt- bis endsystolisch ausschließlich im rechten Vorhof nachweisbar. Diese Beobachtung läßt vermuten, daß die Thromben nicht durch die Chordae tendineae der Trikuspidalklappe fixiert wurden, sondern passiv bei einem meist geringen Herzminutenvolumen und gleichzeitig häufig bestehender Trikuspidalinsuffizienz im rechten Herz hin- und herpendelten.

Die therapeutischen Konsequenzen und der Verlauf waren unterschiedlich. Einmal wurde nach initial vergeblicher Lyse mit Streptokinase eine Thrombektomie durchgeführt (Pat. 11; Abb. 1); histologisch fand sich ein chronischer Kugelthrombus. In drei Fällen wurde eine erfolgreiche Lyse durchgeführt; alle sieben Pat. verstarben, die ausschließlich mit Heparin in hoher Dosis (angestrebte PTT 60–90 s) behandelt wurden.

Die Analyse der Todesfälle (n = 7) ergab folgendes: Bei fünf dieser Pat. wurde auf aggressivere Therapiemaßnahmen wie Lyse und Operation verzichtet wegen schlechten Allgemeinzustandes (frischer apoplektischer Insult, akute Mallory-Weiss-Blutung, fortgeschrittener M. Alzheimer und ambulant erworbener Pyarthros nach Kniegelenkspunktion). Ein perakuter Tod im Rahmen einer weiteren LEB trat bei sechs Pat. ein, davon bei zwei Pat. unmittelbar nach stationärer Aufnahme; Pat. 2 verstarb 11 Tage nach der LEB an einer Schocklunge nach Langzeitbeatmung.

Diskussion

Die Echokardiographie bei Verdacht auf oder gesicherter LEB hat sich bewährt, um das Ausmaß der akuten Rechtsbelastung abzuschätzen, rechtskardiale Thromben zu erfassen und die typischen Differentialdiagnosen der LEB zu erkennen (Herzinfarkt mit Komplikationen, Perikardtamponade, Aortendissektion, Endokarditis). Die meisten Arbeitsgruppen überschauen nur ein kleines Krankengut mit Thromben bei LEB. Die 119 Pat. der europäischen Kooperationsstudie [3] wurden z. B. von 29 Zentren rekrutiert. Da das Krankheitsbild der LEB sehr inhomogen ist, jüngere Pat. eher einer eingreifenden Therapie wie Thrombektomie oder Lyse unterzogen werden, geben allenfalls Sammelstatistiken Hinweise für einen rationalen Therapieansatz. Die Prognose ist bei fixierten Thromben günstiger [1–4]. So lag die Frühmortalität bei frei flottierenden Thromben (oder sessilen Thromben) ohne Therapie bei 43 (oder 22)%, mit Heparin bei 64 (oder 4)%, nach Lyse bei 40 (oder 9)%, nach Thrombektomie bei 32 (oder 28)% [3].

Schlußfolgerung

Die Echokardiographie kann eine Gruppe von Hochrisikopatienten nach LEB erfassen, nämlich solche mit frei flottierenden Thromben. Lyse oder alternativ Thrombektomie sollten im Einzelfall erwogen werden. Weitere kooperative Studien erscheinen sinnvoll, um differenzierte Therapievorschläge bei einzelnen Pat.-Gruppen zu erarbeiten.

Zusammenfassung

Es wird über 11 Patienten mit sessilen oder frei flottierenden Thromben bei LEB berichtet, die echokardiographisch beobachtet wurden. Die überwiegend älteren Frauen klagten meist über Beschwerden, die an eine LEB denken ließen. Die

Mortalität war in Übereinstimmung mit der Literatur hoch. Aggressive Therapiemaßnahmen wie Lyse oder Thrombektomie scheinen der Therapie mit Heparin überlegen zu sein.

Addendum

Nach Fertigstellung des Manuskriptes beobachteten wir eine weitere 71jährige Patientin, die im schweren kardiogenen Schock und respiratorischer Insuffizienz stationär aufgenommen wurde; echokardiographisch fand sich ein ca. 7 cm langer, flottierender länglicher Thrombus im re. Vorhof, der diastolisch in den re. Ventrikel und systolisch in die V. cava inferior prolabierte. Die Pat. verstarb kurz nach dem Eintritt in das Krankenhaus, noch bevor eine Therapie eingeleitet wurde.

Als Risikofaktor für das Auftreten einer Lungenembolie war eine Fraktur des Unterschenkels mit konsekutiver Beinvenenthrombose zu erfahren.

Literatur

1. Farfel Z, Shechter M, Vered Z, Rath S, Goor D, Gafni J (1987) Review of echocardiographically diagnosed right heart entrapment of pulmonary emboli-in-transit with emphasis on management. Am Heart J 113:171–178
2. Kasper W, Geibel A, Tiede N, Hofmann T, Meinertz T, Just H (1989) Die Echokardiographie in der Diagnostik der Lungenembolie. Herz 14:82–101
3. Kronik G et al. (1989) The european cooperative study on the clinical significance of right heart thrombi. Europ Heart J 10:1046–1059
4. Singh A, Fein SA, Sacco J, Wright EM, Ferrick KJ, Doyle JT, Briddle TL (1988) Echocardiographic detection and treatment of right intracavitary thrombosis – a review of 56 cases. Am J Noninvas Cardiol 2:41–47

Perikarderguß und Perikardverdickung als wegweisende echokardiographische Befunde einer Miliartuberkulose

J. METZLER *, G. MATHIS, G. SUTTERLÜTTI, M. RHOMBERG

* Interne Abteilung des Krankenhauses der Stadt Hohenems, Bahnhofstr. 31, A-6845 Hohenems

Tuberkulosekranke entwickeln in etwa 5% eine spezifische Perikarditis. Von der Gesamtzahl der Perikarditiden sind je nach Land 3–10% tuberkulöser Genese [1]. Besonders ungewöhnlich ist, wie in diesem Fallbericht vorgestellt, das Fehlen radiologisch tuberkuloseverdächtiger Lungenherde.

Nach Wochen dauernder Anamnese mit körperlichem Verfall, Gewichtsabnahme, Husten, Atemnot, Schweißausbrüchen und rezidivierendem Fieber wird der 85jährige Patient in sehr schlechtem Allgemeinzustand hospitalisiert. Klinisch überwiegen Zeichen der Rechtsherzinsuffizienz mit Einflußstauung, Pleuraergüssen, Lebervergrößerung und Beinödemen.

Im Thoraxröntgen fällt neben beidseitigen Pleuraergüssen der sehr breite und plumpe Herzschatten auf.

Das EKG weist typische Veränderungen einer chronischen Perikarditis mit Niedervoltage auf.

Die Blutsenkungsgeschwindigkeit ist stark beschleunigt. Neben einer höhergradigen Anämie besteht eine Niereninsuffizienz im Stadium der kompensierten Retention. Pathologisch sind auch die Leberparameter mit Bilirubinerhöhung, Transaminasen über 100 IU/l, LDH über 500 IU/l und einer erniedrigten Cholinesterase.

Sonographisch ist die Parenchymstruktur von Leber und Nieren unauffällig homogen.

Echokardiographisch kommt ein normal großer, gering hypertrophierter linker Ventrikel mit guter globaler Funktion zur Darstellung. Die Größe des rechten Ventrikels liegt im oberen Normbereich. Entsprechend einem relativ großen Perikarderguß sind im Herzbeutel zirkuläre, an der Hinterwand bis 17 mm breite echoarme Zonen nachweisbar. Zusätzlich besteht eine bis 10 mm messende Perikardschwiele (Abb. 1). Epi- und Perikard sind nicht scharf vom Erguß abgegrenzt. Im 2-D-Bild sind deutlich zottenartige, flottierende Auflagerungen erkennbar. Während Perikardschwiele und normale Verkürzungsfraktion des eher kleinen linken Ventrikels für eine konstriktive Komponente sprechen, fehlt die dafür charakteristische Wandbewegungsstörung mit diastolischem Plateau.

Aufgrund des echokardiographischen Befundes wird gezielt nach anderen Organmanifestationen einer Tuberkulose gesucht. Der Tuberkulintest ist negativ. Im Sputum können keine Tuberkelbakterien nachgewiesen werden. Ein Therapieversuch ist infolge des rasch progredienten Krankheitsverlaufs nicht mehr möglich.

Ultraschalldiagnostik '90
Walser u. a. (Hrsg.)

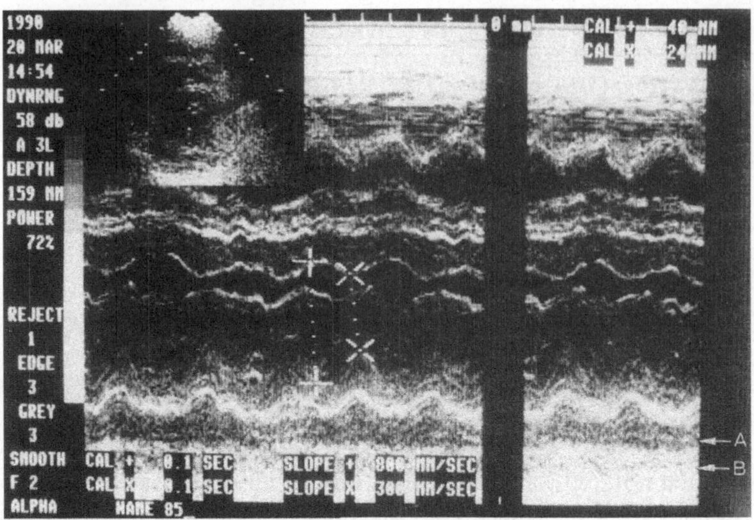

Abb. 1 A, B. Linksparasternales M-Mode-Echokardiogramm: **A** Perikarderguß mit undeutlich abgrenzbarem, verdicktem Epikard im Bereich der linksventrikulären Hinterwand; **B** 10 mm dicke Perikardschwiele

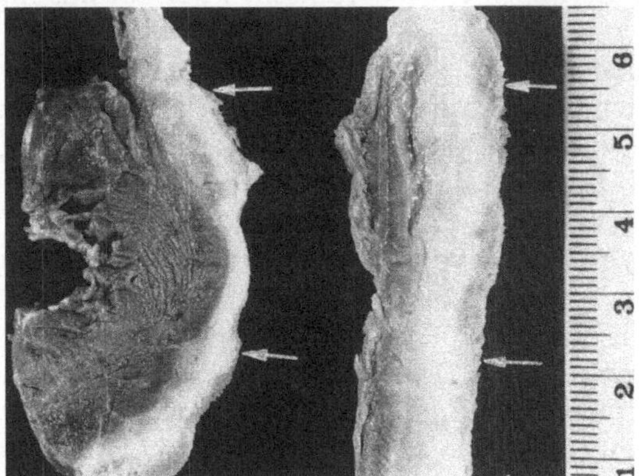

Abb. 2. Pathologisch-anatomisches Präparat: unregelmäßig verdicktes Epikard (*Pfeile*)

Autoptisch wird die Verdachtsdiagnose einer floriden tuberkulösen Perikarditis bestätigt. Es liegt ein hämorrhagisch tingierter Erguß mit 300 ml vor. Peri- und Epikard sind stark verdickt. Diesen sind ausgedehnte Zottenstrukturen mit Einschmelzungsherden aufgelagert (Abb. 2). Weiters werden eine mediastinale Lymphknotentuberkulose, miliare Granulome in Leber und Nieren und eine Lungenspitzenschwiele, aber keine floride Lungentuberkulose nachgewiesen.

Diskussion

Trotz der relativen Seltenheit ist die Tuberkulose häufigste Ursache des chronischen Perikardergusses. Bei jeder Perikarditis ohne raschen selbstlimitierten Verlauf ist die tuberkulöse Genese in Erwägung zu ziehen. Das klinische Bild ist sehr variabel. Der fibrinösen Entzündung folgt ein serofibrinöses Stadium mit Epikard- und Perikardverdickung. Diese serösen oder hämorrhagischen Exsudate sind der echokardiographischen Untersuchung gut zugänglich [2, 3]. Deutliche Echogenität des Ergusses, Perikard- und Epikardverdickung mit zottigen Auflagerungen sind wegweisende Befunde. Das Stadium III der tuberkulösen Perikarditis ist durch zunehmende Konstriktion gekennzeichnet. Entsprechende Abflachung der diastolischen linksventrikulären Wandbewegung war im Echokardiogramm dieses Falles nicht nachweisbar.

Literatur

1. Caesar R (1984) Tuberkulöse Perikarditis. In: Remmele W (Hrsg) Pathologie 1. Springer, Berlin Heidelberg New York Tokyo, S 173–174
2. Kudoh Y, Kijima T, Sugita I, Moriyama H (1989) Tuberculosis on regular hemodialysis – a case of pericardial tamponade. Jpn Circ J 53:416–419
3. Long R, Yonnes M, Patton N, Hershfield E (1989) Tuberculous pericarditis: long-term outcome in patients who received medical therapy alone. Am Heart J 117:1133–1139

Dokumentation

Eine „intelligente" Benutzeroberfläche für die Befunddokumentation in der Sonographie

K. KUHN *, W. SWOBODNIK, C. HEINLEIN, T. ZEMMLER, D. RÖSNER, W. DOSTER, P. KOTTMANN, H. DITSCHUNEIT

* Univ.-Klinik Ulm, Abteilung Innere Medizin II, Robert-Koch-Str. 8, D-7900 Ulm

Der Einsatz modernster Technologie erlaubt es, für die Befunddokumentation in der Sonographie neue Perspektiven zu eröffnen [1], insbesondere ist eine digitale Bildspeicherung auf relativ preisgünstigen Datenträgern möglich. Basis eines schnell und einfach zu bedienenden Systems ist aber die Verwendung praxisgerechter Bildschirmformulare, aus denen sofort nach der Untersuchung ein Befund erstellt wird. Zur besseren Unterstützung des Benutzers können Methoden der sogenannten „Künstlichen Intelligenz" zum Einsatz kommen.

Das von uns entwickelte System erlaubt eine rasche und unkomplizierte Befundung durch die Auswahl von Begriffen auf den Bildschirmformularen mittels Maus oder Tastatur oder Spracherkennung, der vollständige Befundbericht wird unmittelbar anschließend hieraus automatisch generiert und ausgedruckt.

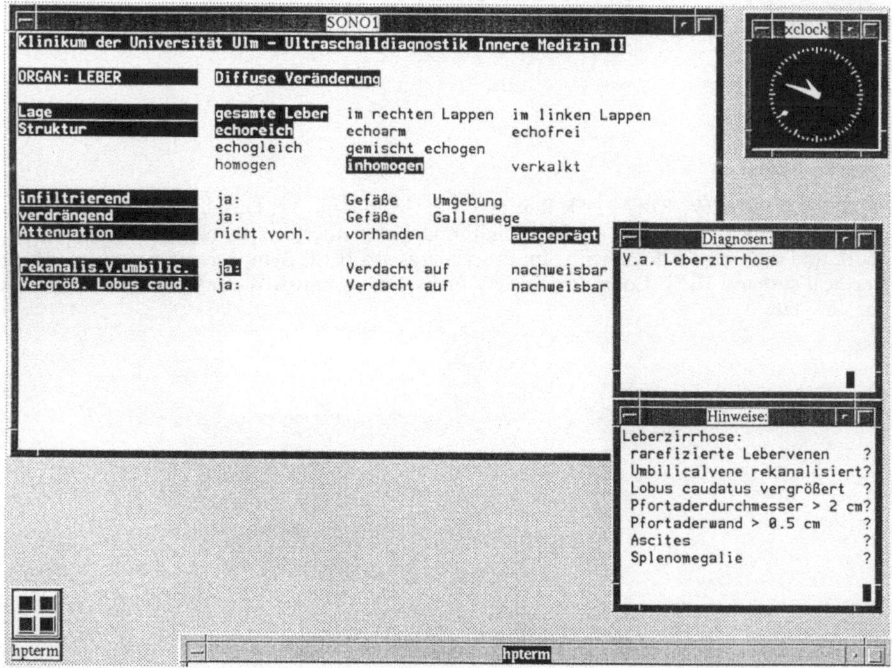

Abb. 1. Bildschirm mit Eingabeformular. Das System zeigt eine Verdachtsdiagnose sowie Hinweise an

Ultraschalldiagnostik '90
Walser u. a. (Hrsg.)

Neu entwickelt wurde ein Expertensystem auf der Basis von neuronalen Netzen, das unauffällig im Hintergrund arbeitet. Seine Aufgabe ist eine Verbesserung der Benutzerführung mit den folgenden Funktionen:

- Die Basisformulare können einfach und übersichtlich gehalten werden, das System stellt im Bedarfsfall gezielt zusätzliche Fragen, die in einem neuen Bildschirmfenster erscheinen.
- Das System prüft auf Inkonsistenzen, die einfach (z. B. vollkommen falsche Größenordnung einer quantitativen Angabe) aber auch komplex (z. B. die angegebene Diagnose deckt sich nicht mit dem Inhalt der Befundbeschreibung) sein können.
- Das System unterstützt die Differentialdiagnostik durch eine Auflistung von aus den sonographischen Befunden abgeleiteten Diagnosen und Verdachtsdiagnosen. Darüber hinaus stellt es auch Fragen nach klinischen Parametern bzw. hilft bei der Indikationsstellung für die weiterführende Diagnostik (wie Feinnadelpunktion oder CT).
- Typische Befundbilder können abgerufen und angesehen werden. Parallel dazu und als Ergänzung ist derzeit ein ähnlich aufgebautes System für reine Lehrzwecke in Entwicklung.

Insgesamt ist ein Hauptanliegen, Zeit einzusparen und die Befundqualität zu verbessern, ohne den Arzt zu bevormunden. Aus diesem Grund verfügt das System auch über verschiedene Betriebsarten für unerfahrene und erfahrene Benutzer.

Das System wurde als Prototyp realisiert, die Resonanz bei Ärzten ist sehr gut. Abbildung 1 zeigt einen typischen Bildschirm.

Literatur

1. Kuhn K, Doster W, Roesner D, Kottmann P, Swobodnik W, Ditschuneit H (1990) An integrated medical workstation with a multimodal user interface, knowledge-based user support, and multimedia documents. In: Proceedings 3rd IEEE Symposium on computer-based medical systems. IEEE Computer Society Press, Los Alamitos Washington Brussels Tokyo, pp 469–476

Grafik-unterstützte Dokumentation von Sonographie-Befunden der Schulter mit dem Personal-Computer

R. Berthold, U. Harland, M. Diepolder, M. Zacher

Orthopädische Universitätsklinik, Paul-Meimberg-Str. 3, D-6300 Gießen

Einleitung

Die Sonographie der Stütz- und Bewegungsorgane hat mit der Einführung der Ultraschalluntersuchung der Säuglingshüfte durch Graf eine stürmische Entwicklung durchgemacht [1]. Dabei besteht ein Bedarf an Hilfen bei der Dokumentation des Untersuchungsbefundes, beim Erlernen der Untersuchung und bei der Archivierung. Wichtig erscheint uns die Verwendung einer standardisierten Untersuchungstechnik sowie der entsprechenden Befundung und Dokumentation [2–4].

Um die Erhebung von Befunden zu objektivieren und nachvollziehbar zu machen, verwenden wir an unserer Klinik den von U. Harland und H. Sattler beschriebenen Untersuchungsgang an den großen Gelenken [2, 5]. Die Befunde lassen sich klassifizieren in Veränderungen der Knochenoberfläche, der Gelenkkapsel, der Bursen und der Sehnen sowie der übrigen Weichteile.

Zielsetzung

Bei der Auswertung unserer Ultraschallbefunde stellten wir fest, daß bei einer Befundung nach den oben erwähnten Kriterien gleiche oder ähnliche Veränderungen immer wieder auftauchten. Wir sammelten in Schreibprogrammen Textbausteine und entwarfen mit Lay-out-Programmen Formulare zur strukturierten Befundung unter Verwendung kleiner Schemazeichnungen zur schnellen, topographisch eindeutigen Markierung der pathologischen Befunde.

Unser Ziel war es nun, diese drei Grundlagen d. h.

- Textbausteine zu den einzelnen Befunden
- Grafiken als instruktive Strichzeichnungen
- strukturierte Befundung aus den Befundbögen

in einem Lern- und Dokumentationsprogramm zu vereinigen. Weiterhin sollte die Abspeicherung der Befunde und die Auswertung in einer Datenbank zu Statistikzwecken möglich sein.

Ultraschalldiagnostik '90
Walser u. a. (Hrsg.)

Problemlösung am Beispiel Schulter

Zuerst realisierten wir unter der Datenbank „d-BASE 3 PLUS" ein Programm, welches einen ausformulierten Befund erstellte, gegliedert nach den häufigsten Veränderungen in den einzelnen Schnittführungen. Eine Schnittstelle zu einer Bild-Datenbank war geplant, welche dem Untersucher grafische Hilfe in Form von Schemazeichnungen zur Erläuterung der typischen Strukturen in den Standardschnitten zusammen mit der Beschreibung der entsprechenden Strukturveränderungen bieten sollte. Dieses Vorhaben hätte sich auf MS-DOS-Ebene nur mit hohem Programmieraufwand oder unter Benutzung teurer und relativ umständlich zu bedienender Zusatzprogramme realisieren lassen.

Wir wollten dagegen gerade auch „Computer-Laien" befähigen, das geplante Lern- und Dokumentations-System ohne aufwendige Schulung zu benutzen. Die Wahl fiel auf die FoxBase/Macintosh Version – eine D-Base kompatible, programmierbare relationale Datenbank mit den grafischen Gestaltungsmöglichkeiten des Mac-Interface und der Fähigkeit, Skizzen und evtl. auch digitalisierte Bilder abzuspeichern. Außerdem zeigten sich selbst die kleinen Macintosh-Modelle beim Bildaufbau und der Bildverarbeitung den meisten AT oder 386-SX Computern deutlich überlegen.

Wir kombinierten in unserer Poliklinik ein zweites, kompaktes Ultraschallgerät mit einem Macintosh SE 2.5/40 und einem HP Deskwriter. Das System soll der täglichen Routine und zur weiteren Systematisierung der Untersuchungsgänge dienen. Ziel ist es, unmittelbar nach der körperlichen Untersuchung bei entsprechender Indikation die sonographische Untersuchung anzuschließen, die Sonographiebilder und einen evtl. um Graphiken ergänzten Befund zu erstellen.

Über den Eröffnungsbildschirm (Eingabe der Patientendaten, Abb. 1) gelangt man in die Dokumentation der Schnittebenen und Funktionstests. Im Rahmen

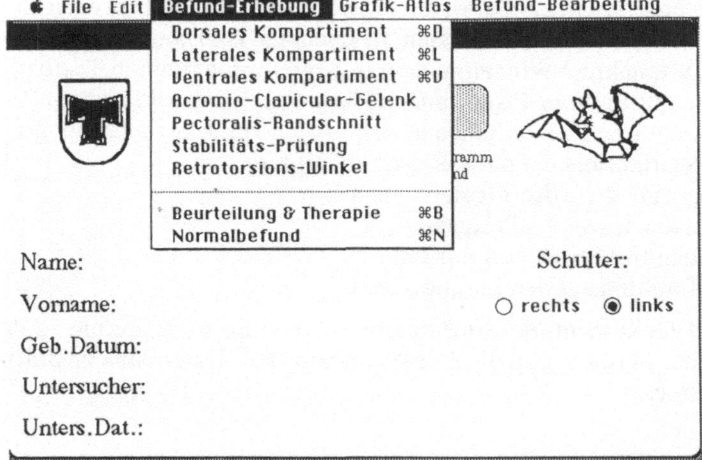

Abb. 1. Eröffnungsbildschirm des Dokumentations- und Lernprogrammes mit Pull-Down-Menü für die Befunderhebung. Das Programm ist Maus-gesteuert, die wesentlichen Menüpunkte sind jedoch auch über Tastaturkürzel abrufbar

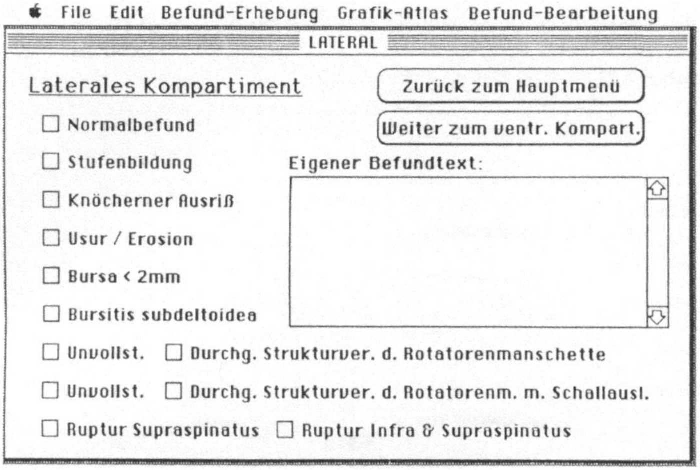

File Edit Befund-Erhebung Grafik-Atlas Befund-Bearbeitung

LATERAL

Laterales Kompartiment

Zurück zum Hauptmenü

Weiter zum ventr. Kompart.

☐ Normalbefund

☐ Stufenbildung

Eigener Befundtext:

☐ Knöcherner Ausriß

☐ Usur / Erosion

☐ Bursa < 2mm

☐ Bursitis subdeltoidea

☐ Unvollst. ☐ Durchg. Strukturver. d. Rotatorenmanschette

☐ Unvollst. ☐ Durchg. Strukturver. d. Rotatorenm. m. Schallausl.

☐ Ruptur Supraspinatus ☐ Ruptur Infra & Supraspinatus

Abb. 2. Auswahlbildschirm mit Checkboxen zum Anklicken der einzelnen Befunde im lateralen Kompartiment sowie für Klartexteingabe

der Routine-Untersuchung der Schulter werden die Kompartimente „Dorsal" (Abb. 2), „Lateral" und „Ventral" abgearbeitet. Dann springt das Programm in die Eingabemaske zur Formulierung der Beurteilung bzw. Diagnose. Vor dem Druck des Befundes besteht die Möglichkeit, die einzelnen Textbausteine auf dem Bildschirm darzustellen und gegebenenfalls zu verändern.

Der Druck selbst kann sowohl nur als Befund mit Textbausteinen als auch zusätzlich mit Schnittzeichnungen erfolgen (Abb. 3). Dabei werden den pathologischen oder normalen Befund-Beschreibungen die entsprechenden typischen Skizzen zugeordnet. So soll auch den nicht sonographisch tätigen Kollegen eine Vorstellung der Strukturveränderungen vermittelt werden. Die Skizzen orientieren sich an der Sono-Anatomie, ergänzt um wichtige Orientierungspunkte oder -linien.

Der Befund kann für statistische oder wissenschaftliche Zwecke in einer Datenbank im D-Base-Format gespeichert werden, die auch auf IBM-kompatiblen PC's lesbar ist.

Zusätzlich sind in einem Grafikatlas zu den typischen sonographischen Strukturveränderungen entsprechende instruktive Skizzen mit ausführlichen Beschreibungen verfügbar, welche auch aus dem Dokumentationsteil des Programmes aufrufbar sind.

Sowohl die Textbausteine der Befund-Datenbank als auch die Skizzen, die in der gleichen Datenbank gespeichert sind, können vom Anwender frei verändert werden.

Sicherlich wird eine Programmstruktur, die über Check-Boxen oder Auswahllisten arbeitet, nicht allen Anforderungen gerecht. Nachteilig kann sich das Arbeiten mit Schlagworten oder Diagnose-Begriffen auswirken, wenn dadurch unkritisch „fast-richtige" Befunde übernommen werden oder ohne Ergänzungen bzw. Änderungen eingefügt werden. Als Beispiel für eine Programm-Variation auf der Basis einer echten „strukturierten Befundung" sei hier die Eingabemaske

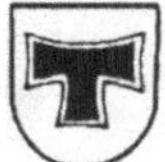

Orthopädische Universitätsklinik Giessen

Ärztl. Direktor : Prof. Dr. H.Stürz

Sonografie - Befund - Schulter

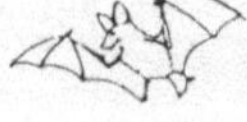

02.01.91

Schulter: links

Dorsales Kompartiment

Die Corticalis ist glatt begrenzt, keine Omarthritis, keine Bursitis, Weichteilstrukturen von normaler Echogenität (Normalbefund).

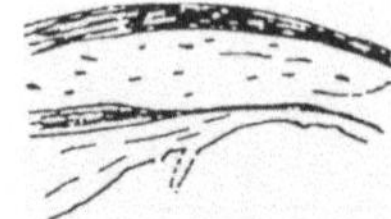

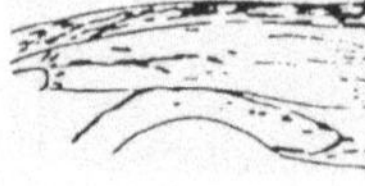

Laterales Kompartiment

Im Frontalschnitt ist die Sehnenstruktur lat. nicht dargestellt. Der Unterrand des Muskulus deltoideus ist dem prox. Humerus angenähert. Im senkrecht dazu liegenden Schnitt nähert sich der Unterrand des Deltoideus über eine Strecke von weniger als 2 cm dem prox. Humerus an (Ruptur der Supraspinatussehne).

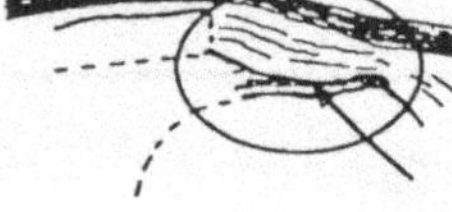

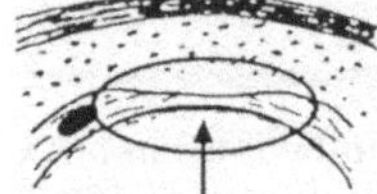

Ventrales Kompartiment

Die Bicepssehne ist in ihrem Rezessus von echoarmen Formationen umgeben (Synovitis).

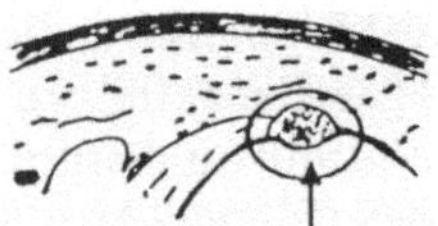

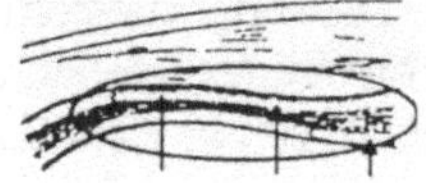

Beurteilung:

Normalbefund des dorsalen Kompartiments, Ruptur der Supraspinatussehne, Synovitis der langen Bizepssehne.

Bemerkungen:

Dr.med.G.Gruber

Abb. 3. Ausdruck des Befundes mit Skizzen zu den einzelnen normalen Befunden oder pathologischen Veränderungen in den einzelnen Kompartimenten

für das dorsale Kompartiment vorgestellt (Abb. 4). Die Erfassung der Strukturveränderungen geschieht wieder nach dem Schema „Knochen, Bursa, Gelenkhöhle, Muskeln/Sehnen". So wird sicherlich die Gefahr einer „falschen Sicherheit" vermindert, wie sie gerade durch die Verwendung von Schlagworten/Diagnosen in den Auswahlmenüs hervorgerufen werden kann. Außerdem wird, wie Untersuchungen der Ulmer Sonographie-Gruppe gezeigt haben, die

DORSALES KOMPARTIMENT

Knöcherne Ver.: (●) o.p.B. ( ) Erosion ( ) Stufenbild. ( ) dreieckförmige Einziehung

Bursa subdelt.: (●) keine ( ) Größe 3 x 3 cm

Gelenkhöhle : (●) o.p.B ( ) Ergußbildung

M. Infraspinat.: (●) o.p.B ( ) Echodichte Ver. ( ) m.Schallausl.

M. Teres minor: (●) o.p.B ( ) Echodichte Ver. ( ) m.Schallausl.

Sehnenveränd. Infraspinatus :

(●) o.p.B ( ) Echodichte Ver. ( ) m. Schallausl. ( ) Ausdünnung ( ) Ruptur

Sehnenveränd. Teres minor :

(●) o.p.B ( ) Echodichte Ver. ( ) m. Schallausl. ( ) Ausdünnung ( ) Ruptur

Zurück z. Hauptmenü | Weiter z. Lat. Kompart.

Abb. 4. Strukturierte Befundung in einer Programm-Variation – Beispiel: dorsales Kompartiment

Qualität der Befunde verbessert, allerdings auf Kosten der Geschwindigkeit. Auf dieser Grundlage ist auch die Entwicklung von Expertensystemen möglich sowie die statistische Auswertung vereinfacht.

Fazit

Mit diesem Datenbankkonzept ist eine Befunderfassung für einen Großteil der sonographischen Untersuchungen der Gelenke möglich. Dem lernenden Kollegen oder dem Kursteilnehmer steht dabei außerdem ein Grafikatlas als Hilfe zur Verfügung, der ihm entsprechende Hinweise auf charakteristische Veränderungen der sonographisch erkennbaren Strukturen gibt.

Unter Beibehaltung eines standardisierten Untersuchungsablaufes und einer systematischen Befundung läßt sich so für alle großen Gelenke eine PC-gestützte Dokumentation aufbauen.

Dabei wird zur Einführung einer echten strukturierten Befundung und der Verbesserung der Lernfunktion eine Trennung in ein wesentlich variableres Dokumentationsprogramm für die meisten Regionen/Gelenke, eventuell mit Bildverarbeitung unter Verwendung einer WORM-Platte, und in ein verbessertes Lernprogramm für Kurszwecke notwendig sein.

Literatur

1. Graf R, Schuler P, Schneider K (1989) Sonografie der Säuglingshüfte. Enke, Stuttgart
2. Harland UM (1987) Schultersonographie. Ultraschall Klin Prax 2:10–18
3. Hedtmann A, Weber A, Schleberger R, Fett A (1986) Ultraschalldiagnostik des Schultergelenkes. Orthop Prax 9:647–661
4. Katthagen B-D (1988) Schultersonographie. Thieme, Stuttgart
5. Sattler H, Harland U (1990) Arthrosonography. Springer, Berlin Heidelberg New York Tokyo, pp 14–18

Punktion

Perkutane, sonographisch gesteuerte Therapie bei Cholecysto- und Cholangiolithiasis

K. H. Hauenstein, P. Vinée, R. Salm, A. Beck

Klinikum der Albert-Ludwigs-Universität, Abteilung Röntgendiagnostik, Hugstetterstr. 55, D-7800 Freiburg

Obwohl die operative Therapie bei Cholecysto- und Cholangiolithiasis als die beste Methode gilt, muß doch, trotz intensiver intraoperativer Choledochusrevision in etwa 4–10% der Fälle mit zurückgebliebenen Konkrementen gerechnet werden. Um den Patienten eine risikoreiche Reoperation oder Papillotomie mit der möglichen ascendierenden Cholangitis zu ersparen, wird daher in vielen Kliniken nach Eröffnung des Choledochus ein T-Drain eingelegt, der nicht nur die postoperative Kontrolle, sondern auch eine perkutane Steinextraktion ermöglicht.

Diese von Burhenne erstmals beschriebene Methode erlaubt in Lokalanästhesie nach Entfernung des T-Drains über zwei Führungsdrähte in Seldingertechnik über Führungsdraht und Katheter das Einbringen eines Dormia-Körbchens in den Gallengang. Mit diesem kann nun das Konkrement gefangen und mechanisch zertrümmert oder, wie in diesem Fall in toto perkutan über den etablierten T-Drain-Kanal extrahiert werden.

Besteht jedoch allgemeine Inoperabilität, so stehen zur Steinextraktion aus Gallengang und Gallenblase die in Tabelle 1 zusammengefaßten perkutanen Methoden zur Verfügung. Mit Ausnahme der ESWL, die nur in wenigen ausgewählten Fällen zum Erfolg führt, ist der perkutan-transhepatische Zugang zu den Gallenwegen oder zur Gallenblase unabdingbare Voraussetzung. Die sonographisch gezielte Punktion, wenn möglich mit einem Punktionsschallkopf, quasi unter Sicht des Auges ermöglicht in Verbindung mit der von uns verwendeten 1,2 mm dünnen Nadel mit Teflonhülle eine Minimierung der Belastung und des Komplikationsrisikos für den Patienten.

Tabelle 1. Cholecysto- und Cholangiolithiasis, perkutane Therapieformen.

Mechanisch
- Extracorporale Stoßwellen-Lithotripsie
- Aspiration
- Extraktion mit Dormiakörbchen
- Ultraschall-Kontakt-Lithotripsie

Chemisch
- Methyl-Tertiär-Butyl-Äther
- Glycero-Octanoat-Carnosin in Kombination mit Gallensalze-EDTA

Ultraschalldiagnostik '90
Walser u. a. (Hrsg.)

Cholecystolithiasis

Eine Indikation zum perkutanen-transhepatischen Vorgehen besteht bisher nur bei allgemeiner Inoperabilität der Patienten.

Hierzu bevorzugen wir zur Punktion und Drainage der Gallenblase stets einen möglichst langen transhepatischen Weg, was je nach Größe und Lage der Gallenblase manchmal eine steil nach caudal verlaufende Stichrichtung erfordert. Um mit der Punktionsnadel eine Perforation der peritonealen Gallenblasenwand mit einem möglichen Galleaustritt in die Bauchhöhle zu vermeiden, ist das sonographisch gezielte Vorgehen hier besonders hilfreich.

Der transhepatische Zugang erlaubt relativ risikolos eine Erweiterung des Punktionskanals für die mechanischen Extraktionsverfahren mit Dormia-Körbchen oder die endoskopische Kontaktlithotripsie. Auch kann nach erfolgreicher Therapie ohne die Gefahr eines nachfolgenden Galleaustrittes über den Zugangsweg die Drainage wieder entfernt werden.

Vorgehen

Nach Punktion unter sonographischer Sicht kann nun über die Teflonhülle der Punktionsnadel in Seldinger-Technik über einen weichmachbaren Führungsdraht nach Dilatation des Punktionskanals zunächst ein F7- oder F8-Pigtailkatheter zur Drainage und Spülung eingelegt werden. Hierüber kann zunächst bis zum vollständigen Abklingen der Entzündung mit physiologischer Kochsalz-Lösung gespült werden.

Handelt es sich röntgenologisch um nicht schattengebende Konkremente, so ist nach vollständigem Abklingen der Entzündung der Versuch einer Lysetherapie mit Methyl-Tertiär-Butyl-Äther möglich. Dabei ist strikt darauf zu achten, daß der nur passager für wenige Minuten in die Gallenblase applizierte Äther nicht in den Ductus choledochus und in das Duodenom gelangt, da sonst Schleimhautnekrosen entstehen können. Der Spülvorgang muß meist mehrfach wiederholt werden.

Gelingt es so nicht, die Steine aufzulösen, so erlaubt der Zugang die Einlage einer F12-Schleuse in Seldinger-Technik, die sowohl eine Aspiration von kleineren Konkrementen, aber auch die endoskopisch kontrollierte Kontaktlithotripsie, entweder mit einem über den Arbeitskanal des flexiblen, voll steuerbaren F10,2 Cholangioskops vorgeschobene piezoelektrische Sonde, oder mit einem starren Gerät, ermöglicht.

Cholangiolithiasis

Eine Indikation zum perkutan-transhepatischen Vorgehen ergibt sich nur dann, wenn endoskopisch-transpapillär eine Steinextraktion nicht möglich ist oder der Stein incarceriert ist. Als Zugang zu den Gallengängen kann je nach Lage des Konkrementes entweder der komplikationsärmere Weg von rechts lateral oder der von ventral vom epigastrischen Winkel gewählt werden. Auch hier kann das sonographische Vorgehen das Punktionsrisiko deutlich mindern.

Vorgehen

Nach sonographisch gezielter Punktion eines intrahepatischen Gallenganges kann nun in Seldinger-Technik ein Katheter möglichst nahe an das Konkrement herangeführt werden. Gelingt es, hierüber mit einem Dormiakörbchen den Stein zu fangen, so kann das Konkrement entweder mechanisch zertrümmert oder je nach Größe transpapillär in das Duodenum oder transhepatisch entfernt werden. Bei größeren, röntgenologisch nicht schattengebenden Konkrementen ist eine Chemolitholyse zur Verkleinerung oder vollständigen Auflösung über den Katheter möglich. Dabei empfiehlt sich bei noch vorhandenem Abfluß in das Duodenum die Anwendung von Glycero-octanoat-Carnosin und Gallesalze-EDTA, evtl. mit 20% Methyl-tertiär-Butyl-Äther (MTBÄ), um Schleimhautnekrosen im Duodenum, die durch den absoluten MTBÄ verursacht werden, zu vermeiden. Die vom Hersteller angegebene Menge von 3 bis max. 10 ml darf nicht überschritten werden.

Nur bei vollständigem Verschluß des Galleabflusses kann der absolute MTBÄ passager zur Lyse eingesetzt werden.

Die so mechanisch oder chemisch verkleinerten Konkremente können dann über eine Schleuse abgesaugt werden.

Gelingt das bisher geschilderte Vorgehen nicht (röntgen-schattengebendes Konkrement), so kann nach Einlage einer F12-Schleuse perkutan-transhepatisch – entweder über den Arbeitskanal des voll flexiblen und steuerbaren F10-Cholangioskopes mit einer piezoelektrischen Kontaktlithotripsie oder über ein starres Endoskop durch Ultraschall-Kontaktlithotripsie – der Stein zertrümmert und entfernt werden.

Ergebnisse

Wir haben mit den vorgestellten perkutanen Methoden bisher insgesamt 14 Patienten mit Cholezysto- und Cholangiolithiasis erfolgreich behandelt, wobei wie gezeigt z. T. mehrere Verfahren zur Anwendung kamen. Die Häufigkeit der Anwendung der einzelnen Methoden ist in Tabelle 2 zusammengefaßt.

Tabelle 2. Perkutane Therapie bei Cholecysto- und Cholangiolithiasis. Angewandte Verfahren (n = 14 Patienten)

Gallengänge (11 Patienten)	
Dormia-Körbchen	9
Chemo-Litholyse	4
Ultraschall-Kontakt-Lithotripsie	3
Aspiration	4
Gallenblase (3 Patienten)	
Chemo-Litholyse	3
Aspiration	3

Zusammenfassung

Die Möglichkeit der perkutanen Steinextraktion in Lokalanästhesie über einen unter sonographischer Sicht geschaffenen Zugang stellt bei inoperablen Patienten mit Cholezysto- oder Cholangiolithiasis einen relativ risikoarmen Weg der Therapie dar.

Dabei steht ein breites Spektrum von Möglichkeiten zur Verfügung, das über mechanische Methoden (Dormia-Körbchen, Aspiration, Kontaktlithotripsie) bis zur chemischen Litholyse reicht. Eine Ausweitung der Indikation erscheint jedoch im Zeitalter der minimal-invasiven Chirurgie durchaus denkbar.

Literatur

1. Brandon JC, Teplick SK, Haskin PH et al. (1988) Comon bile duct calculi: updated experience with dissolution with methyl teriary butyl ether. Radioloy 166:665–667
2. Burhenne HJ (1975) Electrohydraulic fragmentation of retained common duct stones. Radiology 117:721–722
3. Burhenne HJ (1972) Extraktion von Residualsteinen der Gallenwege ohne Reoperation. Fortschr Röntgenstr 117:425–428
4. Hauenstein KH, Salm R, Sontheimer J (1991) Perkutan-transhepatische Endoskopie und gezielte Gewebeentnahme mit einem steuerbaren dünnen F10-Cholangioskop. Fortschr Röntgenstr (in press, April 1991)
5. Hauenstein KH, Wenz W, Salm R, Sontheimer J, Farthmann EH (1989) Interventionelle perkutane Diagnostik und Therapie am Gallengang. Chirurg 60:831–839
6. Leuschner U, Baumgärtl H (1982) Die Auflösung von Gallengangssteinen durch Spülbehandlung. Dtsch Ärztebl 28:29–39

Weitere Literatur beim Verfasser.

Ultraschallgestützte diagnostische und therapeutische Eingriffe bei Komplikationen der Pankreatitis

A. Bunk *, K. H. Herzog, R. Friedberg, K. Pätzold, W. Unger †

* Bereich Interdisziplinäre Ultraschalldiagnostik, III. Medizinische Klinik, Klinikum Dr.-Friedrichstadt, Friedrichstr. 41, D-8010 Dresden

Einleitung

In der Diagnostik und Therapie von Komplikationen der Pankreatitis spielen neben morphologischen Veränderungen funktionelle Aspekte eine entscheidende Rolle. Sonoradiographische Eingriffe führen in diesen Fällen zu einer diagnostischen Aussageerweiterung und bieten z. T. therapeutische Alternativen zur Operation. Wir möchten an dieser Stelle über unsere 5jährigen Erfahrungen berichten.

Material und Methodik

Für die Eingriffe stand uns ein Ultraschallgerät (SONOLINE SL 1 der Fa. Siemens) mit einem 5 bzw. 7,5 MHz Transducer zur Verfügung. Sonographische Interventionen bei Komplikationen der chronischen Pankreatitis sollten klären:

1. Stehen die Pseudozysten untereinander in Verbindung?
2. Bestehen Verbindungen zwischen Pseudozysten und Gangsystem?
3. Abflußverhältnisse des D. pankreaticus in das Duodenum?

Die Pseudozysten bzw. der Ductus pankreaticus werden unter Ultraschallsicht punktiert, Pankreassekret abgesaugt und mittels Röntgenkontrastmittel (Visotrast 290) radiographisch dargestellt. Bei der akuten Pankreatitis sollen diagnostische Punktionen klären, ob bereits liquide Nekrosehöhlen (fluid collections) bestehen oder die Nekrosen bereits infiziert sind. Dazu werden die Punktate grundsätzlich bakteriologisch, zytologisch und laborchemisch aufgearbeitet. Anhand dieser Ergebnisse wird dann die Indikation zur operativen Nekrektomie oder zu ultraschallgesteuerten perkutanen Eingriffen gestellt.

Ergebnisse

35 von 51 Patienten mit nekrotisierender Pankreatitis (Stadium RANSON III) wiesen liquide Nekrosehöhlen bzw. bereits Abszesse auf. 9 wurden z. T. mehrfach punktiert, 26 perkutan drainiert. 19 Eingriffe waren kurativ; in den übrigen Fällen wurde die akute Bauchsymptomatik beherrscht, die Sequesterektomie erfolgte im beschwerdefreien Intervall (Tabelle 1).

Ultraschalldiagnostik '90
Walser u. a. (Hrsg.)

Tabelle 1. Ergebnisse interventionssonographischer, therapeutischer Eingriffe bei Komplikationen der Pankreatitis

Komplikationen	n	Therapeutische Punktionen		Drainagen	
		Kurativ	Pall.	Kurativ	Pall.
Akute Pankreatitis: liquide Nekrosehöhlen	35	3	6	16	10
Chron. Pankreatitis: Pseudozysten	50	6	24	12	8

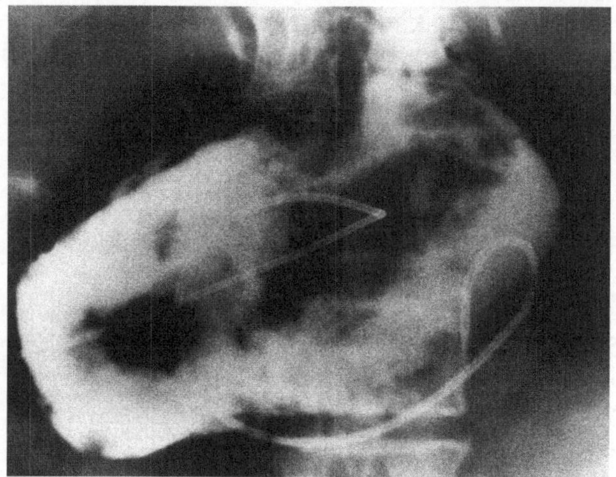

Abb. 1. Radiographische Darstellung der Nekrosehöhle nach erfolgter perkutaner Drainage

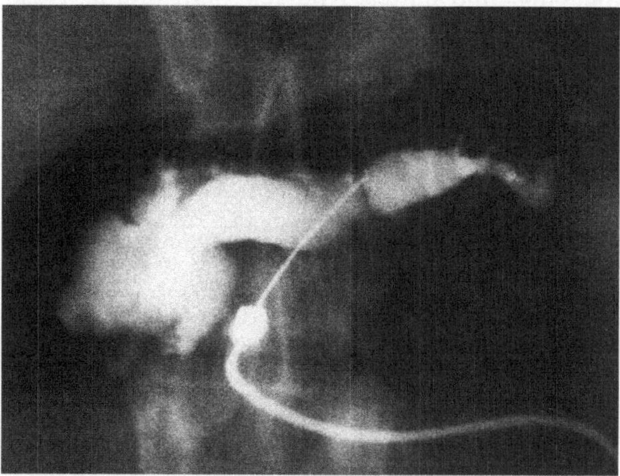

Abb. 2. Ultraschallgestützte perkutane Pankreatikographie bei kompletter Abflußbehinderung des Ductus pancreaticus major

Infolge chronischer Pankreatitis führten wir bei 10 Patienten eine perkutane Pankreasgangdarstellung durch (Abb. 1). 6mal fanden sich Verbindungen der Pseudozyste mit dem Gangsystem bei gleichzeitiger Abflußbehinderung in das Duodenum. In 4 Fällen lag eine komplette Abflußbehinderung des D. Wirsungianus vor (Abb. 2). Von 50 Pankreaspseudozysten wurden 20 perkutan drainiert: 12 kurativ, 8 palliativ. 30 Pseudozysten punktierten wir z. T. mehrfach, 24 rezidivierten innerhalb eines Jahres.

Diskussion

Komplikationen der Pankreatitis stellen auch heute noch für den Patienten u. U. eine lebensbedrohliche Erkrankung dar. Notwendige Operationen sind z. T. mit einem hohen Risiko verbunden und bedürfen einer sorgfältigen Planung. Ultraschallgesteuerte diagnostische Eingriffe helfen zum einen eine diagnostische Lükke zu schließen und sind gleichzeitig Voraussetzung für perkutane therapeutische Maßnahmen. Drainagen erfordern einen sicheren Zugang, der individuell nach Lage der Raumforderung festgelegt werden muß. Als Ableitungssystem hat sich in unserer Einrichtung die Redondrainage mit intermittierender Kochsalzspülung bewährt. Ist eine Drainage nicht möglich, bietet sich alternativ die ultraschallgestützte Punktion an. Nach Literaturangaben ist sie zwar risikoärmer; es müssen aber Mehrfachpunktionen in Kauf genommen werden.

Im Gegensatz zu anderen Autoren betrachten wir die Eingriffe als effektiv, wenn dadurch die akute Symptomatik beseitigt wird. Der entscheidende Vorteil für den Patienten liegt darin, daß er in der Akutphase nicht operiert werden muß. Die ggf. notwendige Sequesterektomie im Intervall ist der wesentlich effektivere Eingriff.

Bei Komplikationen der chronischen Pankreatitis müssen für das Therapiekonzept nach unserer Ansicht funktionelle Aspekte unbedingt Berücksichtigung finden. Bestehen Verbindungen zwischen Pseudozysten und Pankreasgangsystem und gleichzeitig Abflußbehinderungen des D. Wirsungianus in das Duodenum ist nach unserer Auffassung die externe Drainage kontraindiziert. In diesen Fällen sollte der inneren Ableitung der Vorzug gegeben werden. Therapeutische Zystenpunktionen können effektive Eingriffe sein, im Vergleich zu Drainagen müssen jedoch häufiger Rezidive in Kauf genommen werden. Interventionssonographische Eingriffe sind nach unserer Ansicht indiziert, wenn endoskopische Gangdarstellungen nicht möglich sind. Ein weiterer Vorteil ist der, daß diagnostische perkutane Eingriffe zu therapeutischen Maßnahmen weitergeführt werden können.

Ziel unserer weiteren Arbeit wird es sein, externe perkutane Ableitung mit internen Drainagen zu kombinieren bzw. zu ersetzen. Dazu fehlten uns bisher die materiell technischen Grundlagen. Moderne Ultraschalltechnik, erfahrene Ultraschalldiagnostiker sowie eine leistungsfähige Chirurgie sind Voraussetzungen für die spezialisierte Interventionssonographie, die Zentren vorbehalten werden sollte.

In unserer Einrichtung sind interventionssonographische Eingriffe mittlerweile fester Bestandteil unserer diagnostischen und therapeutischen Möglichkeiten.

Literatur

1. Deixonne B, Lopez F-M (1988) Operative ultrasonography during hepatobiliary and pancreatic surgery. Springer, Berlin Heidelberg New York Tokyo
2. Gebel M, Majewski A, Brunkhorst R (1988) Sonographie in der Gastroenterologie. Diagnostik – Therapie – Neue Methoden. Springer, Berlin Heidelberg New York Tokyo
3. Sonnenberg van E, Mueller P, Ferrucci J (1984) Percutaneous drainage of 250 abdominal abscesses and fluid collections. Radiology 151:337–341
4. Sonnenberg van E (1989) Interventioneller Ultraschall in Diagnostik und Therapie. Thieme, Stuttgart

Die Aussagekraft der ultraschall-gezielten Feinnadelzytologie wird beim Morbus Hodgkin und bei benignen Prozessen durch inadäquates Aspirat eingeschränkt

T. Binder *, A. Schoengen, J. G. Wechsler

* Medizinische Klinik und Poliklinik der Universität Ulm,
Abteilung Innere Medizin III (Hämatologie und Onkologie), Robert-Koch-Str. 8, D-7900 Ulm

Die Feinnadel-Aspirations-Zytologie (FNAC) wird wegen ihrer geringen Invasivität und ihrer dennoch großen Aussagekraft zunehmend in allen Bereichen der klinischen Diagnostik angewandt. Obwohl die Methode viele Jahrzehnte alt ist, sind noch nicht genügend Daten vorhanden über die Sicherheit der Aussagen, die mit ihrer Hilfe gemacht werden. Bisherige Daten stammen von einzelnen besonderen Könnern. Während sich die Methode weiter ausbreiten wird, muß ihre Qualität exakt gemessen werden.

Die FNAC hat wegen ihrer geringen Komplikationsrate und ihrer hohen diagnostischen Potenz besonders bei abdominellen und thorakalen Prozessen Verwendung gefunden, die bisher nur durch einen operativen Eingriff morphologisch diagnostiziert werden konnten.

Die Aussagekraft einer unter sonographischer Führung gewonnenen Feinnadel-Biopsie hängt besonders von folgenden Faktoren ab:

- Die Beschränkung der Indikation auf sonographisch gut beschreibbare Läsionen unklarer Ätiologie wird Aspirate vermeiden, deren Gewebszuordnung unklar ist und wird überwiegend gut interpretierbare zytologische Bilder hervorbringen.
- Klar formulierbare Fragestellungen beeinflussen die Punktionstechnik und die Art der Weiterverarbeitung des Aspirates (erwartetes Aspirat blutig oder nekrotisch oder spärlich wegen Fibrose? Hinzunahme von Spezialfärbungen und deshalb spezielle Präparate-Fixation?).
- Das Sonographiegerät muß eine hohe Bildqualität besitzen, so daß nicht nur die Existenz einer sonographischen Veränderung festgestellt werden kann. Die Läsion muß genau beschrieben werden können (echoarmer Randsaum? echoreiche zentrale Areale wie bei Nekrose? Gefäßstrukturen?).
- Die Punktion soll mit Hilfe einer Vorrichtung durchgeführt werden, die eine exakte Nadelführung gewährleistet („sonographisch geführte Biopsie"). Die Punktion neben dem Schallkopf ohne Nadelführung („sonographisch kontrollierte Biopsie") oder die Biopsie nach sonographischer Lokalisation ohne begleitende Sonographie während der Punktion erschweren die gezielte Materialentnahme und ergeben häufig nicht-repräsentatives Material.
- Die Aspiration soll mit Hilfe einer Punktionshilfe („Aspirations-Pistole" oder z. B. „Ulmer Ventil") durchgeführt werden, damit die stichelnden Nadelbewegungen während der Materialentnahme gezielter ausgeführt werden können. Damit sind reichhaltigere Proben ohne störende Blutbeimengungen erreichbar.

Ultraschalldiagnostik '90
Walser u. a. (Hrsg.)

- Das Material muß von einem speziell ausgebildeten Pathologen oder Zytologen ausgewertet werden. Der Kliniker muß ihm ausführliche Angaben über Punktionsort, sonographischen Befund, klinische Daten und eine gezielte Fragestellung mitteilen. Nur dadurch kann er eine umfassende Diagnose oder Differentialdiagnose abgeben.

Die Aussagekraft der „sonographischen" Feinnadel-Zytologie wird, gemessen durch Sensitivität und Spezifität, mit 70–95% angegeben (Übersicht in [1]). Unsere bisherigen Auswertungen haben Werte über 90% für die Spezifität und 75–95% für die Sensitivität ergeben, es kann also von einer Optimierung der Methode ausgegangen werden.

In Studien werden häufig nur solche Untersuchungen eingeschlossen, bei denen adäquates Material gewonnen werden konnte. Die Rate der Aspirate, die keinerlei Aussage zulassen, wird nur gelegentlich angegeben. Häufig werden eine unergiebige erste Untersuchung und die Wiederholungsuntersuchung als ein Fall gewertet. Dies ist in unserer aktuellen Analyse nicht der Fall.

Wir haben zwischen 1982 und 1990 1438 sonographisch geführte Punktionen im Thorakal- und Abdominalraum vorgenommen. Von 754 Untersuchungen ist durch histologische Untersuchung oder beweisende andere Daten aus der Krankengeschichte eine abschließende („wahre") Diagnose bekannt. Dieser wahren Diagnose stellen wir hier den zytologischen Befund gegenüber (Tabelle 1).

Die Auswertung ergab bei unterschiedlichen Veränderungen erhebliche Unterschiede in der Beurteilbarkeit des Aspirates. Beim Morbus Hodgkin waren 19% der Punktionen diagnostisch nicht verwertbar, bei benignen Veränderungen 24%, aber nur 5% bei den Non-Hodgkin-Lymphomen (NHL) bzw. 7% bei den Carcinomen und Sarkomen.

Im Gegensatz zu den sonographischen Punktionen war die Rate der unbrauchbaren Aspirate in unserem gesamten zytologischen Material beim Morbus Hodgkin nur 13%, bei den benignen Läsionen 12%. Bei den NHL und den Carcinomen/Sarkomen war kein Unterschied zwischen den beiden Stichproben zu erkennen.

Tabelle 1. Sonographisch-zytologische Diagnostik 9/90 (Summe der Fälle in der Matrix: 754)

Zytologische Diagnosen	Wahre Diagnosen				
	NHL	MH	CASA	BEN	Spezifität
NHL	**142**	0	1	0	99
MH	0	**35**	0	0	100
CASA	0	0	**303**	2	99
BEN	0	0	18	**156**	90
NDG	8	8	24	49	
NDG %	5	19	7	24	
Sensitivität	95	81	88	75	

NHL maligne NHL, **MH** Morbus Hodgkin, **CASA** Carcinome und Sarkome, **BEN** benigne Läsionen, **NDG** nicht diagnostisch verwertbar, **NDG %** relativer Anteil von NDG.

Die Spezifität (hier definiert als die Rate der zytologisch korrekt erkannten „wahren“ Diagnosen) lag über 90% und unterschied sich nicht von der Spezifität im gesamten Aspirationsmaterial. Die Sensitivität lag zwischen 75% und 95% je nach Diagnosengruppe.

Beim Morbus Hodgkin besteht das Hauptproblem darin, genügend Material aus den oft bindegewebig veränderten Lymphknoten zu gewinnen. Dies gilt auch für die Punktion „peripherer“ Lymphknoten ohne sonographische Führung. Die Einschränkung der Sensitivität war fast ausschließlich hierdurch bedingt. Aber die speziellen sonographischen Bedingungen, vor allem die rein zweidimensionale Nadelbewegung erniedrigen die Sensitivität noch weiter. (Ohne die Nadelführung kann die Nadel dreidimensional durch den gesamten Lymphknoten geführt werden.) Die Spezifität ist im Sonographie-Material ebenso hoch wie in der gesamten Stichprobe.

Bei den benignen Läsionen sind vor allem die Leberhämangiome, die sonographisch nicht von Metastasen zu unterscheiden waren, an der geringen Sensitivität beteiligt. Wurde nur Blut gewonnen, konnte nicht mit ausreichender Sicherheit von einem Hämangiom ausgegangen werden, die Untersuchung war nicht diagnostisch verwertbar. Dieses Problem tritt mittlerweile durch die verbesserte Qualität der Sonographie-Geräte weit weniger auf, da Punktionen in solchen Situationen viel seltener geworden sind. Seltener waren Aspirate aus entzündlichen Veränderungen zytologisch nicht einzuordnen.

Bei den Carcinomen ist die geringe Sensitivität durch einen hohen Anteil falsch benigner Befunde verursacht. Dies ist darauf zurückzuführen, daß gelegentlich Material aus dem Randbereich des Tumors aspiriert wurde. Dies ist besonders bei Lebermetastasen nicht immer zu vermeiden. Bei Manifestationen eines Lymphoms in einem Lymphknoten ist fast nie mit einem Teilbefall und einem falsch negativen Befund allein aus Gründen der Materialgewinnung zu rechnen. Es war nur selten schwierig, gutartiges epitheliales Gewebe von einem Carcinom zu unterscheiden. Dies hat deshalb kaum zur erniedrigten Sensitivität beigetragen.

Diese Daten sollten bei der Indikationsstellung zur Punktion und bei der Befundabfassung berücksichtigt werden. Da nur die Sensitivität, nicht aber die Spezifität der Feinnadel-Zytologie durch die speziellen Bedingungen der sonographischen Nadelführung eingeschränkt wird, ist bei einem unbefriedigenden Ergebnis die Wiederholung der Punktion sinnvoll. Der Stellenwert der zytologischen Methode wird durch die geschilderten Probleme nicht gemindert. Die Wiederholung der Punktion ist bei der sehr geringen Komplikationsrate fast immer zu vertreten.

Bei der Auswertung von Studien sollte immer die Zahl der unbrauchbaren Untersuchungen berücksichtigt werden. Sie muß nicht unbedingt in die Sensitivität hineingerechnet, aber zumindest gesondert mitgeteilt werden.

Literatur

1. Binder T, Swobodnik W, Wechsler JG et al. (1988) Sonographisch geführte Fein- und Grobnadelpunktion im abdominalen und retroperitonealen Raum. Dtsch Med Wochenschr 113:43–48

Methodik und Ergebnisse der percutanen ultraschallgezielten Verödung von Nebenschilddrüsenadenomen bei sekundärem Hyperparathyreoidismus infolge Niereninsuffizienz

U. FUTH, P. T. FRÖHLING, H. KOSSATZ

St. Josefs-Krankenhaus Potsdam, Allee nach Sanssouci 7, D-1500 Potsdam

Der sekundäre Hyperparathyreoidismus ist eine typische Erscheinung der chronischen Niereninsuffizienz und führt zu charakteristischen Veränderungen im Rahmen der renalen Osteopathie. Die typischen Störungen des Ca-Phosphat-Stoffwechsels (Hypocalcämie und Hyperphosphatämie) sowie der Mangel an aktivem Vitamin D stellen eine ständige Stimulation der Nebenschilddrüsen dar, aus der eine Erhöhung der Parathormsekretion resultiert. Die Nebenschilddrüsen reagieren morphologisch entweder durch konzentrische Hyperplasie aller 4 Epithelkörperchen oder durch Entwicklung eines oder mehrerer Adenome.

Mit der Sonographie gelingt es, Nebenschilddrüsenadenome in typischer Lage mit großer Sicherheit (Sensitivität 67–93% bzw. Spezifität 79–98%) nachzuweisen [2–4].

Patientengut und Methode

Wir untersuchten 185 niereninsuffiziente Patienten mit klinischen, röntgenologischen und biochemischen Zeichen des Hyperparathyreoidismus sonographisch auf das Vorliegen von Nebenschilddrüsenadenomen. Wir differenzierten in eine Gruppe von 81 Patienten (37 m/mittleres Alter 49,8 Jahre und 44 w/mittleres Alter 49,7 Jahre) mit einer Niereninsuffizienz, die durch konservative Therapie zu führen war und 104 Patienten (59 m/mittleres Alter 44,6 Jahre und 45 w/mittleres Alter 43,7 Jahre), die wegen hochgradiger Niereninsuffizienz dialysepflichtig waren.

Die sonographische Untersuchung der Halsweichteile erfolgte in üblicher Technik. Wir benutzten einen 5 MHz linearen Schallkopf (Toshiba Sal 30 A) und in letzter Zeit einen 7,5 MHz-Sektor-Schallkopf (Sigma 1 AC/Kontron). Bei sonographischem Verdacht auf ein Nebenschilddrüsenadenom erfolgte die ultraschallgezielte Feinnadelpunktion mit einer Chiba-Nadel und die zytologische Sicherung des Befundes (hierfür wurde der zytologische Nachweis von Zellen der Nebenschilddrüse als positiv akzeptiert).

Bei 22 Patienten wurden 30 percutane ultraschallgezielte Verödungen mit absolutem Alkohol vorgenommen [1]. Die Injektion des Alkohols erfolgte in Lokalanaesthesie unter allgemeinanaesthesiologischer Überwachung. Die Instillation des absoluten Alkohols wurde nur bei exakter Lage der Nadelspitze im vorderen Anteil des Adenoms vorgenommen. Die applizierte Menge variierte je nach Größe des Adenoms zwischen 1–3 ml. Die Nachsorge der Patienten bestand in einem 24stündigen stationären Aufenthalt.

Ultraschalldiagnostik '90
Walser u. a. (Hrsg.)

Ergebnisse

Bei 81 Patienten mit niedriger Niereninsuffizienz wurden in 12,4% und bei 104 Patienten mit höherer Niereninsuffizienz wurden in 30,7% sonographisch Nebenschilddrüsenadenome nachgewiesen, die zytologisch verifiziert werden konnten.

Bei insgesamt 67 zytologisch gesicherten Nebenschilddrüsenadenomen fiel die Priorität der unteren Drüsen auf. Die Adenome stellten sich sonographisch als nahezu immer reflexarme (im Vergleich zur Schilddrüse), rundlich bis ovale Raumforderungen an der Dorsalfläche der Schilddrüse dar. Zystische Degenerationen und komplexe Reflextextur kamen in Einzelfällen vor.

Das Verhalten von Serum-Ca^{++} und intaktem PTH vor und 24 Std. nach percutaner Verödung zeigt Abb. 1.

Es zeigt sich ein signifikanter Abfall von Ca und PTH, in keinem Fall kam es zu einer Hypocalcämie. Die biochemischen Daten im Beobachtungszeitraum bis zu 6 Monaten werden in Tabelle 1 dargestellt.

PTH, PO_4 und Ca^{++} waren 3 und 6 Monate nach percutaner Verödung signifikant niedriger (AP war normalisiert, wenn der Wert vor der Verödung erhöht war). Neben den biochemischen Resultaten verdient der klinische Verlauf besondere Beachtung. Der quälende Pruritus, der bei allen Patienten vor der Behandlung bestand, verschwand bei 8 von 22 Patienten und war deutlich reduziert bei den anderen zwischen 2 Tagen und 1 Woche nach Verödung. Knochen- und Gelenkschmerzen verschwanden bei 2 von 5 Patienten und waren vermindert bei den anderen bis 4 Wochen nach Verödung. Das Wiederauftreten des Pruritus in Kombination mit neuerlicher Hypercalcämie stellte eine Indikation für die Wiederholung des Eingriffes bei 5 Patienten dar.

Die sono-morphologischen Veränderungen reichten von einer Verkleinerung des Adenoms bis zur deutlichen Reflexvermehrung, die im Sinne zunehmender Fibrosierung gedeutet wurde. Auffällig war in einigen Fällen auch eine deutliche Besserung der biochemischen Befunde bei gleichzeitig weitgehend unveränderter Morphologie. Alle Patienten konnten 24 Std. nach dem Eingriff aus dem Krankenhaus entlassen werden.

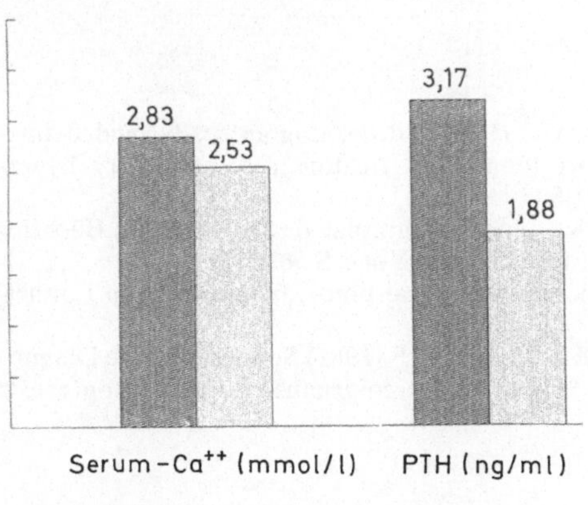

Tabelle 1. Biochemische Ergebnisse vor und nach PT-X

	Ca^{++} mmol/l	PO_4 mmol/l	Alkal. Ph'tase µmol/l	PTH ng/ml
Vor PT-X	2,83*	1,95*	4,06	3,17**
n=30 (SD)	0,33	0,50	2,33	1,65
Nach PT-X				
24 h	2,53*	1,91	3,76	1,88**
n=30 (SD)	0,25	0,40	2,07	1,20
3 Monate	2,65	1,76	3,65	1,00*
n=30 (SD)	0,29	0,45	1,88	0,64
6 Monate	2,50	1,61*	3,78	0,77
n=18 (SD)	0,25	0,59	0,82	0,61

* $p<0{,}05$; ** $p<0{,}01$

Als Nebenwirkungen und Komplikationen beobachteten wir viermal eine Heiserkeit, die in zwei Fällen reversibel war sowie bei einem Patienten einen Horner'schen Symptom-Komplex, der nach 4 Wochen vollständig zurückgebildet war.

Vorläufige Schlußfolgerung

Die percutane ultraschallgezielte Verödung von Nebenschilddrüsenadenomen bei niereninsuffizienten Patienten stellt eine interessante, adjuvante Therapie dar und könnte im Gesamtkonzept der Behandlung des secundären Hyperparathyreoidismus bei Patienten mit chronischer Niereninsuffizienz eine mögliche Alternative zu operativer Parathyreodektomie aufzeigen.

Literatur

1. Giangrande A, Cantu P, Solbati L, Ravetto C (1984) Ultrasonographically guided fine-needle alcoholization (UGFNA) as support to medical treatment of secondary hyperparathyroidism (sHPT). Proc EDTA-ERA 21:895
2. Kuhn F-P (1983) Nebenschilddrüsen in REAL-time-Sonographie des Körpers. In: Bücheler E, Friedemann G, Thelen M (Hrsg) Thieme, Stuttgart New York, S 58–66
3. Schwerk WB, Grün R, Wahl R (1985) Hochauflösende real-time-Sonographie von Epithelkörperchentumoren. Ultraschall 6:13–18
4. Welter G, Schmidt KR, Welter HF, Pfeifer KJ, Spielsberg F (1981) Sonographische Diagnostik vergrößerter Nebenschilddrüsen beim Hyperparathyreoidismus. Fortschr Röntgenstr 134:254–259

Abdomen – Retroperitoneum

Sonographische Befunde bei fibrozystischer Lebererkrankung

W. VOGEL *, H. KATHREIN, O. DIETZE, A. PROPST, G. JUDMAIER

* Universitätsklinik für Innere Medizin, Anichstr. 35, A-6020 Innsbruck

Einleitung

Dank der Fortschritte auf dem Gebiet der bildgebenden Verfahren werden zystische Veränderungen der Leber und der Gallenwege mit zunehmender Häufigkeit nachgewiesen. Aus histo-morphologischen Untersuchungen [2] ist klar, daß diese Veränderungen Ausdruck einer intrauterinen Entwicklungsstörung der Gallenwege – der duktalen Platte – sind. Der Defekt manifestiert sich mit fibrotischen und zystischen Veränderungen wechselnden Ausmaßes und vor allem in variabler Kombination. Aufgrund der beschriebenen Pathomorphologie werden diese Veränderungen als fibro-(poly)-zystische Lebererkrankung (FZL) zusammengefaßt und stellen eine heterogene Krankheitsgruppe dar. Die Inzidenz dieser Erkrankung ist unbekannt. Die Pathomorphologie umfaßt alle Ausprägungen einzel- oder multizystischer Malformationen des Gallenwegssystems, rein fibrotische Veränderungen oder wechselnde Kombinationen aus beiden [1]. Folgende Krankheitsbilder werden zur FZL gezählt: polyzystische Lebererkrankung, Mikrohamartome, kongenitale hepatische Fibrose, kongenitale intrahepatische Gallengangsdilatation (Caroli-Syndrom) und Choledochuszysten. Die Assoziation mit renalen Zysten ist variabel. Die Klinik der zystischen Form der Erkrankung reicht von Zufallsbefund über „Tumorgefühl" mit oder ohne Schmerz bis zur Möglichkeit der Ruptur, Blutung oder Infektion (selten). Die fibrotischen Varianten manifestieren sich klinisch vor allem als nicht-cirrhotische Form der portalen Hypertension. Die Erkrankung präsentiert sich im Kindesalter hauptsächlich mit portaler Hypertension und Cholostase, im Erwachsenenalter mit portaler Hypertension, Raumforderung, Infektion und Gallenwegskarzinom. Während der sonographische Befund der Zystenleber bzw. des Caroli-Syndromes gut definiert ist, sind weniger ausgeprägte Veränderungen, insbesondere die Mischformen sonographisch bisher wenig beschrieben. Wir berichten hier über die sonomorphologischen Befunde an der Leber von 8 Patienten mit FZL.

Patienten und Methodik

In einem Zeitraum von 1,5 Jahren konnten wir 8 Fälle mit verschiedenen Manifestationen der FZL an einem Hitashi EUB 340 (3,5 und 5,0 MHz curved array)

Ultraschalldiagnostik '90
Walser u. a. (Hrsg.)

untersuchen. Das Alter der Patienten (4 Frauen) reichte von 18 bis 56 Jahren. In 7 Fällen war die Diagnose histologisch gestellt worden, in einem mittels ERCP. Bei 2 Patienten war die Diagnose primär sonographisch vermutet worden und konnte dann mittels histologischer Untersuchungen bestätigt werden.

Ergebnisse

Bei vier jungen Patienten (Alter: 18–28 Jahre) lagen sonographisch grobe Organveränderungen vor: Die Leber war mäßig vergrößert, die Oberfläche leicht wellig, die Unterränder stumpf und das Pfortadersystem erweitert mit Hinweisen auf Umgehungskreislauf. Am auffallendsten waren jedoch die Veränderungen des Parenchymmusters, hervorgerufen durch multiple hyperechoische, kurze lineare bis tubuläre Strukturen, die an wandverdickte, abschnittsweise dilatierte Gallenwege erinnerten. Diese Veränderungen umfaßten alle Anteile der Leber gleichmäßig. Zysten oder umschriebene Weitstellungen von >3 mm waren jedoch nicht nachzuweisen.

Histologisch lag bei diesen Patienten eine sogenannte cholangiodysplastische Pseudozirrhose vor, klinisch waren die Patienten durch die Komplikationen der portalen Hypertension gekennzeichnet. Hinweise für Nierenerkrankungen lagen nicht vor.

Zwei ältere Patientinnen (56 und 64 Jahre) zeigten die beschriebenen Parenchymveränderungen, hatten aber zusätzlich umschriebene Weitstellungen intrahepatischer Gallenwege bis zu vereinzelten kleinen Gallenwegszysten (Abb. 1). Die Leberform und Größe waren normal. Bei der einen Patientin war im Rahmen einer Cholezystektomie der Befund multipler Mikrohamartome (histolo-

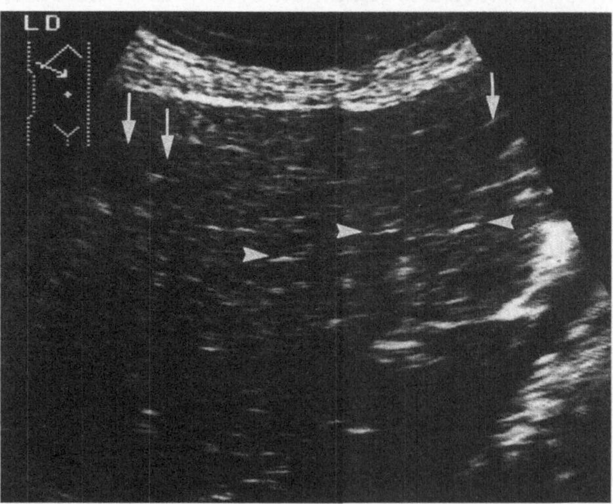

Abb. 1. Intercostalschnitt durch den rechten Leberlappen eines Patienten mit FZL (histologisch gesichert): Das Reflexmuster ist insgesamt „vergröbert" mit tubulären Doppelechos (▶) als Ausdruck veränderter Gallenwege; vereinzelt sind kleinere Zysten zu erkennen (→)

gisch: von Meyenburg-Komplexe) erhoben worden. Die zweite Patientin fiel bei der Abklärung eines Gallensäurenverlust-Syndromes sonographisch auf, die Gallenwegspathologie wurde mittels ERCP („Minimal-Caroli-Syndrom") nachgewiesen.

Zwei weitere Patienten mit nicht-zirrhotischer Cholangiodysplasie zeigten nur die beschriebenen parenchymatösen Veränderungen ohne Zysten mit normaler Leberform, boten aber zusätzlich die Befunde der portalen Hypertension. Die Diagnose erfolgte bei beiden anläßlich einer portosystemischen Shunt-Operation wegen Ösophagusvarizenblutung.

Schlußfolgerung

Mit der jetzigen Generation der Ultraschallgeräte lassen sich verschiedene Formen der FZL erfassen. Das Vorkommen kleinerer Zysten in der Leber sollte Anlaß sein, die intrahepatischen Gallenwege entlang der Pfortaderäste auf erhöhte Wandechogenität und Erweiterungen zu untersuchen. Vermehrte Wandechos der intrahepatischen Gallengänge mit den Befunden der (nicht-zirrhotischen) portalen Hypertension müssen an eine fibrocystische Lebererkrankung denken lassen. Möglicherweise liefert die Sonographie damit einen weiteren Beitrag in der Differentialdiagnose diffuser Lebererkrankungen.

Literatur

1. Summerfield JA, Nagafuchi Y, Sherlock S et al. (1986) Hepatobiliary fibropolycystic diseases. J Hepatol 2:141–147
2. Valeer J, Desmet (1987) Cholangiopathies: Past, Present, and Future. Semin Liv Dis 7:67–66

Ultraschall-Rückstreuung zur Charakterisierung von humanen Lebergeweben

K.-V. JENDERKA, B.-M. TAUTE, K.-P. RICHTER, R. MILLNER

Institut für Angewandte Biophysik und Klinik für Innere Medizin,
Bereich Medizin der Martin-Luther-Universität Halle, Straße der Od F 6, O-4020 Halle

Einführung

Spezifische pathologische Zustände der Gewebe korrelieren mit deren akustischen Eigenschaften. Dies konnte mit ultraschallspektroskopischen Untersuchungen im Durchschallungsverfahren an humanen Hoden- und Lebergewebe in vitro für die frequenzabhängige Dämpfung nachgewiesen werden [3].

Für in vivo Applikationen kann das Durchschallungsverfahren nicht eingesetzt werden. Daraus ergibt sich die Notwendigkeit, die akustischen Parameter aus rückgestreuten Ultraschallsignalen abzuleiten. Im Rahmen von Voruntersuchungen ist dabei zunächst der Zusammenhang zwischen den gemessenen akustischen Parametern und der Gewebehistologie in der untersuchten Probenregion zu zeigen (Abb. 1).

Methode

Das Ultraschallspektroskopie-Meßsystem arbeitet im Impuls-Echo-Betrieb. Das hochfrequente Rückstreusignal wird computergesteuert schrittweise abgetastet und das Amplitudenspektrum jedes Signalabschnittes im Steuerrechner gespei-

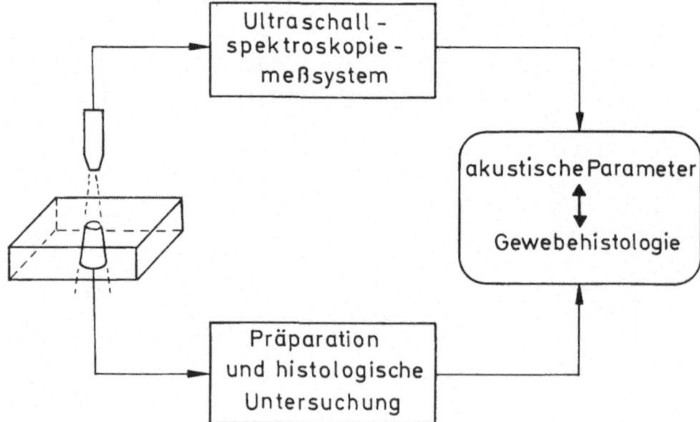

Abb. 1. Gewinnung akustischer und histologischer Parameter

Ultraschalldiagnostik '90
Walser u. a. (Hrsg.)

chert. Die Analyse erfolgt dabei in Richtung der akustischen Achse des eingesetzten Breitbandwandlers.

Die einzelnen Spektren werden in einen strukturbestimmenden und einen schwächungsbestimmenden Anteil separiert, auf deren Grundlage die akustischen Parameter Streuerabstand und frequenzabhängige Ultraschallschwächung für die untersuchten Gewebevolumina berechnet werden können [1].

Experimente und Ergebnisse

Die Leberproben entstammen Metastasenlebern und Lebern ohne pathologischen Veränderungen. Die Einteilung der Metastasenlebern entsprach ausschließlich den histologischen Gegebenheiten und nicht der Herkunft des Primärtumors.

Ausgehend von der Hypothese, daß kollagenhaltige Strukturen des Gewebes die Ultraschallwellen stark zu streuen vermögen [2] und im gesunden Lebergewebe das kollagene Bindegewebe vorwiegend im Bereich der Portalfelder angeordnet ist, wurden an dieser Stelle starke Streuintensitäten erwartet.

Die Untersuchungen an Normalleberproben (NN) ergaben einen mittleren Streuerabstand von 0,91 ±0,17 mm (Abb. 2a), der im Vergleich mit den histologi-

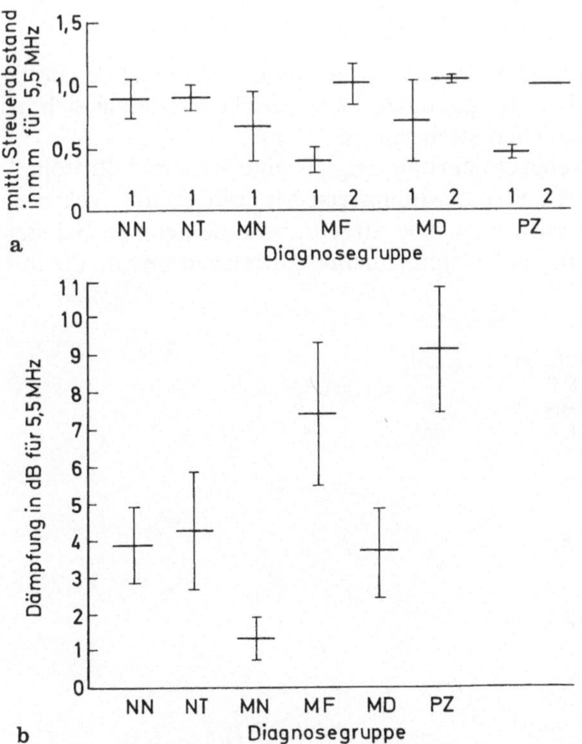

Abb. 2 a, b. Streuerabstand (**a**) und Ultraschallschwächung (**b**) für alle Diagnosegruppen

schen Präparaten eine Korrelation zu den Abständen der Portalfelder untereinander zeigte. Für die frequenzabhängige Ultraschallschwächung ließ sich ein Wert von 3,9 ± 1,0 dB/cm (Abb. 2b) ermitteln.

Für Metastasen mit reaktiver Fibrose (MF) ließen sich zwei Streuzentren im Gewebe trennen, wobei sich eine Korrelation des ersten (0,4 ± 0,1 mm) mit dem zusätzlich im Gewebe vorhandenen, diffus eingewachsenen Kollagen und des zweiten (1,0 ± 0,1 mm) mit dem Bindegewebe der Portalfelder ergab.

Die Ultraschallschwächung lag signifikant oberhalb der im tumorfreien Gewebe (NT) der entsprechenden Leber gemessenen Werte und oberhalb der für Normalleber (NN) angegebenen Werte.

Für Metastasenleberproben mit Nekrosen (MN) ergab sich ein mittlerer Streuerabstand von 0,68 ± 0,28 mm und ein Schwächungswert von 1,3 ± 0,6 dB/cm, d.h. signifikant niedrigere Werte im Vergleich zu den Referenzmessungen. Ursache ist der Strukturverlust beim nekrotischen Zerfall des Gewebes.

Analog den Metastasenleberproben mit reaktiver Fibrose fanden sich für Zirrhoseleberproben (PZ) hohe Schwächungswerte und mehrere Streuzentren. Die Gruppe der diffus tumorinfiltrierten Leberproben (MD) erwies sich als sehr heterogen. Die akustischen Parameter ergaben sich jeweils aus den konkreten Verhältnissen an Kollagen, dessen Verteilung und Nekrosen [4].

Zusammenfassung

Ursächlich für das Zustandekommen der Streupeaks im Cepstrum ist das kollagene Bindegewebe verantwortlich. Im gesunden Lebergewebe handelt es sich bei den Portalfeldern um die wesentlichen Streuzentren.

Metastasen mit Bindegewebevermehrung zeigten eine höhere Ultraschallschwächung als gesundes Lebergewebe, wohingegen Metastasen mit Nekrosen niedrigere Schwächungswerte aufwiesen. Die Streuerabstände nehmen bei steigendem Bindegewebeanteiles ab, und es treten mehrere Streuzentren auf, die ihre

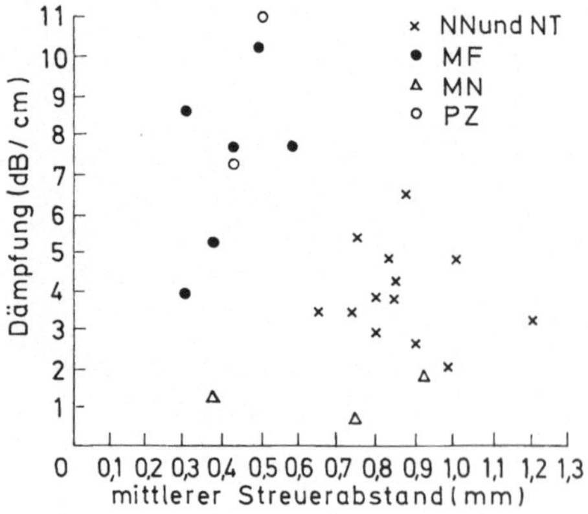

Abb. 3. Gegenüberstellung der akustischen Parameter für alle Diagnosegruppen

Ursache in diffus bzw. zusätzlich im Gewebe enthaltenen Bindegewebe und den streuenden Portalfeldern haben.

Die zusammenhängende Betrachtung der gefundenen akustischen Parameter (Abb. 3) weist auf die Möglichkeiten einer Mehrparameteranalyse hin und bestätigt die Beziehungen zwischen der Gewebehistologie und den mit dem Ultraschallspektroskopie-Meßsystem bestimmten akustischen Parametern.

Literatur

1. Jenderka K-V (1989) Die Bestimmung akustischer Parameter aus rückgestreuten Ultraschallsignalen – Dissertation (A). Martin-Luther-Universität Halle, Sektion Physik
2. Pohlhammer J, O'Brien WD Jr (1981) Dependence of the ultrasonic scatter coeffizient on collagen concentration in mammalien tissue. J Acoust Soc Am 69:283–285
3. Richter K-P, Lange P, Millner R (1984) Measurement system for medical ultrasonic pulse spectroscopy. Arch Acoust 9:109–112
4. Taute B-M (1989) Ultraschallspektroskopische Gewebecharakterisierung von normalem und Tumorgewebe der menschlichen Leber in vitro – Dissertation (A). Martin-Luther-Universität Halle, Ber. Medizin

Wie genau ist die morphologische Beschaffenheit umschriebener Leberveränderungen sonographisch bestimmbar?

H. WEISS, A. WEISS, H. SECKINGER

St. Marienkrankenhaus, Salzburger Str. 15, D-6700 Ludwigshafen, III. Medizinische Klinik

Die hohe Sensitivität der Sonographie für die Erfassung umschriebener Leberveränderungen ist bekannt. Sie liegt zwischen 90 und 95% [1, 4, 5]. Sehr viel schwieriger ist es, mit der Methode morphologische Diagnosen zu stellen, d.h. die einmal gefundenen umschriebenen Veränderungen zu klassifizieren, nicht nur in benigne und maligne, sondern auch bezüglich ihrer Histologie. Hier wird im gegenwärtigen Schrifttum überwiegend die Meinung vertreten: Die Morphologie umschriebener Leberprozesse ist sonographisch nicht ausreichend genau differenzierbar [2].

Die folgende Arbeit sollte diese Aussage überprüfen und die Fragen klären:

1. Wie häufig wird die Diagnose einer umschriebenen Leberveränderung bezüglich ihrer Morphologie sonographisch richtig gestellt?
2. Wieviele zusätzliche diagnostische Maßnahmen sind bis zur Klärung der Morphologie notwendig?

Material

Innerhalb einer retrospektiven Untersuchung wurden die Daten von 9751 Patienten, die vom 28.1.1989 bis zum 15.6.1990 innerhalb unserer Kliniken untersucht worden sind, aufgearbeitet. Es handelte sich um die Untersuchung von 6208 Patienten. Dabei wurden 372 (3,8%) umschriebene Leberveränderungen gefunden, bzw. 205 Patienten (3,3%), die Leberveränderungen hatten. Die Dia-

Tabelle 1.

Sonographische Diagnose			Notwendige weitere Diagnostik						
Umschriebene Veränderungen	n = 205	100 (%)	CT	FP	LAP	OP	Szinti.	Angio	Sektion
Metastasen	122	59,6	35	10	4	3	–	1	3
Haemangiome	49	23,9	10				1		
Fett	15	7,4	6						
FNH	4	1,95	3		1		3		
Adenom	1	0,5	1						
Kalk	4	1,95							
Zyste	3	1,5							
Sonstige (Regenerat, Abszeß, Haematom, Echinokokkus)	7	3,4							

Ultraschalldiagnostik '90
Walser u.a. (Hrsg.)

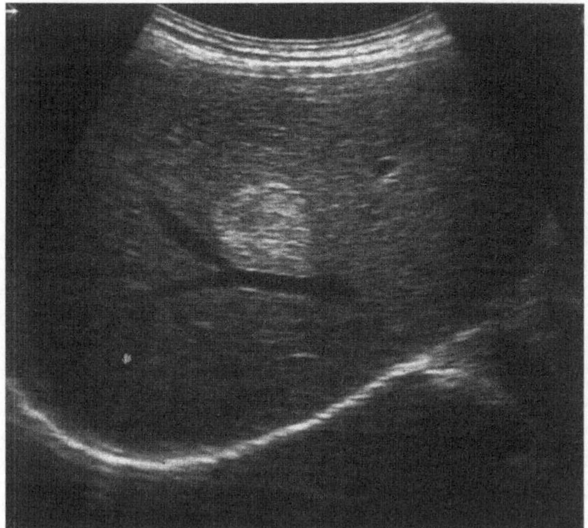

Abb. 1. Typisches sonographisches Bild eines Hämangioms der Leber. Charakteristisch sind die scharfe Begrenzung, die Nähe zu einem Lebervenenast, der Reflexreichtum der Prozesse und die knäuelartige Anordnung der Reflexe innerhalb des Tumors

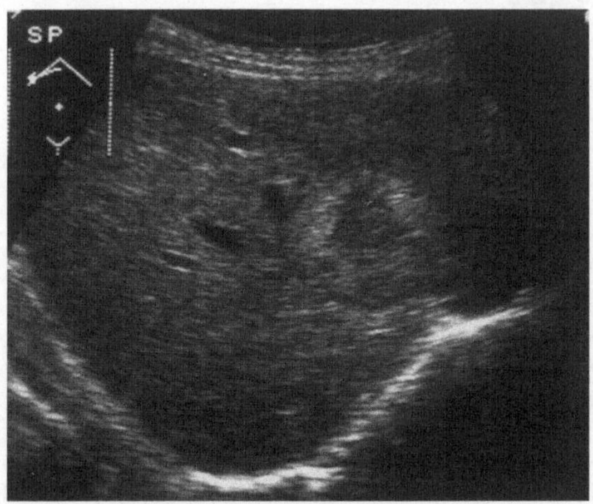

Abb. 2. Atypisches Hämangiom der Leber. Auch dieses ist scharf begrenzt, wirkt jedoch haloniert, die Gefäße umgeben den Prozeß, werden jedoch von diesem verdrängt. Die differentialdiagnostische Unterscheidung zu einem malignen Lebertumor fällt nicht leicht

gnostik wurde nach einem von uns früher vorgestellten Diagnostik-Falldiagramm vorgenommen bis zur eindeutigen Klärung des Befundes [3]. Als eindeutig geklärt wurden solche Befunde angesehen, die in einer oder mehreren Untersuchungsmethoden eindeutige Charakteristika aufwiesen und deren Erscheinungsbild sich im Einvernehmen mit der Klinik und dem Verlauf des Patienten befand, so daß der jeweilige Diagnostiker sich bezüglich der Diagnose festlegen konnte. Die 205 sonographisch verifizierten umschriebenen Veränderungen gliedern sich schließlich wie folgt (Tabelle 1). Zur Klärung der Veränderungen waren die folgenden zusätzlichen Untersuchungen notwendig (Tabelle 1).

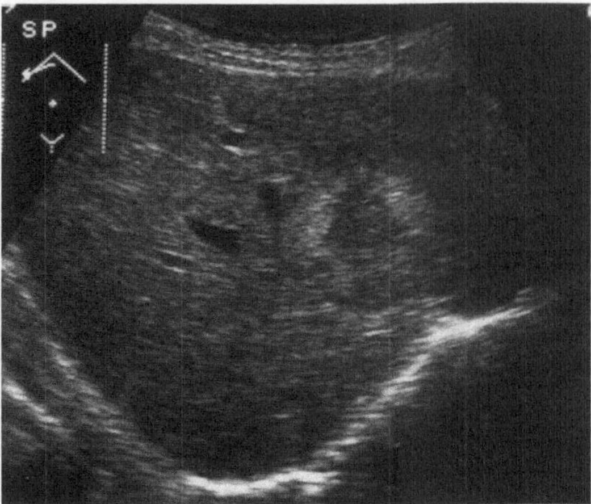

Abb. 3. Hier wird ergänzend ein CT der Leber mit Bolustechnik durchgeführt, das im typischen Fall eine Kontrastmittelfüllung des Tumors von außen nach innen aufweist

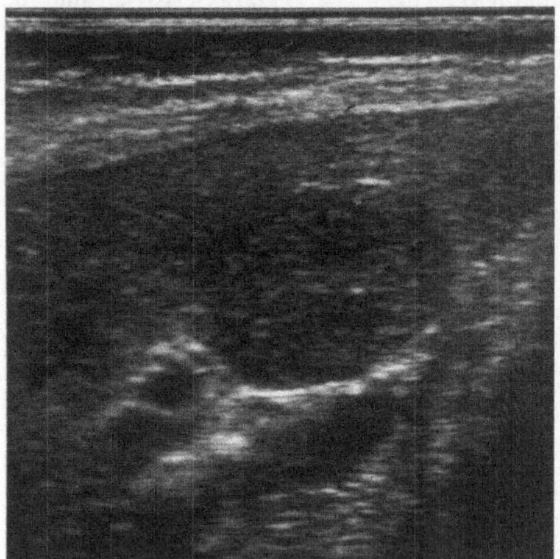

Abb. 4. Fokal noduläre Hyperplasie der Leber. Typisch die scharfe Begrenzung, die Reflexarmut und der etwas knotige bis strahlige Aufbau des Tumors. Trotzdem sind derartige Tumoren vieldeutig, entsprechend hoch ist der diagnostische Aufwand bis zur sicheren Klärung der Prozesse

Dabei ist zu erwähnen, daß bezüglich der 122 Metastasen nur in 77 Fällen (63,1%) der Primärtumor bekannt war, in 18 Fällen (14,8%) wurde er etwa gleichzeitig entdeckt, bei 7 Patienten war die Sonographie die 1. Methode, die auf den malignen Prozeß aufgrund des Nachweises der Metastasen hinwies (5,7%). Bei 20 Patienten war aus den Unterlagen eine eindeutige Chronologie nicht erfaßbar. Insgesamt waren in 82 Fällen von 205, d.h. in 40% der Fälle weitere diagnostische Maßnahmen zur Klärung des sonographischen Befundes notwendig, bei Metastasen war dieses in 53 von 122 Fällen oder 43,4% der Fälle notwendig, bei Hämangiomen in 11 von 49 (22,4%) (Abb. 1–3), bei der FNH waren in 4 Fällen 7 zusätzliche Untersuchungen notwendig (Abb. 4), beim Adenom nur 1 weitere. 76 von 82 sonographischen Befunden wurden dabei durch die Anschlußuntersuchungen bestätigt (92,7%). Diskrepante Befunde wurden zwischen Sono und CT in 4 Fällen, zwischen Sono und OP-Befund in 1, zwischen Sono und Feinnadelbiopsie ebenfalls in 1 Fall erhoben. Von den 122 Metastasen waren sonographisch 2 falsch positiv und 1 falsch negativ diagnostiziert worden.

Schlußfolgerung

Nach wie vor kann sonographisch natürlich keine histologische Diagnose gestellt werden. Aber die Vorhersagegenauigkeit der Sonographie für die Artdiagnose eines umschriebenen Leberprozesses ist hoch. Trotzdem wird zur Sicherung der Diagnose in 40% der Fälle eine zusätzliche diagnostische Maßnahme eingesetzt, die die sonographische Diagnose in 92,7% der Fälle bestätigt. Besonders aufwendig ist die Diagnostik der fokal-nodulären Hyperplasie. In 60% der Fälle genügt die sonographische Aussage allein für die differentialdiagnostische Zuordnung umschriebener solider Veränderungen der Leber.

Literatur

1. Hruby W, Traxler M, Wassipaul M, Stellamor K (1988) Vergleich zwischen Ultraschall- und CT-Diagnostik solider Lebertumoren. RÖFO 148:378–383
2. Iwatsuki S, Todo S, Starzl TE (1990) Excisional therapy for benign hepatic lesions. Surg Gynecol Obstet 171:240–246
3. Weiss H, Weiss A, Wetzel E, Ranft K, Nägele E (1985) Die Sonographie in der Diagnostik umschriebener entzündlicher und tumoröser Leberveränderungen. In: Judmaier G, Frommhold H, Kratochwil A (Hrsg) Ultraschalldiagnostik 1984. Thieme, Stuttgart, S 44–45
4. Weiss H, Weiss A (1986) Präoperativer Ausschluß und Nachweis von Lebermetastasen mit Ultraschall und Computertomographie. Therapiewoche 36:1252–1257
5. Weiss H, Vorbeck S, Weiss A, Krahl C (1987) Welche Bedeutung haben sonographisch entdeckte Lebertumoren? In: Hansmann M, Koischwitz D, Lutz H, Trier HG (Hrsg) Ultraschalldiagnostik 86. Springer, Berlin Heidelberg New York Tokyo, S 27–32

Präoperatives Staging und postoperative Nachsorge beim Rektumkarzinom mittels Endosonographie

J. TSCHMELITSCH *, K. GLASER, G. JUDMAIER, E. BODNER

* II. Universitätsklinik für Chirurgie, A-6020 Innsbruck

Einleitung

Die Endosonographie (ES) wurde als neue Untersuchungsmethode für präoperatives Staging [1, 3] und postoperative Nachsorge [2, 4] beim Rektumkarzinom kürzlich vorgestellt. Wir führen diese Untersuchung seit 2 Jahren routinemäßig durch.

Da einerseits die exakte präoperative Beurteilung der Infiltrationstiefe eines Rektumkarzinoms die Therapie (Wahl der Operationstechnik, Bestrahlung) stark beeinflußt, andererseits die frühzeitige Diagnose lokoregionärer Rezidive möglicherweise öfter eine kurative Reoperation gestattet, haben wir versucht, die Möglichkeiten der Endosonographie in dieser Hinsicht zu evaluieren.

Krankengut

Seit Dezember 1988 führen wir an der Univ.-Klinik Innsbruck die Endosonographie beim Rektumkarzinom durch. Wir verwenden eine Diasonics TR-Sonde (Sektorscanner, 2 Ebenen, 7,5 MHz). Insgesamt haben wir 73 Patienten (34 Frauen, 39 Männer; Alter zwischen 39 und 83 Jahren; m: 69 Jahre) zwischen 2- und 5 × transrectal oder transvaginal sonographiert.

Präoperativ wurde bei 29 Patienten die sonographisch diagnostizierte Infiltrationstiefe mit dem Ergebnis der endgültigen pathologischen Aufarbeitung des Präparates verglichen. Außerdem haben wir die ES in unser onkologisches Nachsorgeprogramm aufgenommen, um sie mit den anderen zur Verfügung stehenden Untersuchungsmethoden zu vergleichen. Dieses bestand aus klinischer Untersuchung einschließlich rektal/vaginal digitaler Untersuchung, Endosonographie, Cea-Bestimmung, Rektoskopie und abdominellen Ultraschall alle 3 Monate, CT und Thorax Röntgen alle 6 Monate sowie Koloskopie jährlich.

Bis Juli 1990 haben wir 65 Patienten mit Zustand nach einem Rektumkarzinom in unserer Ambulanz gesehen, die für die ES geeignet waren. 7 × war eine lokale Exzision durchgeführt worden, 40 × eine Resektion und 18 × eine Amputation.

Jeder Patient wurde mindestens 2 × untersucht (Zeitraum zwischen OP und erster Endosonographie: 3–48 Monate, m: 21 M.). Bei endosonographischem Verdacht auf ein Rezidiv wurde sofort ein CT durchgeführt.

Ultraschalldiagnostik '90
Walser u. a. (Hrsg.)

Ergebnisse

Bei 29 präoperativ untersuchten Patienten wurde die Infiltrationstiefe in 2 Fällen sonographisch überschätzt, in einem Fall unterschätzt. Das ergab eine Sensitivität von 93%, Spezifität von 85%, ppv von 87% und npv von 92%.

Die Beurteilung der Lymphknoten-Besiedelung ist derzeit noch unbefriedigend, da endosonographisch zwar vergrößerte Lymphknoten gesehen werden, eine Unterscheidung zwischen reaktiv entzündlich bedingter Veränderung und Besiedelung schwierig ist. Bei unseren 29 Patienten wurden in 16 Fällen vergrößerte Lymphknoten gesehen, tatsächlich konnte histologisch jedoch nur in 9 Fällen (56%) ein Befall nachgewiesen werden.

Von 65 postoperativ untersuchten Patienten entwickelten 15 (23%) ein Rezidiv (Zeitraum zwischen OP und Rezidivdiagnostik 6–27 Monate, m: 18 M.). Die

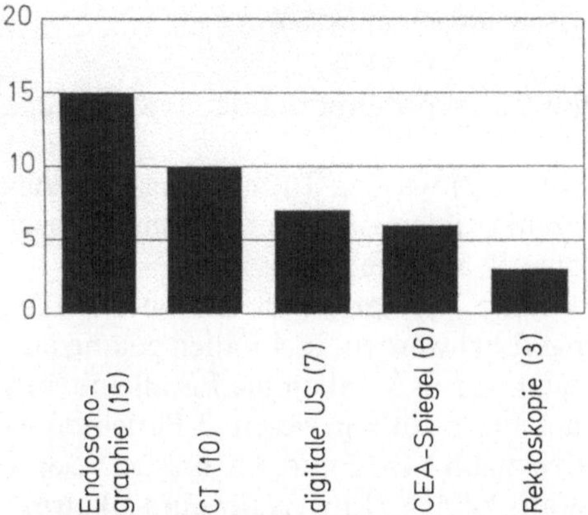

Abb. 1. Positive Untersuchungen bei 15 Rezidiven

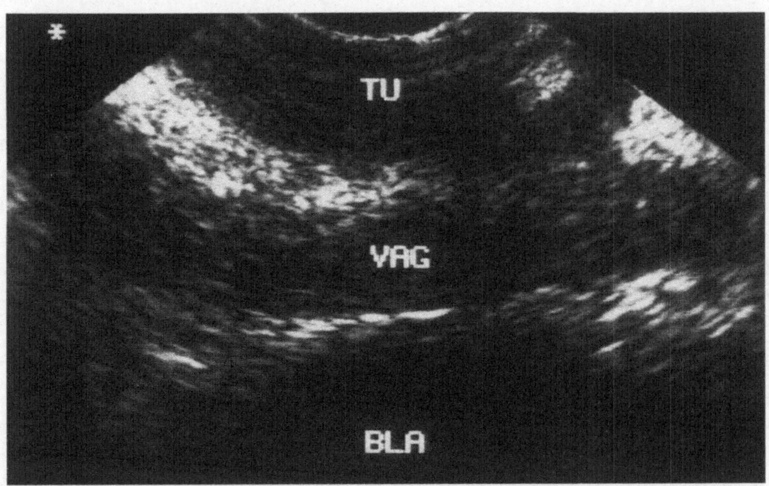

Abb. 2. Die ganze Rektumwand infiltrierendes Rezidiv (*TU*). *VAG* Vagina, *BLA* Blase

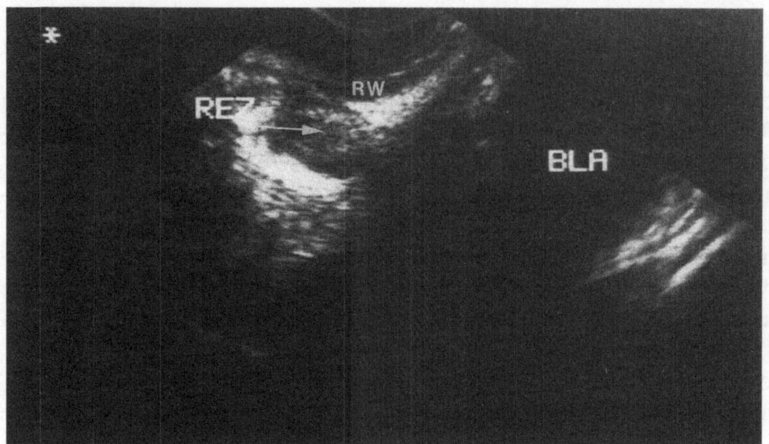

Abb. 3. Lateral der Rektumwand (*RW*) gelegenes kleines Rezidiv (*REZ*); *BLA* Blase

Untersuchungen, welche bei den 15 Rezidiven zum Zeitpunkt der Erstdiagnose positiv waren, zeigt Abb. 1.

Von den 15 Patienten mit Rezidiv (Abb. 2, 3) wurden 10 reoperiert, bei den übrigen verzichteten wir aufgrund gleichzeitig diagnostizierter Fernmetastasen und fehlender palliationswürdiger Symptomatik auf eine Operation.

Bei 6 von 10 reoperierten Patienten konnte bedingt durch die Ausdehnung des Rezidivs nur eine R2-Resektion durchgeführt werden, in 4 Fällen gelang eine R0-Resektion. Von diesen 4 R0-Resektionen war in 3 Fällen die ES alleine, in 1 Fall ES, CT und vaginal digitale Untersuchung positiv gewesen. 3 Patienten leben ohne Zeichen eines neuerlichen Rezidivs nach 14, 12 und 9 Monaten. Der 4. Patient zeigt 7 Monate postoperativ ebenfalls keinen Hinweis für ein Lokalrezidiv, entwickelte allerdings eine Peritonealcarcinose.

Diskussion

Wir glauben, daß die ES den anderen Untersuchungen in der Diagnostik beim Rektumkarzinom überlegen ist, einerseits eine genauere präoperative Beurteilung ermöglicht, andererseits die Diagnose des Lokalrezidivs in einem radikal operablen Stadium erlaubt.

Präoperativ müßte die Infiltrationstiefe wenn möglich noch exakter diagnostiziert werden, außerdem ist die Beurteilung der Lymphknoten noch unbefriedigend.

Postoperativ ist die Unterscheidung zwischen Narbe und Rezidiv manchesmal schwierig. Es müssen daher, um einen Ausgangsbefund erheben zu können, bereits 4 Wochen postoperativ beginnend in 3monatigen Abständen endosonographische Untersuchungen durchgeführt werden. Weiter sind Punktionsvorrichtungen zur Abklärung suspekter sonographischer Befunde notwendig. Um unsere bisherigen Ergebnisse zu bestätigen und um eine Verlängerung der Gesamtüberlebenszeit durch frühe Rezidivoperationen feststellen zu können, werden weitere Untersuchungen notwendig sein.

Zusammenfassung

Die Aussagekraft der Endosonographie beim Rektumkarzinom wurde prä- und postoperativ evaluiert. 29 Patienten wurden präoperativ sonographiert, wobei die Infiltrationstiefe des Karzinoms in die Rektumwand mit einer Sensitivität von 93% und Spezifität von 85% diagnostiziert wurde.

Von 65 Patienten, die postoperativ sonographiert wurden, entwickelten 15 (23%) Lokalrezidive, welche alle endosonographisch gesehen wurden. In 3 Fällen war die ES die einzige positive Untersuchung gewesen.

Literatur

1. Beynon J, Mortensen NJ, Rigby HS (1988) Rectal endosonography, a new technique for the preoperative staging of rectal carcinoma. Europ J Surg Oncol 14:297–304
2. Beynon J, Mortensen NJ, Foy DM, Channer JL, Rigby HS, Virjee J (1989) The detection and evaluation of locally recurrent rectal cancer with endosonography. Dis Colon Rectum 32:509–517
3. Hildebrandt U, Feifel G, Schwarz HP, Scherr O (1986) Endorectal ultrasound: instrumentation and clinical aspects. Int J Colorect Dis 1:203–207
4. Mascagni D, Corbellini L, Urciuoli P, Di Matteo G (1989) Endoluminal ultrasound for early detection of local recurrence of rectal cancer. Br J Surg 76:1176–1180

Ergebnisse der Endosonographie bei der präoperativen Stadienbeurteilung von Ösophagus- und Magenkarzinomen

A. HEINTZ, T. JUNGINGER

Klinik und Poliklinik für Allgemein- und Abdominalchirurgie der Johannes Gutenberg-Universität Mainz, Langenbeckstr. 1, W-6500 Mainz

Einleitung

Durch die Entwicklung flexibler Fiberendoskope, in deren Spitze eine Schallsonde integriert ist, hat die Diagnostik gastrointestinaler Tumoren eine wesentliche Erweiterung erfahren. Die Endosonographie erlaubt eine systematische Untersuchung der einzelnen Darmwandschichten sowie angrenzender Lymphknoten und Nachbarorgane. Im folgenden möchten wir unsere Erfahrungen mit der Endosonographie bei der präoperativen Stadienbeurteilung von Ösophagus- und Magenkarzinomen vorstellen.

Material und Methodik

Die endosonographische Untersuchung erfolgt wie eine konventionelle Endoskopie in Linksseitenlage. Die Patienten werden mit 10 mg Diazepam sediert. Zur endosonographischen Untersuchung verwenden wir einen mechanischen Radial-Scanner der Firma Olympus (GF-UM 3) mit den Arbeitsfrequenzen

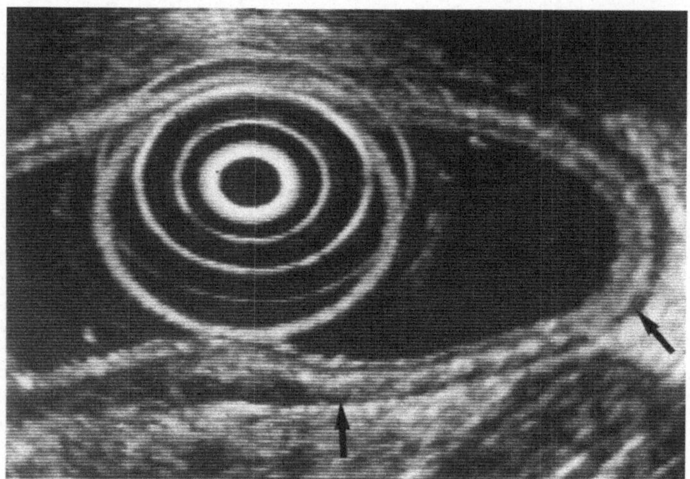

Abb. 1. Endosonographische Untersuchung der Magenwand, die sich fünfschichtig darstellt. Die äußerste echoarme Schicht (*Pfeil*) korreliert mit der Muscularis propria

Ultraschalldiagnostik '90
Walser u. a. (Hrsg.)

7,5 MHz und 12 MHz. Der Schallkopf – Außendurchmesser 13 mm – ist in die Endoskopspitze integriert, zusätzlich ist eine Seitblick-Optik vorhanden.

Die endosonographische Beurteilung der Tumorinfiltration und Lymphknotenmetastasierung erfolgt entsprechend der TNM-Klassifikation von 1987 [1]. Bei der endosonographischen Untersuchung stellt sich die Darmwand sowohl im Magen als auch im Ösophagus fünfschichtig dar. Die äußerste echoarme Schicht entspricht der Muscularis propria (Abb. 1). Ist diese Schicht intakt, handelt es sich um ein T1-Karzinom (Abb. 2). Bricht die Schicht – bei erhaltenem Eintrittsecho in die Adventitia des Ösophagus bzw. Subserosa/Serosa des Magens – ab,

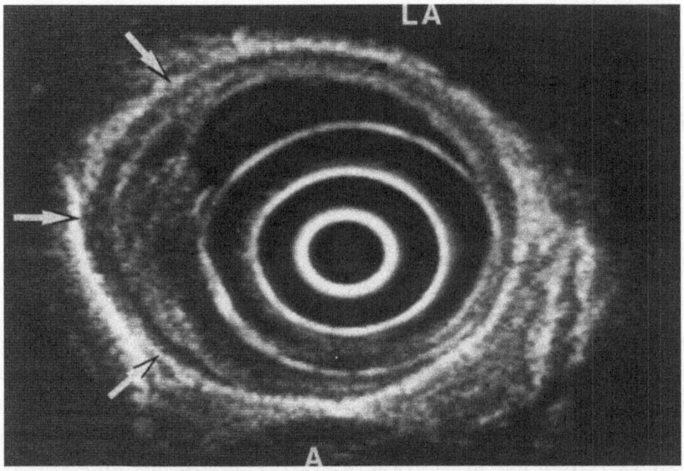

Abb. 2. Endosonographische Untersuchung eines T1-Karzinoms des Ösophagus. Unter dem Tumor ist die Muscularis propria (*Pfeile*) durchgehend zu erkennen (*A* Aorta, *LA* linker Vorhof)

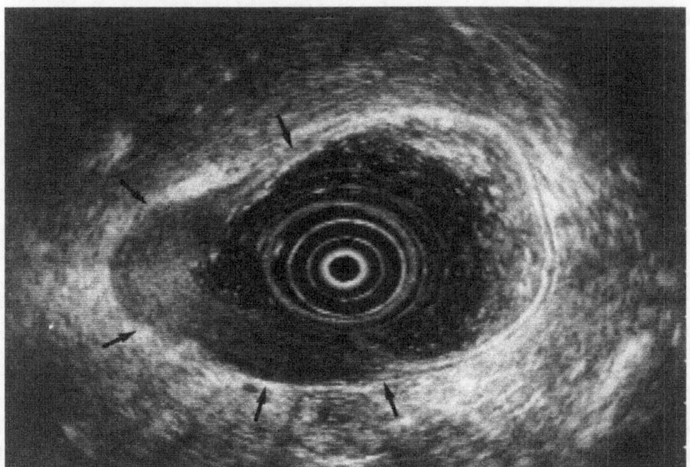

Abb. 3. Endosonographische Untersuchung eines Magenkarzinoms, welches die Muscularis propria durchbricht (*Pfeile*). Histologisch handelt es sich um ein pT2-Karzinom (Infiltration der Subserosa)

liegt ein T2-Karzinom vor. Überschreitet ein Tumor endosonographisch die Muscularis propria, handelt es sich am Ösophagus um ein T3-Karzinom. Am Magen kann endosonographisch nicht zwischen der Subserosa und Serosa differenziert werden, so daß die histologische Kategorie pT2 (Infiltration Subserosa) nicht von der Kategorie pT3 (Infiltration der Serosa) differenziert werden kann (Abb. 3). Eine T4-Kategorie wird bei endosonographischem Verdacht auf eine Infiltration von Nachbarorganen diagnostiziert.

Die Beurteilung regionärer Lymphknoten erfolgt nach den von Tio et al. [2] angegebenen Kriterien. Maligne Lymphknoten stellen sich danach echoarm, inhomogen und scharf begrenzt dar; benigne Lymphknoten dagegen echoreich, homogen und unscharf begrenzt.

Im Zeitraum April 1989 bis November 1990 wurden 27 Patienten mit Ösophagus- und 30 Patienten mit Magenkarzinomen vollständig endosonographisch untersucht. Der endosonographische Befund wurde mit der postoperativen Histologie korreliert.

Ergebnisse

Ösophagus

Von fünf histologisch gesicherten T1-Tumoren wurden endosonographisch drei erkannt und zwei mit der Diagnose T2-Karzinom überbewertet. Sieben Karzinome zeigten histologisch eine Infiltration der Muscularis propria, die endosonographisch in vier Fällen erkannt wurde (Fehlbeurteilung: 2 × T3-Kategorie, 1 × T1-Kategorie). In 12 Fällen ergab die postoperative Histologie eine Infiltration der Adventitia, die endosonographisch bei neun Patienten diagnostiziert wurde (Fehlbeurteilung: 2 × T2-Kategorie, 1 × T4-Kategorie). In drei Fällen lag intraoperativ eine Infiltration von Nachbarorganen vor, die endosonographisch in allen Fällen beschrieben wurde.

Bezüglich des Lymphknotenstatus waren 25 Patienten postoperativ beurteilbar. Histologisch wurden in 19 Fällen regionäre Lymphknotenmetastasen nachgewiesen (N1-Kategorie), was endosonographisch in 17 Fällen erkannt wurde.

Magenkarzinom

Zwei histologisch auf Mucosa und Submucosa beschränkte Tumoren wurden endosonographisch richtig diagnostiziert. Von sechs Karzinomen mit einer Infiltration der Muscularis propria wurden endosonographisch vier erkannt (Fehlbeurteilung: 2 × Infiltration Subserosa/Serosa). In 14 Fällen fand sich histologisch eine Infiltration der Subserosa/Serosa; endosonographisch wurde diese Diagnose bei 12 Patienten gestellt (Fehlbeurteilung: 1 × Infiltration Muscularis propria, 1 × T4-Kategorie). Bei drei Patienten zeigte sich intraoperativ eine Infiltration von Nachbarorganen. Endosonographisch wurde dies in zwei Fällen erkannt (Fehlbeurteilung: 1 × Infiltration Subserosa/Serosa). Bei fünf Patienten wurde intraoperativ eine Peritonealkarzinose nachgewiesen, die endosonographisch nur einmal erkannt wurde.

Sieben Patienten wiesen histologisch keine regionären Lymphknotenmetastasen auf (N0-Kategorie), endosonographisch wurde in fünf Fällen die Diagnose N0-Kategorie gestellt. Bei 12 Patienten wurden histologisch Metastasen in perigastrischen Lymphknoten innerhalb 3 cm vom Primärtumor nachgewiesen (N1-Kategorie). Diese Kategorie wurde endosonographisch 11mal erkannt. Die Diagnose „N2-Kategorie" (Metastasen in perigastrischen Lymphknoten weiter als 3 cm vom Rand des Primärtumors oder in Lymphknoten entlang den Aa. gastrica sinsitra, hepatica communis, lienalis oder coeliaca) wurde histologisch 6mal gestellt, endosonographisch jedoch in keinem Fall erkannt.

Diskussion

Die präoperative endosonographische Untersuchung von Ösophagus- und Magenkarzinomen erlaubte in unserem Krankengut eine exakte Beurteilung der Infiltrationstiefe in 39 von 52 Fällen (75%). Insbesondere konnte beim Ösophaguskarzinom in 22 von 28 Fällen (78%) zwischen auf die Ösophaguswand beschränkten und die Ösophaguswand überschreitenden Tumoren differenziert werden. Die regionären Lymphknoten (N-Kategorie) wurden in 37 von 50 Fällen (73%) bezüglich einer Metastasierung richtig beurteilt. Unzureichend waren die Ergebnisse der Endosonographie hinsichtlich der Diagnose einer Peritonealkarzinose sowie N2-Lymphknotenmetastasen beim Magenkarzinom.

Aus einer verbesserten präoperativen Stadienbeurteilung ergeben sich Konsequenzen für das chirurgische Vorgehen. Beim Ösophaguskarzinom erlaubt die hohe Sensitivität der Endosonographie bezüglich der N- und T-Kategorie – insbesondere die Differenzierung von auf die Ösophaguswand beschränkten (T1/T2) und die Ösophaguswand überschreitenden Tumoren (T3/T4) – eine verbesserte Selektion der kurativ zu operierenden Patienten. Beim Magenkarzinom sehen wir den Stellenwert in einer verbesserten Beurteilung der lokalen Operabilität.

Literatur

1. Hermanek P, Sobin LH (1987) TNM classification of malignant tumours. Springer, Berlin Heidelberg New York Tokyo
2. Tio TL, Tytgat GNJ (1986) Endoscopic ultrasonography in analysing peri-intestinal lymphnode abnormality. Preliminary results of studies in vitro and in vivo. Scand J Gastroenterol 21:158

Die Bedeutung der Sonographie in der Erkennung von Wundheilungsstörungen nach chirurgischen Eingriffen

M. WALZ *, R. SISTERMANN, G. MÖLLENHOFF, G. MUHR

BG-Krankenanstalten Bergmannsheil, Chirurgische Klinik und Poliklinik, Gilsingstraße 14, D-4630 Bochum

Wundheilungsstörungen sind die häufigste postoperative Komplikation und treten meist primär als Hämatome, sekundär als Abszesse auf, wobei sich letztere häufig aus nicht resorbierten Hämatomen entwickeln. Welchen Stellenwert hat die Sonographie im postoperativen Monitoring?

Trotz sorgfältiger Drainagetechnik sind Hämatome nicht immer vermeidbar, jedoch prinzipiell kein therapeutisches Problem insofern sie frühzeitig erkannt und rechtzeitig behandelt werden. Probleme bereiten häufig tiefer gelegene Hämatome, da sie schwieriger zu diagnostizieren sind und damit Ausgangspunkt eines Weichteilinfektes und somit ernsten Komplikation sein können. Ziel des postoperativen Monitorings muß deshalb das möglichst frühzeitige Erkennen und eine hohe Sensitivität und Spezifität des Untersuchungsverfahrens sein, da verdachtsweise Wundrevisionen bei unsicheren Befunden als vermeidbare Eingriffe und neue Komplikationsquellen anzusehen sind. Bei nicht eindeutigen oder gar fehlenden klinischen Hinweisen sind Temperaturerhöhung und laborchemische Veränderungen wie Leukocytose und BSG-Erhöhung häufig Spätzeichen und Kriterien für bereits ablaufende Folgekomplikationen.

Mit der Sonographie verfügt man über eine nicht invasive, beliebig reproduzierbare Untersuchungsmethode, mit der gerade in den sonstigen Problembereichen wie tiefe Hämatome, voluminöser Weichteilmantel, indolente oder beatmete Patienten verläßliche Aussagen gewonnen werden. Sie gehört deshalb für uns zur postoperativen Routinediagnostik. Hauptanwendungsbereich sind die anatomischen Problemregionen Becken, Oberschenkel, Hüfte und die Wirbelsäule, da hier die klinische Einschätzung erschwert sein kann.

Wir verwenden einen 5-MHz- und einen 7,5-MHz-Linearscanner. Sectorscanner und Curved-Scanner haben sich in der Weichteilsonographie der genannten Regionen nicht bewährt. Die postoperative Sonographie wird unter folgenden Aspekten durchgeführt:

- Nachweis bzw. Ausschluß eines Hämatoms oder Abszesses
- Lokalisation bezüglich anatomischer Grenzschichten
- Größen-/Volumenbestimmung der Raumforderung
- Kriterien für Organisation oder Infektion?
- Indikation für diagnostische/therapeutische Punktion?

Aufgrund der typischen echoarmen bis echofreien Darstellung von Hämatomen können diese einfach und sicher erkannt werden. Die topographische Zuordnung postoperativer Hämatome kennt drei Hauptzonen: subcutan/epifascial, subfascial/intramuskulär und paraossär (Abb. 1, 2). Die Ausdehnung von Hämatomen

Ultraschalldiagnostik '90
Walser u. a. (Hrsg.)

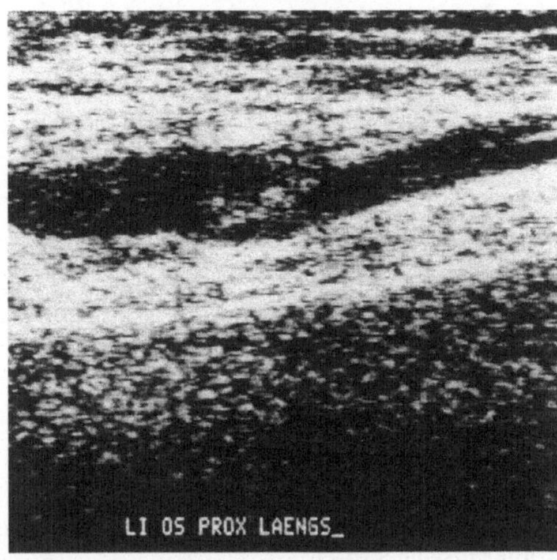

Abb. 1. Intramuskuläres Hämatom mit Organisationszeichen, spontane Resorption

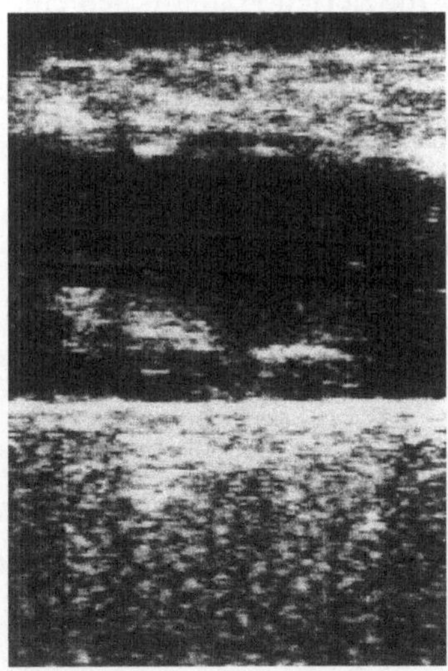

Abb. 2. Ausgedehntes paraossäres Hämatom (Oberschenkel) mit Koagulation, klinisch und laborchemisch o. B., Revision: Hämatom mit beginnender Infektion

und Abszessen läßt sich durch Volumenbestimmungen über Längenmessungen in zwei rechtwinkelig aufeinanderstehenden Projektionen sicher ermitteln. Während frische Hämatome eine nahezu echofreie Binnentextur aufweisen, treten mit zunehmender Organisation/Koagulation Binnenechos auf. Diese können homogen oder aber inhomogen mit wechselnden liquiden (echoarmen) und organisierten (echoreichen) Arealen imponieren. Sichere Aussagen zur Ausprägung der Organisation sind jedoch aufgrund der zeitlich nicht immer korrelierenden biologischen und sonomorphologischen Erscheinungsbilder nicht möglich. Die Ultraschalluntersuchung läßt ferner Aussagen über eine bereits eingetretene Infektion

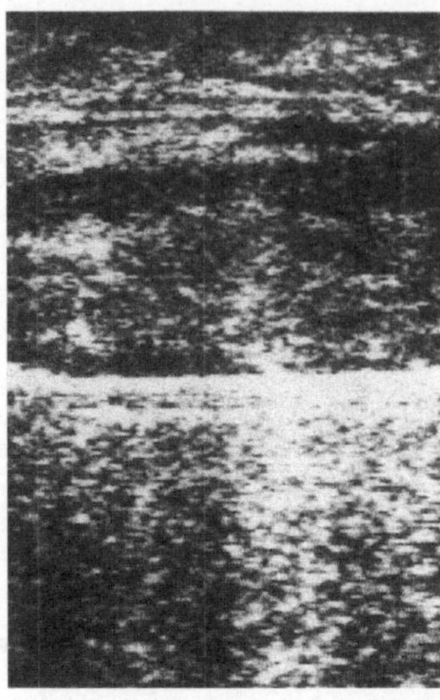

Abb. 3. Sonographisch inhomogene Raumforderung paraossär nach II° offener Oberschenkelfraktur. Revision: Abszeß mit Muskelnekrosen

zu. Wir haben beim größten Teil der Patienten mit infizierten Hämatomen eine mehr oder weniger stark ausgeprägte Auflockerung und Strukturunregelmäßigkeit des Subcutangewebes gefunden. Häufig ähnelte das Bild stark einem subcutanen Ödem. Beim Fehlen dieses Phänomens kann die Differenzierung problematisch sein, da sich die Binnenstruktur von teilweise organisierten Hämatomen und Abszessen gleichen kann. Eher homogene Binnenechos sprechen für koaguliertes Blut, während eine mehr unregelmäßige Binnenstruktur auf eine Abszedierung zum Beispiel mit Muskelnekrosen hindeutet (Abb. 3). Einige Tage alte Abszesse weisen demgegenüber eher homogene Binnenmuster mit Randsaum auf (Pus und Abszeßmembran), stehen jedoch bei dem hier diskutierten Patientenkollektiv nicht zur Rede.

Therapeutische Punktionen nehmen wir nur bei größeren Hämatomen vor, wenn eine Spontanresorption unwahrscheinlich ist und insofern noch keine Anhaltspunkte für eine eingetretene Organisation vorliegen. Erfahrungsgemäß sind effektive Hämatomentleerungen lediglich in den ersten 48 Stunden post operationem möglich. Bestehen sonographische Kriterien für entzündliche Veränderungen oder ist der klinische Befund suspekt, wird die Punktion zu diagnostischen Zwecken durchgeführt. Hierbei wird das Punktat makroskopisch beurteilt; ferner wird wie bei jeder Punktion eine bakteriologische Untersuchung vorgenommen.

Nach unseren Erfahrungen ermöglicht die Sonographie das frühzeitige und sichere Erkennen von Hämatomen und Abszessen, deren Verlaufskontrolle sowie die diagnostische und therapeutische Punktion, so daß sie zur routinemäßigen Untersuchung im postoperativen Monitoring gehören sollte.

Echinococcus cysticus in der Leber

N. Ivaniš, R. Perić, M. Rubinić, D. Banić, F. Zeidler

Universitätsklinik für Innere Medizin, Abteilung für Gastroenterologie, Borisa Kidriča 42, 51 000 Rijeka, Jugoslavija

Echinokokkose ist eine durch Finnen des Bandwurms hervorgerufene parasitäre Erkrankung des Menschen.

Der Hundebandwurm besteht aus dem Köpfchen und 3 Gliedern und ist 3–6 mm lang. Die Glieder enthalten bis zu 1 000 Eier. Die Larve durchbohrt den Darm des Menschen und kommt mit dem Blut in die Leber (60%), die Lunge (30%) sowie die Milz, die Nieren, das Gehirn und die Knochen (10%), wird dann zur Finne und kann Kindskopfgröße erreichen [4].

Die Erkrankung ist in Jugoslawien häufig anzutreffen, und in der Region der Adria tritt sie als endemische Erkrankung auf [3]. Die Symptomatik der Leberechinokokkose ist unspezifisch. Für die Diagnose sind von Wert die Daten über Geburtsort, Kontakt mit den Hunden, temporäre Blähungen, leichter Schmerz unter dem rechten Rippenbogen, Abneigung gegenüber der fetten Kost, vorübergehende Gelbsucht und Zeichen der Portalhypertensie.

In den Laborbefunden dominieren Eosinophilie im differentialen Leukogramm sowie positive Immunologie-Tests [5].

Die Methoden in der Echinokokkus-Diagnostik sind zahlreich: native Aufnahme des Abdomens, Angiographie, computerisierte Tomographie, Scintigraphie und Ultraschall [1].

Material und Methoden

Von 1960–1990 wurden im Klinischen Krankenhauszentrum in Rijeka insgesamt 167 Patienten mit einer Leberechinokokkose behandelt. Die meisten Patienten waren in einem Alter zwischen 30 und 60 Jahren. Der jüngste Patient war 3, der älteste war 77 Jahre alt.

Durch die Jahre änderte sich auch das diagnostische Vorgehen. In den letzten Jahren wird die Leberechinokokkose meistens durch den Ultraschall diagnostiziert. Da die Methode massenhaft angewendet wird, diagnostiziert man heute oft unkomplizierte Fälle. Früher hat man die Leberechinokokkose oft erst durch Komplikationen diagnostiziert (Infektionen, Fisteln, Perforationen, Sepsis, endotoxischer Schock).

In der Abteilung für Ultraschall unseres Krankenhauses werden jährlich durchschnittlich 4000 Ultraschalluntersuchungen des Abdomens durchgeführt. In den letzten 3 Jahren haben wir durch 12000 Ultraschalluntersuchungen des Abdomens 37 Fälle von Leberechinokokkose diagnostiziert. 24 waren Männer,

Ultraschalldiagnostik '90
Walser u. a. (Hrsg.)

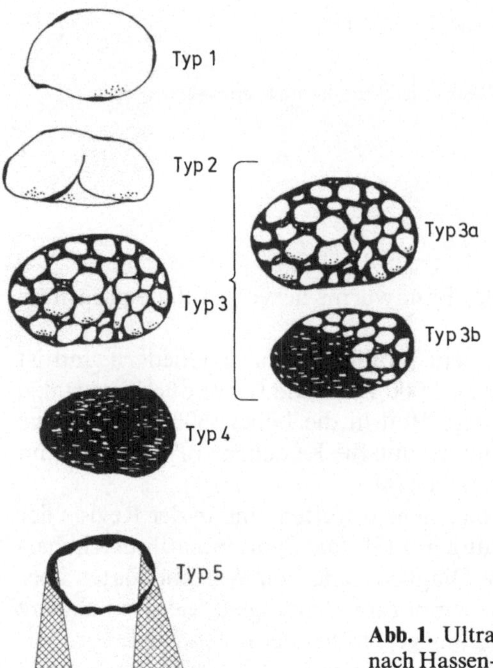

Abb. 1. Ultraschallklassifikation der Leberechinokokkose nach Hassen-Gharbi mit der Vervollständigung für Typ 3

und 13 waren Frauen. In 3 Fällen handelte es sich um ein kompliziertes Leberechinokok.

Die Ultraschalldarstellungen der Echinokokkiszysten haben wir nach Hassen-Gharbi klassifiziert (Abb. 1) [2]. Die Diagnose wurde nach der kompletten klinischen Bearbeitung gestellt (Labor, Immunologie, in einigen Fällen auch CT).

Bei allen 37 Patienten wurde die Ultraschalldiagnose auch chirurgisch bestätigt.

Die Computertomographie (CT) wurde nur bei 2 Patienten durchgeführt, was bedeutet, daß der Ultraschall der Leber bei 95% Patienten ausreichend für die Diagnose der Leberechinokokkose war.

Diskussion

Die Leberechinokokkose stellt sich im Ultraschall unterschiedlich dar, was sowohl von dem Entwicklungsstadium der Zyste als auch von der Morphologie, der Struktur der Zystenhülle und dem Inhalt der Zyste abhängig ist. Zahlreiche Autoren haben unterschiedliche Prinzipien zur Klassifizierung der Ultraschalldarstellungen der Leberechinokokkose vorgeschlagen. In unserer Klinik halten wir uns an die Hassen-Gharbi-Klassifikation (5 Typen Ultraschallbilder der Leberechinokokkose) [2]:

Typ 1: Scharf begrenzte ovale oder runde, anechogene Flüssigkeitsansammlung mit teilweise verdickter Wand und der hinteren Verstärkung des Ultraschallstrahles.

Typ 2: Scharf begrenzte ovale oder runde anechogene Flüssigkeitsansammlung, in deren Lumen die Membran, getrennt von der Zystenwand, zu sehen ist. Die verzweigte Wand ist pathognomonisches Zeichen der Echinokokkose.

Typ 3: Scharf begrenzte ovale oder runde anechogene Flüssigkeitsansammlung, die durch zahlreiche Membranen unterteilt ist, so daß sie wie eine Honigwabe aussieht.

Typ 4: Runde oder ovale unscharf begrenzte Formation, gefüllt mit gemischten Echos, die den Eindruck des soliden Gewebes mit unterschiedlicher Echo-Struktur gibt.

Typ 5: Runde Formation mit unregelmäßig verdickten Wänden, die hyperechogen mit begleitendem akustischen Schatten ist.

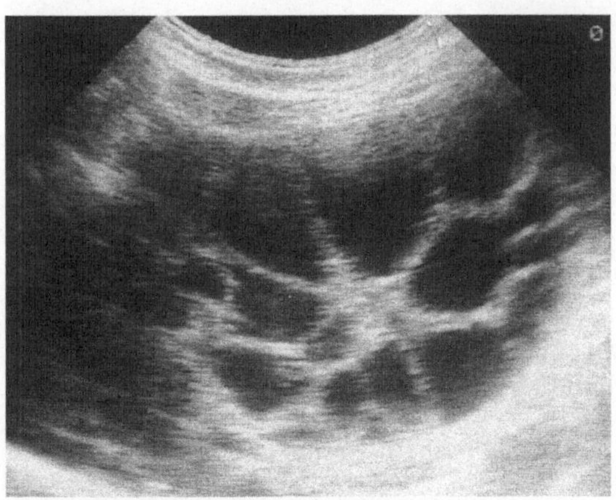

Abb. 2. Typ 3a-Leberechinokokkose

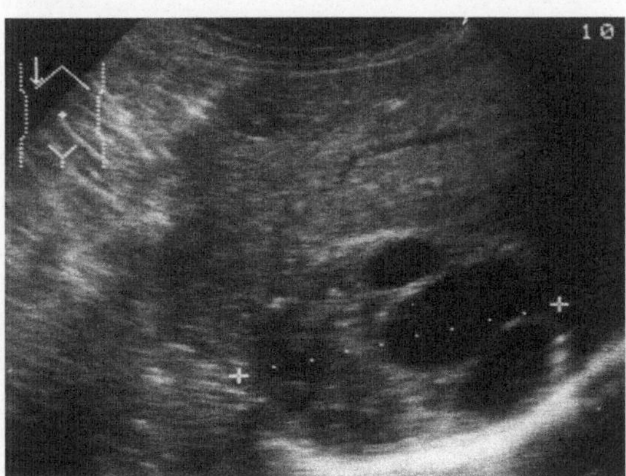

Abb. 3. Typ 3b-Leberechinokokkose

Der Wert dieser Klassifikation wird bei der Diagnostik der Leberechinokokkose in der Praxis oft bestätigt. Wir haben gleichzeitig beobachtet, daß der Typ 3 in 2 Varianten erscheint, so daß wir vorschlagen, daß man diese Varianten als Typ 3a und Typ 3b klassifiziert:

Typ 3a: Scharf begrenzte ovale oder runde anechogene Flüssigkeitsansammlung, die durch zahlreiche Membranen wie eine Honigwabe unterteilt ist.

Typ 3b: Scharf begrenzte ovale oder runde Formation, die zu 60% eine „honigwabliche" und zu 40% eine solide, jedoch echo-gemischte Struktur vorweist.

Als typische Ultraschallbilder der Leberechinokokkose betrachten wir Typ 2, Typ 3a, Typ 3b und Typ 5. Der Typ 1 entspricht der Ultraschalldarstellung einer kongenitalen Leberzyste, und der Typ 4 der Ultraschalldarstellung eines primären oder sekundären Tumors der Leber.

Schlußfolgerung

Ultraschall ist die diagnostische Methode, mit der man die Leberechinokokkose sicher diagnostizieren kann.

Die Klassifizierung nach Hassen-Gharbi, vervollständigt durch Unterteilung des Typ 3, ermöglicht uns die Diagnosestellung bei Befunden vom Typ 2, 3a, 3b und 5. Typ 1 und 4 erfordern zusätzlich eine CT-Untersuchung oder eine diagnostische Punktion mittels Ultraschall.

Mit Hilfe dieser Methode sind wir, neben Laboruntersuchungen, imstande, in 95% der Fälle eine sichere Ultraschalldiagnose der Leberechinokokkose zu stellen.

Literatur

1. De Rosa F, Teggi A, Lanzalone CM, De Rinaldis ML (1987) La idatidosi umana da Echinococcus granulosus: problematiche di terapia medica e chirurgica. La Clinica Terapeutica 120:511–527
2. Hassen Gharbi A, Hassine W, Brauner MW, Dupuch K (1981) Ultrasound examination of the hydatid liver. Radiology 139:459–463
3. Ivaniš N, Rubinić M (1990) Liver echinococcosis, an andemic disease in the North Adriatic region of Yugoslavia. European Journal of Gastroenterology and Hepatology, vol 2, Supp 1:48–49
4. Langhans P, Clemens M, Wittrin G, Strunk E (1979) Echinococcus cysticus. Leber Magen Darm 4:181–188
5. Treutner KH, Treumann T, Winkeltau G, Schubert T, Schumpelick V (1989) Die parasitäre Leberzyste. Leber Magen Darm 3:111–121

Sonographischer Nachweis des geschlechtsreifen Rinderfinnenbandwurms

B. Stratmann

Chirurgische Universitätsklinik der RUB, Marienhospital Herne, Hölkeskampring 40, W-4960 Herne 1

Die zunehmende Verbreitung und Anwendung des klinischen Ultraschalls führt vermehrt zu diagnostischen Aussagen über Erkrankungen des Magen-Darmtraktes. Sowohl Organwandprozesse als auch intraluminäre Strukturen sind nachweisbar [2, 3]. Insbesondere durch Flüssigkeitsapplikation kann eine gute sonographische Darstellung von Organwänden und Lumina erzielt werden. In der vorliegenden Untersuchung konnte der Nachweis eines intraluminären Dünndarmprozesses durch orale Verabreichung einer hyperosmolaren Lösung geführt werden.

Kasuistik

Eine 22jährige türkische Patientin wurde vom Hausarzt mit der Verdachtsdiagnose akute Appendizitis zur stationären Behandlung eingewiesen. Anamnestisch wurde eine vorausgegangene Wurmerkrankung angegeben, die durch den Hausarzt mit Nebendazol (Vermex) behandelt worden war. Im rechten wie im

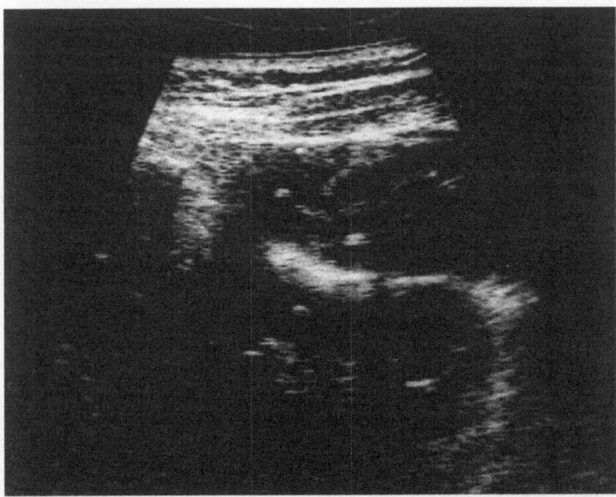

Abb. 1. Multiple Bandwurmschlingen im mittleren Dünndarm durch intraluminäre Flüssigkeit sonographisch sichtbar geworden

Ultraschalldiagnostik '90
Walser u. a. (Hrsg.)

linken Unterbauch ließ sich ein Druckschmerz auslösen. Der Schmerzcharakter des Spontanschmerzes wurde als kontinuierlicher Schmerz mit einzelnen zwischenzeitigen kolikartigen Schmerzspitzen beschrieben. Eine Temperaturerhöhung fand sich nicht, die Laborchemie sowie Blutbild und Differentialblutbild waren unauffällig. Bei der orientierenden Sonographie des Abdomens (3,5 u. 7,5 MHz Curved Scan) fielen nicht sicher reproduzierbare intraluminäre Reflexe in einzelnen Dünndarmschlingen auf. Zur Verbesserung der sonographischen Darstellung wurde ein Liter Gulytely Lösung verordnet, eine hyperosmolare Lösung, die üblicherweise zur Dickdarmvorbereitung vor der Coloskopie oder vor operativen Eingriffen Verwendung findet. Die nun sonographisch darstellbaren intraluminären Doppelreflexe fanden sich nicht nur vereinzelt, sondern waren vielfach in verschiedenen Dünndarmschlingen reproduzierbar, und es wurde der Verdacht auf das Vorliegen eines Bandwurmbefalls geäußert (Abb. 1). Bei Stuhl-

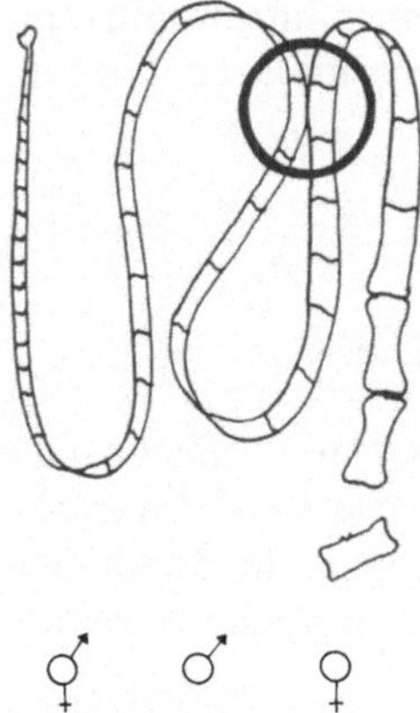

Abb. 2. Schematische Darstellung des Rinderfinnenbandwurms mit Entwicklung der Geschlechtsreife sowie des Fortpflanzungsvorgangs (*Kreis*)

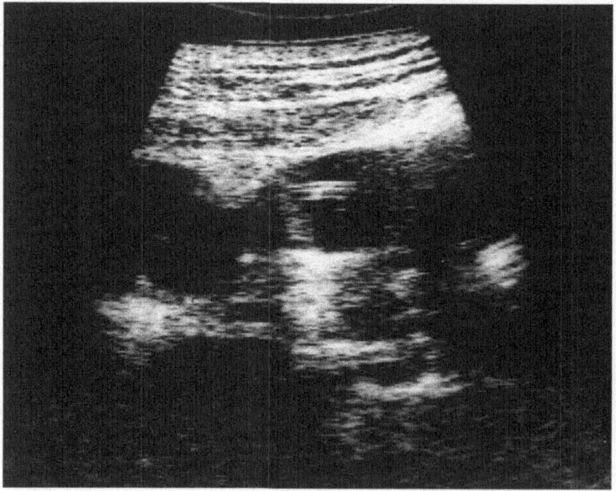

Abb. 3. Aneinandergelagerte mittlere und distale Bandwurmsegmente, durch unterschiedlichen Durchmesser zu unterscheiden

untersuchungen wurden nach Applikation der hyperosmolaren Lösung Bandwurmproglottiden von Taenia saginata isoliert, und die Erkrankung wurde mit Niclosamid (Yomesan) erfolgreich kausal therapiert.

Durch In-vitro-Untersuchungen an isolierten Proglottiden konnte die Übereinstimmung im sonographischen Reflexmuster nachgewiesen werden.

Zur Biologie des Rinderfinnenbandwurms sei der Entwicklungszyklus mit Wirtswechsel in Erinnerung gerufen. Die geschlechtliche Vermehrung findet im Endwirt statt. Der protandrische Zwitter weist in seinen proximalen Anteilen noch nicht geschlechtsreife Proglottiden auf mit zwittriger Keimdrüsenanlage. Im mittleren Bandwurmabschnitt reifen zunächst die männlichen Geschlechtsdrüsen und im distalen Bandwurm die weiblichen Anlagen. Zur Fortpflanzung müssen sich somit männliche und weibliche Proglottiden aneinanderlagern (Abb. 2). Es ist gelungen, den Fortpflanzungsvorgang durch Ultraschall zu beobachten und eine Bilddokumentation durchzuführen (Abb. 3).

Diskussion

Durch die zunehmende routinemäßige Anwendung des diagnostischen Ultraschalls bei unklaren abdominellen Beschwerden werden vermehrt auch seltene Diagnosen sonographisch gestellt, für die typischerweise durch andere klassische Untersuchungsverfahren der Nachweis geführt wird. Eine vergleichbare Entwicklung trat unter zunehmender Verbreitung der Endoskopie auf [1]. Im Gegensatz zur Endoskopischen Diagnostik läßt sich der Rinderfinnenbandwurm sonographisch auch im mittleren Dünndarm nachweisen. Durch Applikation einer hyperosmolaren Flüssigkeit per os lassen sich intraluminäre Dünndarmprozesse sonographisch darstellen.

Literatur

1. Descombes P, Dupas JL, Capron JP (1981) Endoscopic discovery and capture of taenia saginata. Endoscopy 13:44–45
2. Limberg P (1990) Diagnostik von Dickdarmtumoren durch Kolonsonographie. Ultraschall in Med 11:127–131
3. Sauer W, Freislederer A, Graw M, Schmidt V (1989) Ultraschalldiagnostik des intrakorporalen Drogenschmuggels. Ultraschall in Klinik und Praxis. Supplement 1:89

Amyloidose Typ AA und Typ AL – Sonographische Befunde am Intestinaltrakt

R. Decking, R. Ottenjann

Städt. Krankenhaus München-Neuperlach, 1. Medizinische Abteilung, Oskar-Maria-Graf-Ring 51, D-8000 München 83

Bei einem Großteil aller Patienten mit systemischen Amyloidosen findet sich eine gastrointestinale Beteiligung [2, 4]. In fortgeschrittenen Fällen führt der intestinale Befall zu charakteristischen, mittels bildgebender Verfahren nachweisbaren Veränderungen [1, 3, 5]. Durch das unterschiedliche Ablagerungsverhalten von Amyloid A und Amyloid L ergeben sich am Gastrointestinaltrakt bereits sonographisch sichtbare Unterschiede zwischen diesen beiden Amyloidoseformen, die an zwei Beispielen demonstriert werden.

Fall 1: Amyloidose Typ AA

Es handelt sich um eine 83jährige Patientin mit rheumatoider Arthritis, Dyspnoe, Beinödemen und Aszites ohne wesentliche abdominelle Symptomatik.

Sonographisch finden sich neben Aszites, beidseitigen Pleuraergüssen und einem Perikarderguß normal große Nieren mit echoreichem Parenchym. Die Dünndarmschlingen (Abb. 1) sind umgeben von auffallend amorphem echorei-

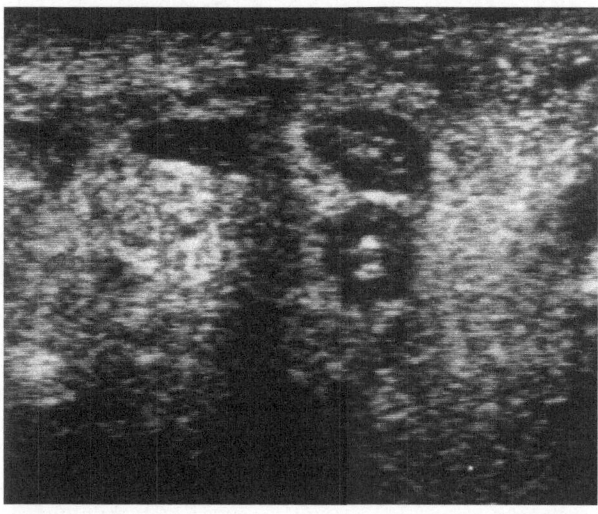

Abb. 1. Amyloidose Typ AA. 3 Dünndarmschlingen im Querschnitt. Homogene, echoreiche, zur Umgebung nicht abgrenzbare Subserosa. Übrige Schichten der Darmwand weitgehend unauffällig

Ultraschalldiagnostik '90
Walser u. a. (Hrsg.)

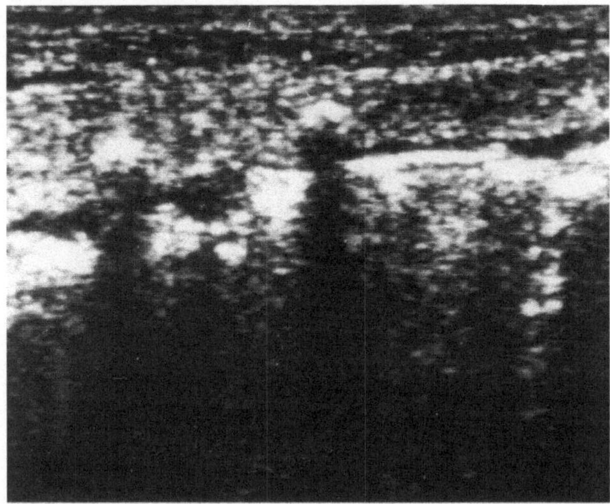

Abb. 2. Amyloidose Typ AA. Sigma im Längsschnitt. 1 cm dicke echoreiche Subserosa mit Divertikeln

chem Gewebe bei ansonsten weitgehend unauffälliger Wandschichtung. Die äußere Kontur der Dünndarmschlingen ist nicht abgrenzbar. Im Bereich des Sigma (Abb. 2) zeigt sich ebenfalls eine bis 1 cm dicke, homogene echoreiche äußere Wandschicht, in der sich zahlreiche Divertikel nachweisen lassen. Die Schicht ist dadurch eindeutig als erheblich verdickte Subserosa zu identifizieren, die übrigen Schichten der Darmwand sind auch im Sigma sonographisch weitgehend unauffällig.

Laparoskopisch zeigen sich steife, derbe Darmschlingen mit glatter unauffälliger Serosa. Die Endoskopie des oberen und unteren GI-Trakts ist mit Ausnahme einer Sigmadivertikulose makroskopisch unauffällig. Histologisch läßt sich jedoch in allen Fraktionen der Kolonetagenbiopsie, vor allem perivaskulär und entlang der Basalmembranen, Amyloid nachweisen, das immunhistologisch als Amyloid A klassifizierbar ist.

Fall 2: Amyloidose Typ AL

Eine 68jährige Patientin mit seit zwei Jahren bekannter, immunhistologisch gesicherter Amyloidose vom Typ AL kommt wegen Dysphagie und massivem Gewichtsverlust zur stationären Aufnahme.

Sonographisch finden sich Pleuraergüsse sowie ein geringer Aszites. Die Magenwand ist vor allem im Antrum deutlich verdickt, die Wandschichtung erhalten. Im Magen mäßige Retention. Die Wand von Dünn- und Dickdarm ist ebenfalls erheblich verdickt, die Peristaltik spärlich. Auffallend sind vor allem monströs verdickte, das Lumen einengende Kerckringsche Falten mit homogener Binnenstruktur (Abb. 3). Die echoarme Muscularis propria ist sonographisch unauffällig. Die Subserosa ist auffallend echoreich, deutlich verdickt (durchschnitt-

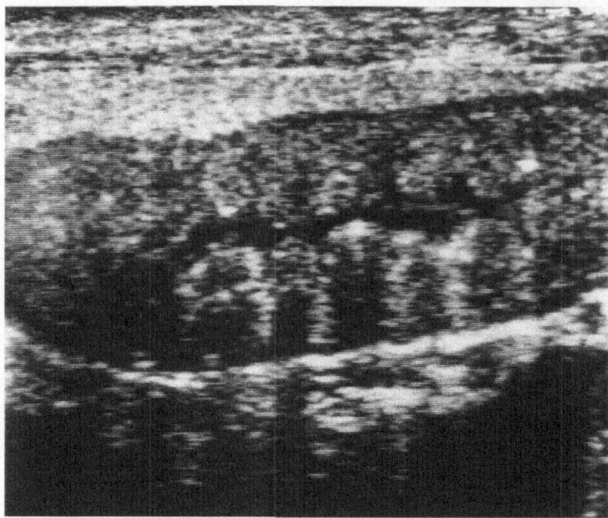

Abb. 3. Amyloidose Typ AL. Dünndarm im Längsschnitt. Monströs verdickte Mukosa und Submukosa mit plumpen Kerckringschen Falten und Lumeneinengung. Echoreiche, dicke Subserosa

liche Schichtdicke im Bereich des Dünndarms 5 mm), mit einer umschriebenen tumorförmigen Formation (Durchmesser 5 cm × 2 cm) im Bereich des Colon ascendens. Die unterschiedliche Echodichte der einzelnen Laminae und ihre Dickenzunahme führt vor allem im Dünndarm zu einer ausgeprägten Wandschichtung.

Endoskopisch zeigen sich im Duodenum die charakteristischen, wulstig aufgetriebenen Kerckringschen Falten und bizarre polypöse Schleimhautformationen, histologisch neben perivaskulären vor allem wolkige und tumorförmige, überwiegend submuköse Amyloidablagerungen. Die Koloileoskopie zeigt einen makroskopisch unauffälligen Befund, histologisch jedoch in allen Kolonstufenbiopsaten Nachweis von wolkigen Amyloidablagerungen.

Diskussion

Im Verlauf systemischer Amyloidosen kommt es zu Amyloidablagerungen in allen Schichten der Darmwand. Während sich Amyloid A vorwiegend perivaskulär findet und zu einer gleichmäßigen Verdickung einzelner Wandschichten führt, haben Amyloidosen vom Typ AL, neben perivaskulären Ablagerungen, einen ausgeprägten nodulären und diffusen interstitiellen Befall, vor allem im Bereich der Submukosa. Dieses Befallsmuster führt in ausgeprägten Fällen zu makroskopisch sichtbaren tumorförmigen Formationen und monströsen Verplumpungen der Kerckringschen Falten [1, 3, 5]. In den beschriebenen Fällen waren diese charakteristischen Veränderungen bereits sonographisch gut darstellbar.

Dem sonographischen Nachweis typischer Veränderungen für die Amyloidose vom Typ AA bzw. Typ AL am Gastrointestinaltrakt kommt angesichts des frühen Einsatzes der Sonographie im Rahmen der abdominellen Stufendiagnostik besondere Bedeutung zu. Weiterführende diagnostische Maßnahmen wie bioptischer Amyloidnachweis mit immunhistologischer Typisierung sowie die Suche nach der Grunderkrankung können gezielt erfolgen.

Literatur

1. Beyer D, Krug B, Stelzner M (1986) Gastrointestinale Amyloidose als differentialdiagnostisches Problem. Fortschr Röntgenstr 145,5:551–555
2. Browning MJ et al. (1985) Ten years' experience of an amyloid clinic – a clinico pathological survey. Quart J Med 215:213–227
3. Dittrich HM, Schwesinger G (1985) Generalisierte primäre Amyloidose mit massivem Befall des Magen-Darmtraktes. Z gesamte inn Med 40:377–380
4. Gilat T, Reveach M, Sohar E (1969) Deposition of amyloid in the gastrointestinal tract. Gut 10:98–104
5. Leekam RN, Matzinger MA, Gray RR (1985) Gastric amyloidosis simulating antral malignancy on ultrasound. J Clin Ultrasound 13:485–487

Sonographie gastrointestinaler Stenosen

H. Worlicek

Gastroenterologische Praxis, Alter Kornmarkt 1, D-8400 Regensburg

Einleitung

Bei der Sonographie gastrointestinaler Erkrankungen mit Wandverdickung zeigt die Erfahrung der vergangenen Jahre, daß Stenosen sonographisch nachgewiesen werden können. Für das Vorhandensein einer Stenose sprechen mehrere sonomorphologische Kriterien. Empirisch lassen sich sichere von unsicheren Stenosezeichen unterscheiden. In einer retrospektiven Studie wurde geprüft, welche sonomorphologischen Kriterien ausschlaggebend sind und ob die zunächst empirische Unterteilung in sichere und unsichere Stenosezeichen einer objektiven Überprüfung standhält.

Patienten und Methode

Aus einem Kollektiv von 600 Ultraschalluntersuchungen des Magens und 1200 Ultraschalluntersuchungen des Intestinaltraktes wurden je 120 konsekutive Fälle mit empirisch festgelegten sicheren Stenosezeichen (Tabelle 1) und ebensoviele mit unsicheren Stenosezeichen (Tabelle 2) ausgewählt. Die Untersuchung des In-

Tabelle 1. Sichere Stenosezeichen

- Kurzstreckige, gleichmäßige, echoarme Wandverdickung mit gestrecktem, sehr schmalem zentralen Lumenreflexband
- Unregelmäßige wulstige Wandverdickung mit unregelmäßig verlaufendem zentralen Reflexband
- Gastrointestinale Raumforderung mit bizarr verlaufendem schmalen Reflexband
- Kleine Luftbläschen, die perlschnurartig durch eine Stenose wandern
- Prästenotische Dilatation mit direkter Darstellung der wirksamen Stenose

Tabelle 2. Unsichere Stenosezeichen

- Mehr oder weniger gleichmäßige Wandverdickung mit relativ schmalem zentralen Reflexband
- Semizirkuläre Wandverdickung mit schmalem Lumenreflex
- Intraluminale Raumforderung bei sonst unauffälliger Wand

Ultraschalldiagnostik '90
Walser u. a. (Hrsg.)

testinaltraktes erfolgte meist in nüchternem Zustand, die Untersuchung des Magens in nüchternem Zustand oder nach der Methode des flüssigkeitsgefüllten Magens. Verwendet wurde eine Konvexsonde der Frequenz 5 MHz. Zunächst wurde in Quer-, Schräg- und Längsschnitten nach Magen- und Darmabschnitten mit verdickter Wand gesucht. Dann wurde die sonomorphologische Veränderung der Wand und des Lumens beschrieben und photographisch dokumentiert. Referenzmethoden waren Gastroduodenoskopie, Ileocoloskopie, Dünndarm-Doppelkontrasteinlauf nach Sellink, Colon-Doppelkontrasteinlauf bzw. der Operationsbefund. Als gesichert galt eine wirksame Stenose bei prästenotischer Lumendilatation, bei nicht möglicher endoskopischer Passage, bei radiologischen Ileuszeichen sowie bei eindeutiger Ileus- bzw. Subileussymptomatik.

Ergebnisse

Die in Tabelle 1 und 2 beschriebenen sonomorphologischen Kriterien für eine Stenose fanden sich teils isoliert, teils kombiniert bei folgenden Erkrankungen: Karzinom, Lymphom, Karzinoid, Leiomyosarkom, metastatischer Infiltration, Morbus Crohn, Peridivertikulitis, Narbenbulbus, ausgedehntem floriden Ulkus duodeni, Z. n. persistierenden Ulcera ventriculi, Leiomyom, Duodenalwandinfiltration bei Pankreatitis, Invagination und abgekapselter Fettgewebsnekrose des Mesenteriums (Abb. 1–4). Bei der zahlenmäßigen Auswertung zeigte sich, daß die in Tabelle 1 genannten Stenosezeichen in 94% der Fälle einer wirksamen Stenose entsprachen und damit definitiv als sichere Stenosezeichen zu bewerten sind. Wurden dagegen die Stenosezeichen aus Tabelle 2 zugrunde gelegt, so fand sich eine wirksame Stenose lediglich in 52% der Fälle. Diese Kriterien müssen deshalb definitiv als unsichere Stenosezeichen bewertet werden. Kein sonographischer Hinweis für eine Stenose besteht bei normaler Wanddicke von Magen und

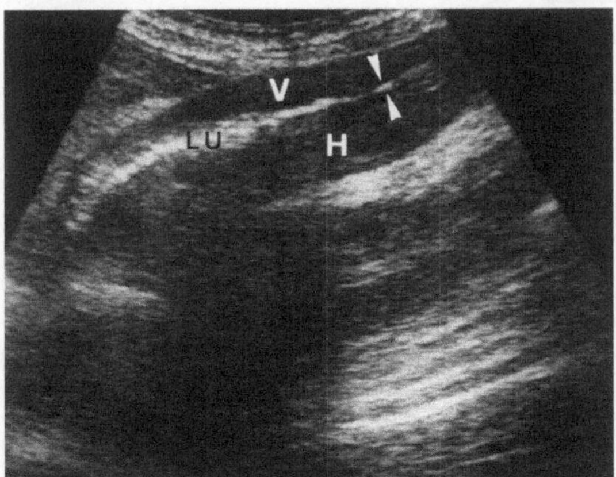

Abb. 1. Magenszirrhus, Antrum und Übergangsregion im Querschnitt, Infiltration von Vorder- (*V*) und Hinterwand (*H*), Lumen filiform stenosiert (►), Luft (*LU*) im Restlumen

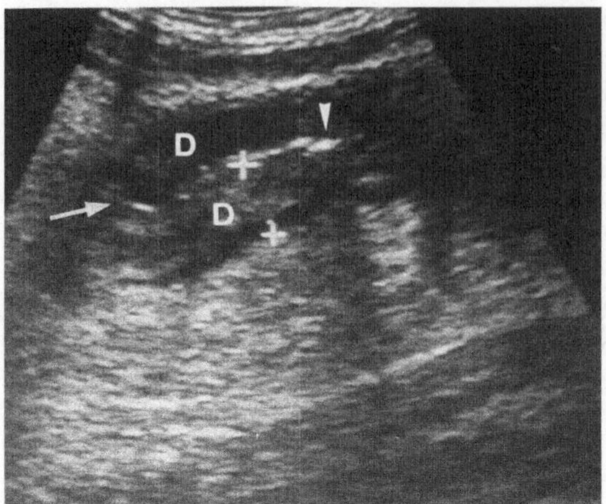

Abb. 2. Morbus Crohn des terminalen Ileums, filiform stenosiertes Lumen (→) bei erheblich verdickter Darmwand (*D*) bis zu 12 mm, kleine Luftblase mit Schallschatten (▶), Qs

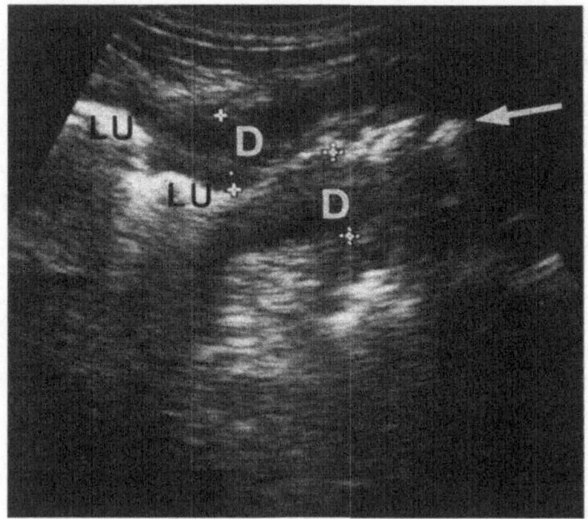

Abb. 3. Karzinom des Colon ascendens mit unregelmäßig verdickter Darmwand (*D*), ventral bis zu 13 mm, dorsal bis zu 14 mm. Teils sehr schmaler, teils unterbrochener Lumenreflex (→) bei endoskopisch nicht passierbarer Stenose, nach distal zu (*links im Bild*) Lumenerweiterung mit großen Luftblasen (*LU*) bei abnehmender Wandinfiltration, LS

Darm, geringer Wandverbreiterung über längere Abschnitte, breitem etwas inhomogenem zentralen Reflexband bzw. regulärer Peristaltik im fraglichen Wandabschnitt.

Schlußfolgerung

Unter Berücksichtigung der sicheren Stenosezeichen ist die Sonographie gut geeignet, eine wirksame gastrointestinale Stenose nachzuweisen. Die genannten unsicheren Zeichen sind dagegen ungeeignet. Die morphologischen Kriterien einer

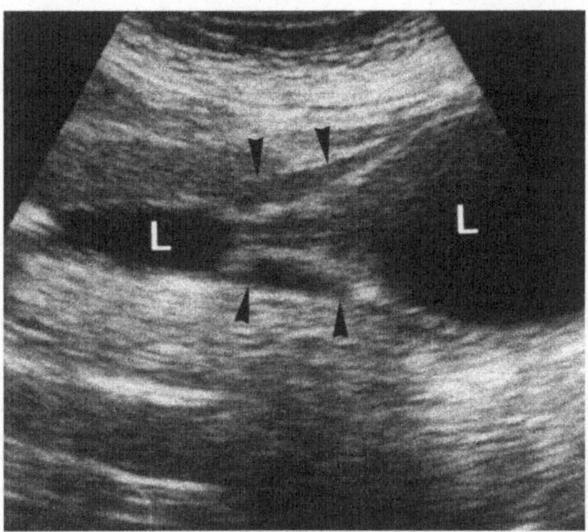

Abb. 4. Benigne Stenose im mittleren Antrum nach rezidivierenden peptischen Ulcera mit zirkulärer Ausbreitung, die Wand ist hier verbreitert (▶), prä- und poststenotisch Flüssigkeit im Lumen (*L*), Qs

Stenose sind unabhängig von der zugrunde liegenden Erkrankung. Voraussetzung für den sonographischen Nachweis einer Stenose ist der Befund einer eindeutigen Wandverdickung im betreffenden Magen- oder Darmabschnitt. Der Ausschluß einer gastrointestinalen Stenose ist durch Ultraschall grundsätzlich nicht möglich.

Literatur

1. Lutz H, Petzoldt R (1976) Ultrasonic patterns of space occupying lesions of the stomach and the intestine. Ultrasound Med Biol 2:129–132
2. Rettenmaier G (1980) Sonographische Zeichen der pathologischen Magenwandverdickung. Ultraschall 1:26–34
3. Schwerk W, Braun B, Dombrowski H (1979) Real-time-ultrasound examination in the diagnosis of gastrointestinal tumors. J Clin Ultrasound 7:425
4. Worlicek H, Lederer P, Lux G (1986) Ultrasonographic evaluation of the wall of the fluid-filled stomach – case report of a leiomyoblastoma. Hepato-Gastroenterol 33:184–186
5. Worlicek H (1988) Sonographie von Dünn- und Dickdarm – Differentialdiagnose der Wandverdickung. Bildgebung/Imaging 56:25–32

Bacterial Ileocaecitis: a "new" disease

J. Puylaert

Westeinde Ziekenhuis, Lijnbaan 32, NL 2501 CK Den Haag

Bacterial ileocaecitis is a bacterial infection confined to the terminal ileum, caecum and mesenteric lymph nodes. It is caused by *Yersinia enterocolitica* (predominantly types O3 and O9), *Campylobacter jejuni, Salmonella enteritidis,* and rarely *Yersinia pseudotuberculosis* and *Salmonella typhi.* The relative incidence and subtyping in our patient group are given in Table 1.

Although the appendix may sometimes show "endoappendicitis" when examined microscopically, there is no true obstructive appendicitis, no imminent perforation, and thus no indication for appendectomy. The mural thickening of the terminal ileum and caecum and the enlarged mesenteric lymph nodes provide characteristic US features, and in fact the use of US in patients with suspected appendicitis has shed new light on the incidence and the morphological pathology of this condition, which has turned out to be a very common disease.

The clinical features of this otherwise innocuous and self-limiting infection are in most cases indistinguishable from those of appendicitis. Clinical clues to the correct diagnosis are a history of a chicken meal, colicky nature of the abdominal pain, and presence of diarrhea. However, in the majority of patients diarrhea is *absent* or only *mild.* Those affected include predominantly adolescents

Table 1. Bacteriological results in 88 patients with clinical signs of acute appendicitis (n = 69) or appendiceal mass (n = 19), in whom typical US features of bacterial ileocaecitis were found

		n
Yersinia enterocolitica	Type O3	18
	Type O5	1
	Type O9	8
Yersinia pseudotuberculosis		1
Campylobacter jejuni		23
Salmonella enteritidis	Group B	5
	Group C	4
	Group D	1
	Group E	1
Bacteriological studies negative		17
Bacteriological studies not done		9

Ultraschalldiagnostik '90
Walser u. a. (Hrsg.)

and young adults. *Campylobacter* and *Salmonella* ileocaecitis usually mimic acute appendicitis, whereas *Yersinia* ileocaecitis often presents as an appendiceal mass. The sedimentation rate is usually elevated in the latter.

Bacterial ileocaecitis is the common denominator of many entities in the past described in the literature as, e.g., *Yersinia* pseudoappendicitis, pseudo-appendicular syndrome, right iliac fossa syndrome, bacterial lymphadenitis, acute ileitis, acute terminal ileitis, *Yersinia* ileitis, *Campylobacter*-associated appendicitis, barbecue appendicitis, *Salmonella* pseudoappendicitis, or *Salmonella* ileocaecal lymphadenitis. Probably many patients treated by appendectomy who have been described as suffering "mesenteric adenitis", "gastroenteritis," or "no abnormalities" have been suffering from unrecognized bacterial ileocaecitis.

There are several reasons why this common condition has so often gone undetected in the past: (1) In the majority of patients with bacterial ileocaecitis, pain in the right lower abdomen is the predominant symptom, and diarrhea is absent or only mild, so stool cultures are seldom requested. In particular, *Yersinia* ileocaecitis is almost never associated with diarrhea. Some patients with *Campylobacter* or *Salmonella* ileocaecitis develop diarrhea a few days after admission to hospital. If the appendix has already been removed by that time, stool cultures may be considered too late to be of use. (b) Identification of *Campylobacter* and *Yersinia,* which are the most common causes of bacterial ileocaecitis, requires special laboratory techniques; they are not cultured routinely in every institute. (c) Although evident on US examinations and also on barium studies, the changes in the ileum and caecum observed *at operation* are often subtle and easily overlooked. Likewise, mesenteric lymph node enlargement may be overlooked, especially in obese patients, in whom the nodes are embedded in abundant fat.

In addition to the ileum and caecum, *Campylobacter* and *Salmonella* may also affect the rest of the colon. These cases, best referred to as *bacterial ileocolitis,* are not likely to be difficult to differentiate from appendicitis, because the pain is more diffuse and diarrhea usually very prominent, sometimes bloody.

The main US features of bacterial ileocaecitis are mural thickening of the terminal ileum, caecum, and part of the ascending colon, enlargement of the mesenteric lymph nodes, and nonvisualization of an inflamed appendix. The three groups of causative bacteria (*Yersinia, Campylobacter,* and *Salmonella*) each show a slightly different US pattern, but there is considerable overlap (Fig. 1). The mesenteric lymph nodes are moderately enlarged in *Campylobacter* and *Salmonella* ileocaecitis and strongly enlarged in *Yersinia* ileocaecitis but here, too, there is considerable overlap. Especially in *Yersinia* ileocaecitis the nodes may remain detectable for a long period of time.

Mural thickening of the terminal ileum is without exception symmetrical. The sonographic layer structure is preserved. The ileum is moderately compressible and, if measured during firm compression, the anteroposterior diameter in most cases greatly exceeds 5 mm. Peristalsis is scarce.

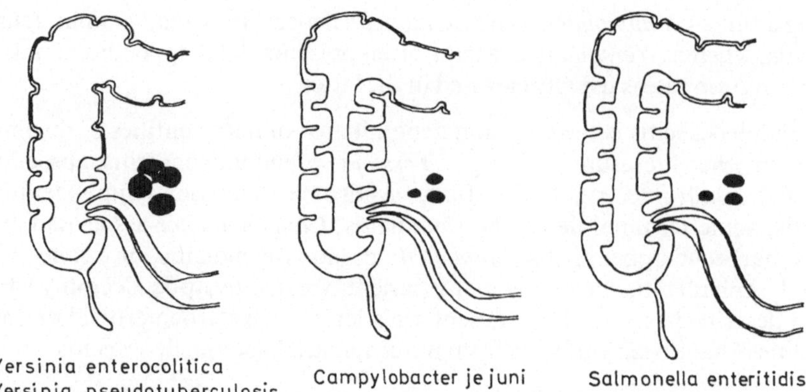

Fig. 1. Schematic presentation of relative involvement of the terminal ileum, caecum, ascending colon and mesenteric lymph nodes in bacterial ileocaecitis caused by different bacteria. However, there is considerable overlap

If the ileum is sonographically followed toward the ileocaecal valve, real-time imaging yields a characteristic ovoid, concentric, predominantly hyperechoic configuration in the longitudinal and axial planes.

During real-time imaging it may also be observed that this axial configuration of the ileocaecal valve changes from time to time when peristalsis causes slight protrusion of the ileum into the caecum. This coincides with colicky attacks experienced by the patient.

If the wall thickening extends from the caecum to the ascending colon, US scans may disclose a typical haustration pattern in the longitudinal view. If the wall thickening and prominent haustration pattern are found all over the colon, the proper US diagnosis is *bacterial ileocolitis*. Because of the associated severe diarrhea and diffuse abdominal pain, these cases do not provide differential problems with appendicitis.

US features of bacterial ileocaecitis are also found in typhoid fever and may be helpful in clinically atypical cases (Puylaert 1989 b).

The appendix can rarely be visualized and, although it is usually small (<5 mm), the examiner might erroneously consider the abnormalities to represent an appendiceal phlegmon and attribute the changes of ileum and caecum to mural thickening secondary to appendicitis. However, the small size and regular contour of the appendix as well as the complete lack of periappendiceal masses of inflamed fat or abscess formation will make confusion unlikely.

One must bear in mind the rare occurrence of true appendicitis complicating bacterial ileocaecitis, which is possibly due to mechanical obstruction by the associated lymphoid hyperplasia. In these patients the US features of appendicitis will be superimposed on those of bacterial ileocaecitis.

In some patients with typical US features of bacterial ileocaecitis, even repeated stool cultures remain negative. It is not clear whether these represent false-negative bacteriological studies, or whether another causative agent is involved. Also, one should consider the possibility of Crohn's disease and tuberculous ileitis, and these patients should therefore be followed carefully. Nevertheless, even if the bacteriological studies are negative, the fact remains that these patients do not have appendicitis and hence do not have to be operated upon.

Pneumatie der Gallenwege und der Lebervenen als Folge einer abszedierenden akuten Cholezystitis durch Clostridium perfringens

U. E. Römmele, W. D. Strohm

Medizinische Klinik II Heilbronn, Akademisches Lehrkrankenhaus der Universität Heidelberg, Jägerhausstr. 26, D-7100 Heilbronn

Kasuistik

Die 77jährige Patientin wurde wegen zunehmender Somnolenz mit der Verdachtsdiagnose „zerebrale Durchblutungsstörungen" bei arterieller Hypertonie und entgleistem Diabetes mellitus eingewiesen. Die Patientin klagte über Kopfschmerzen, Schulter- und Oberbauchbeschwerden.

Klinischer Befund

Somnolente Patientin in hochfieberhaftem und reduziertem Allgemeinzustand, Exsikkose, Ikterus. Abdomen gebläht, druckschmerzhaft. Labor: BSG 37/70 n. W., Hb 11 g/dl, Leukozyten 17000, GOT 257 U/l, GPT 241 U/l, γ-GT 77 U/l, LDH 1011 U/l, Bilirubin 14 mg/dl, CPK 80 U/l, Kreatinin 2,0 mg/dl, Quick 60%.

Sonographie

Zeichen der akuten Cholezystitis, Cholezystohithiasis, mäßiggradige Dilatation der intra- und extrahepatischen Gallengänge.

ERCP

Abfluß eitriger Galle aus der Papilla Vateri und eine geringe extra- und intrahepatische Cholestase ohne Konkrementnachweis in den Gallengängen. Noch vor der geplanten Papillotomie mit Implantation einer nasobiliären Sonde mußte die Untersuchung wegen Atemstillstands und maschineller Beatmung abgebrochen werden.

Kontrollsonographie nach 12 Stunden

Zunahme der Zeichen der akuten Cholezystitis. Gasansammlung im Gallenblasenfundus, aufsteigende Gasperlen aus Konkrement- und Sludge-Ansammlung am Boden der Gallenblase (Abb. 1). Außerdem bewegliche Reflexstreifen im Lumen der Lebervenen und sämtlicher Äste des rechten Leberlappens, zum Teil mit diskretem Schallschatten, zum Teil mit Reverberationen (Abb. 2). Im anterioren Segment des rechten Leberlappens und angrenzenden medialen Segment des lin-

Ultraschalldiagnostik '90
Walser u. a. (Hrsg.)

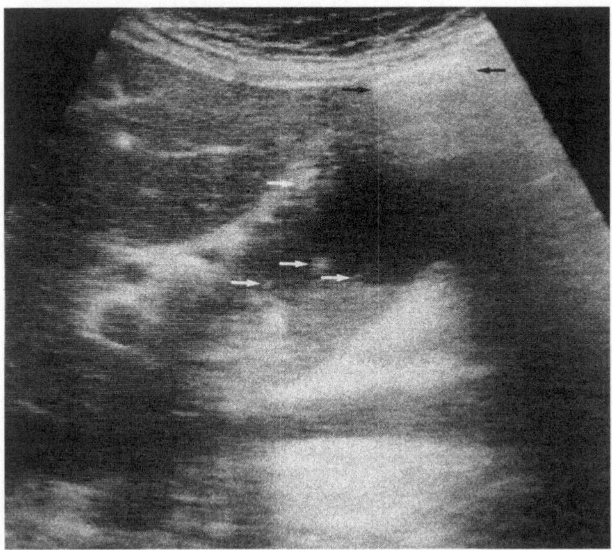

Abb. 1. Längsschnitt der Gallenblase. Verdickung der Gallenblasenwand. Sludge und konkrementverdächtige Reflexe am Boden der Gallenblase, von denen Reflexe (*weiße Pfeile*) von Gasblasen zum Fundus aufsteigen. Im Gallenblasenfundus große Reflexhaube mit Reverberationen und Schallschatten als Zeichen der Gasansammlung (*schwarze Pfeile*). In der Leber zarte Reflexstreifen: Gasansammlung in Lebervenen

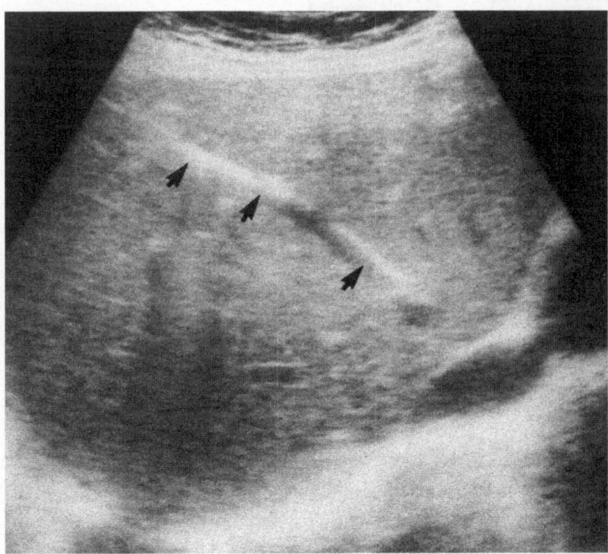

Abb. 2. Subkostaler Schrägschnitt der Leber. Mittlere Lebervene zeigt starke Reflexbänder mit Reverberationen und Schattenbildung als Ausdruck der Gasansammlung

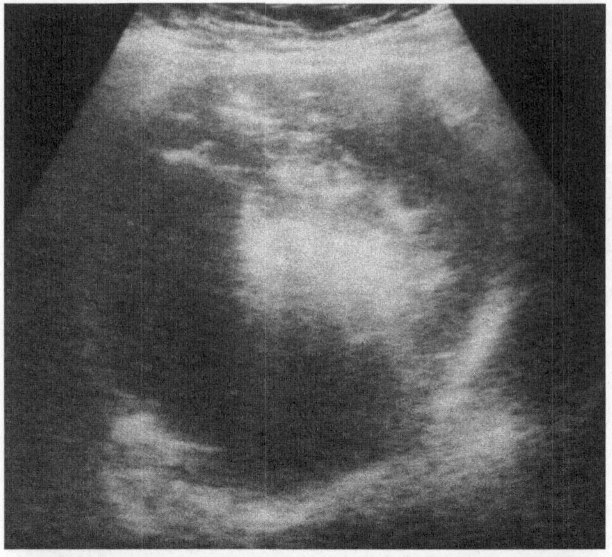

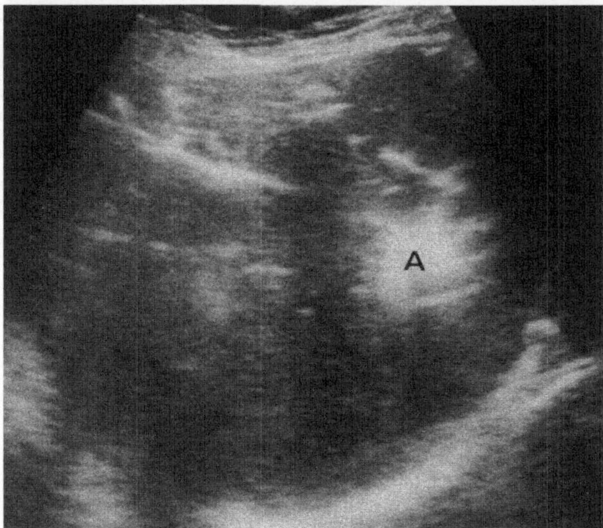

Abb. 3. Subkostaler Schrägschnitt der Leber. Wolkige Reflexansammlung im anterioren Lebersegment des rechten Leberlappens und angrenzenden medialen Segment des linken Leberlappens (*A*) mit direkter Verbindung zum Lebervenensystem (gashaltiger Leberabszeß). Ventral davon liegende Lebervenenäste reflexhaltig als Ausdruck der Gasansammlung

ken Leberlappens fand sich eine ca. 4 cm große wolkige Reflexansammlung mit Schallschatten, die in direkter Verbindung einer Lebervene stand (Abb. 3). Somit wurde die Diagnose einer akuten Cholezystitis durch gasbildende Erreger und eines Leberabszesses mit Einbruch in das Lebervenensystem gestellt. In Kenntnis des Abszesses wurde auch auf dem Thorax-Röntgen-Bild eine Gasblase im Bereich der Leber entdeckt.

Verlauf

Trotz ultraschallgeführter transhepatischer Punktion und Drainage der Gallenblase einerseits und des Leberabszesses andererseits, wobei sich grau-grüner Eiter entleerte, und trotz entsprechender antibiotischer Therapie und intensivmedizinischer Maßnahmen verstarb die Patientin 20 h nach der stationären Aufnahme im septischen Schock. Im Blut und im Eiter wurde Clostridium perfringens nachgewiesen.

Obduktion

Akute eitrige Cholezystitis bei Cholezystolithiasis, Leberabszeß mit Einbruch in die Lebervenen. Lebervenenthrombose im Randbezirk des Leberabszesses. Periphere Lungenembolien. In sämtlichen Organen massenhaft Clostridien mit multiplen Blasenbildungen.

Diskussion

Cholezystitiden durch Clostridien sind selten. Bei akuten Cholezystitiden des Diabetikers kommt es häufiger als Folge der Wandischämie zur herdförmigen oder vollständigen Gewebsnekrose. So ist die Gangrän der Gallenblase mit hoher Perforationsrate und Mortalität bei Diabetikern 30mal häufiger als bei Nicht-Diabetikern. Als Erreger werden meist Clostridien oder Escherichia coli isoliert. Bei Clostridieninfektionen sind Abszeßbildungen der Leber ein häufiger Befund. Die Diagnose kann unter Umständen durch den röntgenologischen Nachweis von Gasansammlung im Gallenblasen-Lumen, beim Gallenblasen-Emphysem oder im Abszeß vermutet werden.

Bei der sonographischen Untersuchung finden sich bei gasbildenden Prozessen der Gallenwege oder der Leber pathognomonische Befunde. Gasreflexe in der Gallenblase steigen der Schwerkraft entgegen zum Fundus auf und sammeln sich dort zu einer großen schattengebenden und beweglichen Reflexhaube. Sie muß von physiologischen Gasansammlungen umgebender Darmschlingen abgegrenzt werden. Gasreflexe in den Lebervenen erzeugen mit den beweglichen Reflexstreifen im Lumen der Venen ein unverwechselbares Bild. Die Lebervenen sind entsprechend der Gasfüllung größtenteils vollständig durch den Reflexstreifen ausgefüllt. Selbst die kleinsten Seitenäste der Lebervenen werden auf diese Art kontrastiert.

Dieser Befund läßt auf Anhieb einen lebensbedrohlichen Zustand erkennen, der mit keiner anderen Methode nachweisbar ist. Eine Gasansammlung in Lebervenen dürfte sehr selten vorkommen und ist unseres Erachtens noch nicht beschrieben worden. Sie entsteht nur als Folge von gashaltigen Leberabszessen, die in das Lebervenensystem einbrechen. Traumatische oder durch Gasbildner spontan in den Lebervenen entstehende Gasbildungen erscheinen nicht denkbar. Gasbildungen in der Pfortader sind die Folge einer nekrotisierenden Enterokolitis durch Gasbildner oder die Folge einer Pneumatosis intestinalis [1–4]. Sie wird auch bei Leichen infolge der Autolyse beobachtet. Eine Verschleppung von Gasblasen aus dem Pfortadergebiet in das Lebervenensystem wurde von uns (eigene unveröffentlichte Ergebnisse) und anderen Autoren [1] nicht beobachtet.

Die Sonographie ist bei der Erkennung gasbildender Prozesse der Leber und der Gallenwege die Methode der Wahl, zumal therapeutische Maßnahmen wie Punktion und Drainagen mit sonographischer Hilfe sofort eingeleitet werden können.

Zusammenfassung

Die Gasansammlung in der Gallenblase und in den Gallengängen ohne vorausgegangene Operation oder im Pfortadersystem ist ein seltener sonographischer Befund. Die Pneumatie der Lebervenen wurde unseres Erachtens noch nicht beschrieben. Bei einer 77jährigen Diabetikerin wurde bei der sonographischen Untersuchung neben einer abszedierenden akuten Cholezystitis eine Gasansammlung durch aufsteigende Gasbläschen in der Gallenblase beobachtet. Außerdem waren massive Luftreflexe in den Lebervenen sonographisch nachweisbar. Diese Gasansammlung in den Lebervenen ergab einen sonographisch pathognomonischen Befund: Sie war die Folge eines in die Lebervenen eingebrochenen Leberabszesses durch Clostridium perfringens.

Literatur

1. Fisher JK (1984) Computed tomography of colonic pneumatosis intestinalis with mesenteric and portal venous air. J Comput Assist Tomogr 8:573–574
2. Gorbach SL, Thadepalli H (1975) Isolation of Clostridium in human infections: evaluation of 114 cases. J Infect Dis 131:81
3. Kosloske AM, Musemeche CA, Ball WS et al. (1988) Necrotizing enterocolitis: value of radiographic findings to outcome. Am J Roentgenol 151:771–774
4. Lindley S, Mollitt DL, Seibert JJ, Golladay ES (1986) Portal vein ultrasonography in the early diagnosis of necrotizing enterocolitis. J Pediatr Surg 21:530–532

Änderungen des Blutflusses in der Arteria mesenterica inferior bei entzündlichen Darmerkrankungen

H. KATHREIN, R. SCHUHMAYER, G. JUDMAIER

Universitätsklinik für Innere Medizin Innsbruck, Anichstr. 35, A-6020 Innsbruck

1989 konnte an einer kleinen Patientenzahl gezeigt werden, daß bei entzündlichen Darmerkrankungen im Versorgungsgebiet der A. mesenterica inferior (AMI) mit der Duplexsonographie Änderungen des Blutflusses in diesem Gefäß nachzuweisen sind [2, 3]. Ziel der vorliegenden Studie war es, diese Beobachtung an einem größeren Patientengut zu überprüfen.

Patienten und Methoden

Die Ergebnisse von 86 Ultraschalluntersuchungen an 64 Patienten wurden ausgewertet. Bei 26 Patienten lag eine Colitis ulcerosa und bei 18 ein Morbus Crohn im Versorgungsgebiet der AMI (Colon descendens, Colon sigmoideum) vor. Die Diagnosen waren klinisch, radiologisch und histologisch gesichert; die Aktivität der Krankheit wurde klinisch definiert. 20 weitere Patienten hatten eine schwere infektiöse Enteritis. Als Kontrollgruppe dienten 22 gesunde Probanden.

Die Duplexuntersuchungen der AMI erfolgten im Nüchternzustand am SPA 1000 (Diasonics) mit einem 7,5 MHz Schallkopf (PD 3,0 MHz). Die systolische und enddiastolische Maximalgeschwindigkeit (V_{maxs}, V_{maxd}), time average velocity (TAV), der Pourcelot-Index und der Gefäßdurchmesser wurden 4–6mal ermittelt und daraus ein Mittelwert berechnet. Die Prüfung der Mittelwerte auf Signifikanz erfolgte mit dem Student t-Test.

Ergebnisse

Tabelle 1 zeigt die Ergebnisse bei Patienten mit Colitis ulcerosa (38 Untersuchungen, Darstellbarkeit der AMI in 79%). Tabelle 2 gibt die Daten der Patienten mit Morbus Crohn wieder (28 Untersuchungen, Darstellbarkeit der AMI in 86%). In Tabelle 3 sind die Ergebnisse bei infektiösen Enteritiden (20 Untersuchungen, Darstellbarkeit 55%) und der Kontrollgruppe (22 Untersuchungen, Darstellbarkeit 100%) zu finden.

Die Ergebnisse an einem größeren Patientengut bestätigten frühere Daten. Untersuchungstechnische Probleme (Meteorismus) spielten vor allem bei infektiösen Enteritiden eine Rolle. Bei Colitis ulcerosa unterschieden sich V_{maxs}, V_{maxd},

Ultraschalldiagnostik '90
Walser u. a. (Hrsg.)

Tabelle 1. Mittelwerte ($\pm$SD) für V_{maxs}, V_{maxd}, TAV, Pourcelot-Index und Durchmesser der AMI bei 26 Patienten (Alter: $\bar{x}=34a$) mit Colitis ulcerosa

	Colitis Ulcerosa		
	Aktive Phase (n=22)	Remission (n=16)	
V_{maxs} (cm/s)	134±21	90±22	(p<0,001)
V_{maxd} (cm/s)	20±6	8±3	(p<0,001)
TAV (cm/s)	25±9	9±5	(p<0,01)
Pourcelot-Index	0,84±0,05	0,90±0,03	(p<0,001)
Durchmesser (mm)	3,7±0,5	3,3±0,7	(p=ns)

Tabelle 2. Mittelwerte ($\pm$SD) für V_{maxs}, V_{maxd}, TAV, Pourcelot-Index und Durchmesser der AMI bei 18 Patienten mit Morbus Crohn (Alter: $\bar{x}=31a$)

	Morbus Crohn		
	Aktive Phase (n=15)	Remission (n=13)	
V_{maxs} (cm/s)	122±27	97±16	(p<0,05)
V_{maxd} (cm/s)	11±7	7±4	(p=ns)
TAV (cm/s)	14±6	11±3	(p=ns)
Pourcelot-Index	0,90±0,05	0,92±0,03	(p=ns)
Durchmesser (mm)	4,0±0,5	3,5±0,7	(p=ns)

Tabelle 3. Mittelwerte ($\pm$SD) für V_{maxs}, V_{maxd}, TAV, Pourcelot-Index und Durchmesser der AMI bei 20 Patienten mit infektiöser Enteritis (Alter: $\bar{x}=45a$) und 22 gesunden Probanden (Alter: $\bar{x}=24a$)

	Infekt. Enteritis	Kontrolle	
	(n=20)	(n=22)	
V_{maxs} (cm/s)	120±39	92±17	(p<0,01)
V_{maxd} (cm/s)	18±7	8±3	(p<0,001)
TAV (cm/s)	21±7	10±3	(p<0,001)
Pourcelot-Index	0,84±0,05	0,90±0,03	(p<0,001)
Durchmesser (mm)	3,6±0,4	3,4±0,3	(p=ns)

TAV und der Pourcelot-Index während aktiver und inaktiver Krankheitsphasen signifikant; dies galt auch für die infektiöse Enteritis im Vergleich mit der Kontrollgruppe. Die höchsten Werte für V_{maxs} mit 195 cm/s fanden wir bei einer hochaktiven Colitis ulcerosa. Bei Patienten mit aktivem Morbus Crohn distal der linken Colonflexur kam es im Vergleich mit Remissionsphasen zwar zu ähnlichen Veränderungen, der Unterschied war jedoch lediglich bei V_{maxs} signifikant.

Bemerkenswert erschien uns das Verhalten von V_{maxd}, TAV und des Pourcelot-Index. V_{maxd} und TAV waren bei Colitis ulcerosa im akuten Schub und akuter Enteritis signifikant höher als bei akutem Morbus Crohn (jeweils $p < 0{,}001$ für Colitis und $p < 0{,}05$ für Enteritis); die Pourcelot-Indizes waren bei Colitis ulcerosa während aktiver Phasen und akuter Enteritis im Vergleich zum Morbus Crohn (ebenfalls aktive Phase) signifikant niedriger ($p < 0{,}001$ resp. $p < 0{,}01$). Dies könnte als Hinweis auf einen erhöhten Widerstand im Strombett der AMI bei Morbus Crohn gedeutet werden [1, 4].

Zusammenfassung

Bei entzündlichen Darmerkrankungen im Versorgungsbereich der AMI läßt sich nicht-invasiv die entzündliche Hyperämie mit der Duplexsonographie feststellen; V_{maxs}, V_{maxd}, TAV und die Gefäßdurchmesser nehmen zu, der Pourcelot-Index ab. Diese Veränderungen scheinen bei Colitis ulcerosa und schweren infektiösen Enteritiden ausgeprägter zu sein als bei Morbus Crohn und mit dem Krankheitsverlauf zu korrelieren.

Literatur

1. Gasser P, Affolter H (1990) Pathogenesis of Crohn's disease. Lancet 335:551
2. Kathrein H et al. (1990) Duplexsonographische Untersuchungen an der Arteria mesenterica inferior. In: Gebhardt J, Hackelöer BJ, v. Klinggräff G, Seitz K (Hrsg) Ultraschalldiagnostik '89. Springer, Berlin Heidelberg New York London Paris Tokyo, S 311–313
3. Ohmenhäuser A et al. (1989) Blutflußgeschwindigkeiten in der A. mesenterica inferior. Ultraschall Klin Prax Suppl 1:64
4. Wakefield AJ et al. (1989) Pathogenesis of Crohn's disease: Multifocal gastrointestinal infarction. Lancet II:1057–1062

Diagnostik der portalen Hypertension durch Duplexsonographie

B. Limberg

II. Medizinische Klinik, Klinikum Darmstadt, Akademisches Lehrkrankenhaus der Universität Frankfurt, Grafenstr. 9, D-6100 Darmstadt

Einleitung

Durch die Duplexsonographie ist eine nicht invasive Messung der Blutströmungsgeschwindigkeit in den abdominalen Gefäßen möglich. Im Vergleich zu Gesunden ist bei Patienten mit Lebercirrhose duplexsonographisch eine verminderte Strömungsgeschwindigkeit in der Vena portae nachweisbar [1–5]. Die in der Literatur angegebenen Meßwerte für die Strömungsgeschwindigkeit zeigen zwar statistisch signifikante Unterschiede zwischen Patienten mit und ohne Lebercirrhose, jedoch besteht eine deutliche Überlappung des Meßbereiches zwischen normalen und pathologischen Werten.

Im Rahmen der vorliegenden Studie wurde deshalb untersucht, ob durch eine Messung der Strömungsgeschwindigkeit in der V. portae nach Einnahme einer Testmahlzeit die hämodynamischen Unterschiede zwischen Patienten mit und ohne Lebercirrhose deutlicher werden.

Methodik

25 gesunde Probanden und 25 Patienten mit gesicherter Lebercirrhose wurden in die Studie eingeschlossen. Vor 15, 30 und 45 min nach Einnahme einer standardisierten Testmahlzeit (5 ml Fresubin/kg Körpergewicht, Fresenius) wurden in der V. portae und in der Arteria mesenterica superior die maximale Strömungsgeschwindigkeit, der Gefäßdurchmesser und das Flußvolumen duplexsonographisch bestimmt (Picker CS 9500, 3,5 MHz-Konvex Schallkopf).

Ergebnisse

Nach einer 12stündigen Nüchternperiode war die maximale Strömungsgeschwindigkeit in der V. portae bei den Patienten mit Lebercirrhose im Vergleich zu den Kontrollen signifikant erniedrigt (Abb. 1). Es bestand jedoch eine deutliche Überlappung des Meßbereiches. 30 min nach Einnahme der Testmahlzeit stieg die maximale Strömungsgeschwindigkeit in beiden Gruppen an, der Unterschied zwischen beiden Gruppen war hochsignifikant ($p < 0{,}01$) (Abb. 2), eine Überlap-

Ultraschalldiagnostik '90
Walser u. a. (Hrsg.)

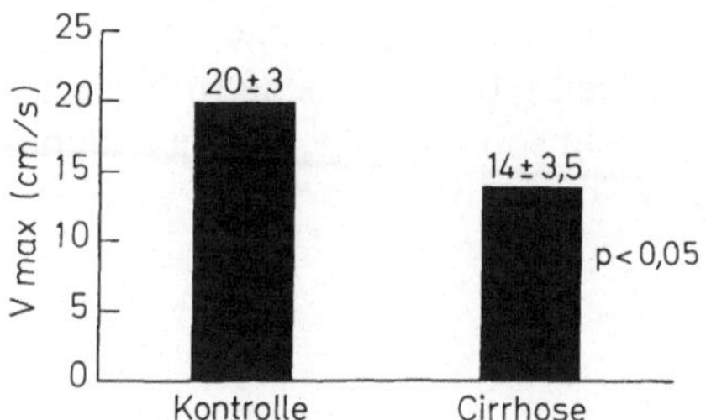

Abb. 1. Maximale Strömungsgeschwindigkeit (V_{max} in der Vena portae bei Gesunden und Patienten mit Lebercirrhose

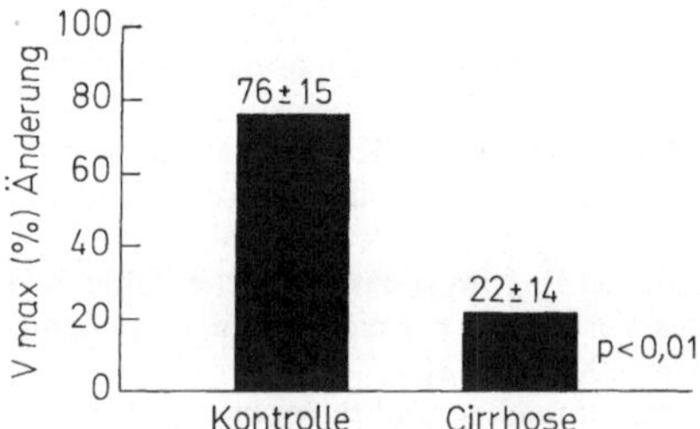

Abb. 2. Prozentuale Änderung der maximalen Strömungsgeschwindigkeit in der Vena portae 30 min nach Einnahme der Testmahlzeit

pung des Meßbereiches bestand nicht. Die mittlere Strömungsgeschwindigkeit in der Arteria mesenterica superior nahm in beiden Gruppen postprandial vergleichbar zu.

Diskussion

Die Duplexsonographie des Abdomens ermöglicht erstmals eine nicht invasive Messung der Blutströmungsgeschwindigkeit in den abdominalen Gefäßen. In Übereinstimmung mit der Literatur [1–5] finden wir ebenfalls eine verminderte Strömungsgeschwindigkeit in der V. portae bei Patienten mit Lebercirrhose. Die Meßwerte zwischen beiden Kollektiven weisen jedoch eine deutliche Überlappung auf, und die gemessenen Absolutwerte liegen relativ dicht beieinander.

Die in der Literatur publizierten Daten differieren deutlich voneinander und haben eine große Streubreite. Eine Übernahme der in der Literatur publizierten Meßwerte in die klinische Routine-Duplexsonographie ist deshalb nicht möglich. Die alleinige Messung der maximalen Strömungsgeschwindigkeit in der V. portae erlaubt deshalb eine sichere Diagnose der portalen Hypertension mit der Duplexsonographie nicht immer. Nach Stimulation durch eine standardisierte Testmahlzeit werden die hämodynamischen Unterschiede zwischen Patienten mit Lebercirrhose und gesunden Kontrollen deutlicher. Bei vergleichbarem Anstieg der Strömungsgeschwindigkeit in der Arteria mesenterica superior ist der reduzierte Anstieg der Strömungsgeschwindigkeit in der V. portae Folge der portalen Hypertension.

Die Bestimmung der relativen Änderung der Strömungsgeschwindigkeit in der Vena portae nach Einnahme einer Testmahlzeit gibt zusätzliche Informationen über die portale Hämodynamik und ermöglicht somit eine genauere Diagnostik der portalen Hypertension mit der Duplexsonographie.

Literatur

1. Moriyasu F, Ban N, Nishida O, Nakamura T, Miyake T, Uchino H, Kanematsu Y, Koizumi S (1986) Clinical application of an ultrasonic duplex system in the quantitative measurement of portal blood flow. J Clin Ultrasound 14:579–588
2. Mostbeck G, Leitner H, Czembirek H (1987) Duplexsonographie der splenoportalen Achse. Radiologe 27:106–112
3. Onishi K, Saito M, Nakayama T, Iida S, Nomura F, Koen H, Okuda K (1985) Portal venous hemodynamics in chronic liver disease: effects of posture change and exercise. Radiology 155:757–761
4. Rambow A, Staritz M, Mildenberger P, Schiedermeier P, Meyer zum Büschenfelde KH (1969) Perkutane Duplexsonographie: Wertigkeit des Verfahrens zur nichtinvasiven Diagnostik der portalen Hypertension. Klin Wochenschr (Suppl XVI) 67:214
5. Seitz KH, Kubale R (1988) Duplexsonographie der abdominellen und retroperitonealen Gefäße. VCH Verlagsgesellschaft, Weinheim

Duplexsonographische Untersuchungen zur Hämodynamik des Pfortadersystems unter Beta-Blockade bei Patienten mit Leberzirrhose

W. G. Zoller, J. Zentner, M. Middeke

Medizinische Poliklinik der Universität München, Pettenkoferstraße 8a, D-8000 München 2

Mit der Duplexsonographie besteht seit kurzer Zeit die Möglichkeit, nichtinvasiv die Hämodynamik der Pfortader zu untersuchen. Es ist bekannt, daß zwischen Gesunden und Patienten mit Leberzirrhose statistisch signifikante Unterschiede im Hinblick auf Strömungsgeschwindigkeit wie auch des portalen Blutflusses (PBF) in der Vena portae bestehen.

Darüber hinaus ermöglicht dieses Verfahren erstmals pharmakologische Wirkungen am Pfortadersystem nachzuweisen.

Hämodynamische Veränderungen der Vena portae unter Medikation sind duplexsonographisch gut zu erkennen. Über die reproduzierbare Verminderung der maximalen Strömungsgeschwindigkeit und Abnahme des portalen Blutflusses unter Betablockade sind Aussagen über pharmakologische Beeinflussungen im hepato-portalen System möglich. Die Abnahme der Maximalgeschwindigkeit zeigt dann ein eindeutiges Ergebnis einer pharmakologischen Wirkung.

Als vergleichende nichtinvasive Methode zur Beurteilung des geschätzten portalen Blutflusses haben wir zur Validierung der duplexsonographischen Ergebnisse Untersuchungen mit Indocyaningrün vorgenommen. Wir verwendeten das Bolusverfahren mit der Zwei-Kompartment-Analyse, da hierbei auf eine Katheterisierung einer Lebervene verzichtet werden kann. Bei 5 gesunden Probanden haben wir diese Methode der hepatischen Clearanceberechnung von Indocyaningrün zur Validierung herangezogen.

Nach 12stündiger Nüchternphase wurden diese Probanden in Rückenlage duplexsonographisch untersucht, vor sowie eine und zwei Stunden nach Einnahme von 80 mg Propranolol.

Gleichzeitig erfolgten parallel die Messungen hämodynamischer Parameter (Herzfrequenz, Blutdruck) sowie die Bestimmung der Indocyaningrünclearance und der Propranololplasmaspiegel. Der geschätzte portale Blutfluß nach dem Zwei-Kompartment-Modell betrug bei unseren Probanden 1 036,90 ml/min $\pm$ 46,00 SD; unter Einnahme von Propranolol nahm er um 18% ab.

Der gleichzeitig duplexsonographisch berechnete portale Blutfluß betrug 1 232,30 ml/min $\pm$ 168,70 SD und lag damit gering höher. Unter Medikation verringerte er sich um 28,6%.

Alle duplexsonographischen Untersuchungen wurden mit dem Ultraschallgerät Mark 5 der Fa. ATL durchgeführt. Abbildung 1 zeigt die Ergebnisse der 5 Probanden hinsichtlich der maximalen Flußgeschwindigkeit (v_{max}): Es erfolgte eine Abnahme von 28,07 cm/s $\pm$ 1,98 SD auf 20,54 cm/s $\pm$ 2,81 SD. Dies entspricht einer Abnahme von 26% bereits in der ersten Stunde.

Ultraschalldiagnostik '90
Walser u. a. (Hrsg.)

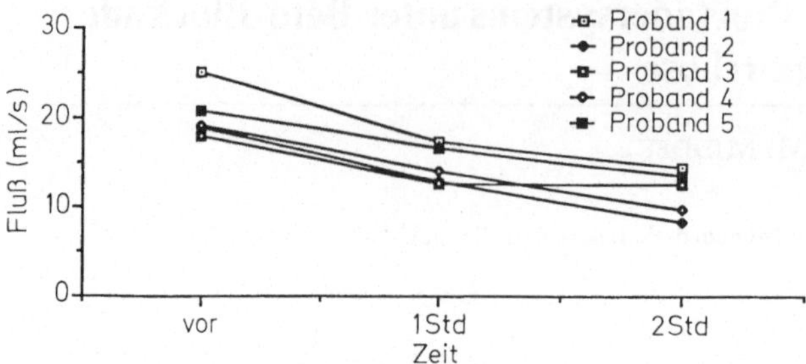

Abb. 1. Veränderungen des portalen Blutflusses (PBF) unter 80 mg Propranolol

Tabelle 1. Duplexsonographische Untersuchungen bei 11 Patienten (8/3)

$\bar{x} = 52{,}0$ Jahre	
Hist. ges. Leberzirrhose	
Child A:	8
Child B:	2
Child C:	1
Ösophagusvarizen:	5

Diese Ergebnisse zeigen eindeutig die Wirksamkeit von Propranolol bei Gesunden.

Seit den Ergebnissen von Lebrec und Mitarbeitern Anfang der 80er Jahre gewinnen nichtselektive Beta-Blocker in der sekundären Prophylaxe von Ösophagusvarizenblutungen bei Patienten mit Leberzirrhose zunehmend an Bedeutung. Bisherige Untersuchungen basierten nahezu ausschließlich auf invasiven hämodynamischen Messungen der Pfortader. Duplexsonographisch lassen sich nun hämodynamische Veränderungen der Pfortader unter Beta-Blockade einfach nachweisen.

Wir haben bei 11 Patienten (8 männliche und 3 weibliche) mit einem mittleren Alter von 52,0 Jahren und histologisch gesicherter Leberzirrhose dieses Verfahren angewendet. 8 dieser Patienten gehörten zur Gruppe Child A, zwei zur Gruppe Child B und 1 Patient zur Gruppe Child C (Tabelle 1). Insgesamt 5 Patienten wiesen endoskopisch Oesophagusvarizen auf.

Alle Patienten erhielten über 4 Wochen täglich 80 mg Propranolol per os. Damit sollten sowohl die kurzfristige Wirkung als auch die Langzeitwirkung hinsichtlich der Flußabnahme duplexsonographisch in der Pfortader untersucht werden.

In Abb. 2 sind die Veränderungen der Herzfrequenz über den gesamten Zeitraum aufgezeichnet. Sie hat nach einer Stunde signifikant um 20,5% abgenommen und blieb während des gesamten Zeitraums der Beobachtung konstant.

Abbildung 3 zeigt die Veränderungen des systolischen und diastolischen Blutdruckes während der Beobachtungsphase; hier zeigt sich – wie nicht anders zu erwarten – keine signifikante Änderung des systolischen und diastolischen Blutdruckes.

Abbildung 4 zeigt die Änderungen der maximalen Strömungsgeschwindigkeit in der Pfortader unter 80 mg Propranolol. Zwei der elf Patienten zeigten einen

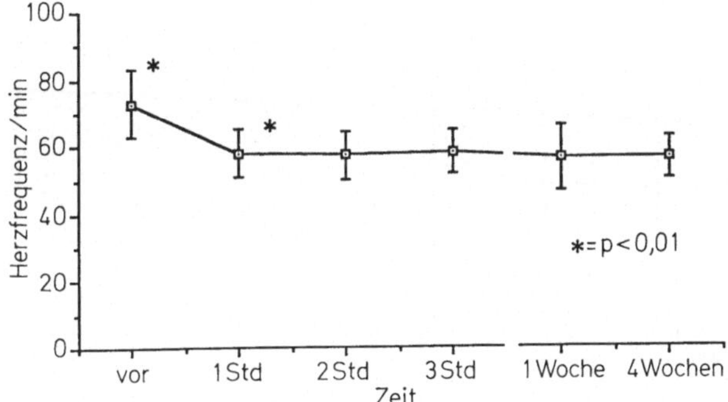

Abb. 2. Veränderungen der Herzfrequenz bei Patienten mit Leberzirrhose (n = 11) unter 80 mg Propranolol

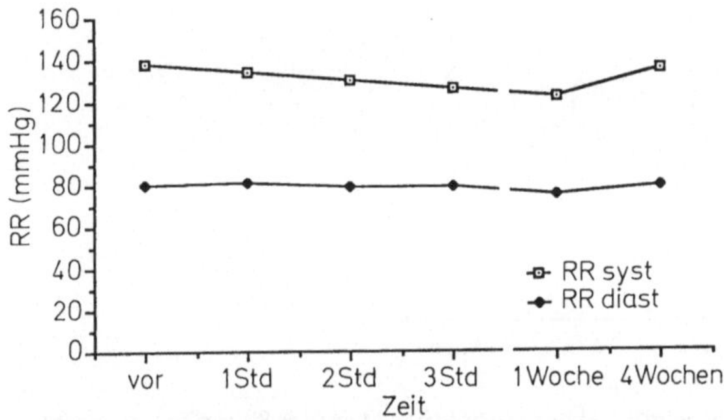

Abb. 3. Veränderungen des systolischen und diastolischen Blutdruckes bei Patienten mit Leberzirrhose (n = 11) unter 80 mg Propranolol

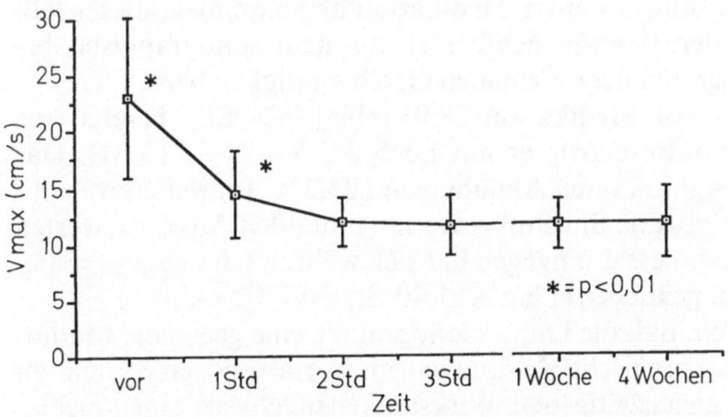

Abb. 4. Änderungen der maximalen Strömungsgeschwindigkeit in der Vena portae bei Patienten mit Leberzirrhose (n = 11) unter 80 mg Propranolol

hepatofugalen Fluß. Die Maximalgeschwindigkeit v_{max} betrug vor Medikation 23,0 cm/s ± 7,18 SD, eine Stunde nach 80 mg Propranolol betrug sie 14,39 cm/s ± 3,84 SD. Das entspricht einer Abnahme um 37,4%; dies ist statistisch signifikant. Im weiteren Verlauf blieb die Flußabnahme weiterhin auf dem Niveau des 1-Stundenwertes.

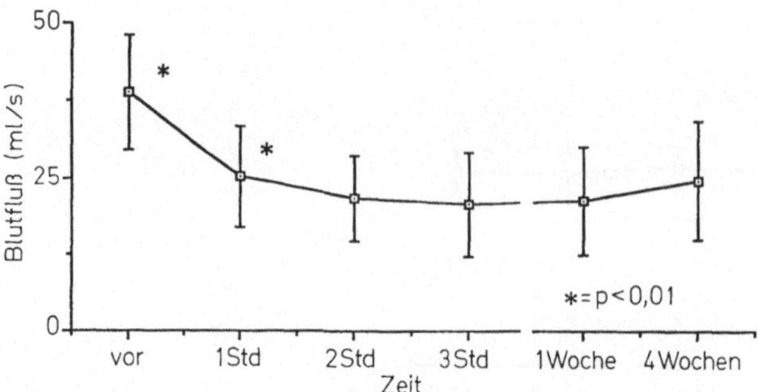

Abb. 5. Portaler Blutfluß (PBF) bei Patienten mit Leberzirrhose (n = 11) unter 80 mg Propranolol

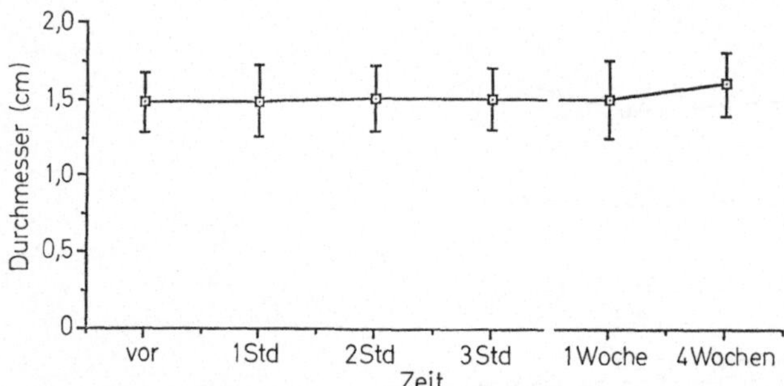

Abb. 6. Pfortaderdurchmesser bei Patienten mit Leberzirrhose (n = 11) unter 80 mg Propranolol

Ebenso hat der portale Blutfluß unter Medikation abgenommen; dieser läßt sich unter Zuhilfenahme der Kreisflächenformel aus dem sonographisch bestimmten Gefäßdurchmesser und der maximalen Geschwindigkeit berechnen.

Der PBF betrug dabei vor Medikation 38,93 ml/s ± 9,28 SD, bereits eine Stunde nach 80 mg Propranolol betrug er nur noch 25,18 ml/s ± 8,15 SD. Das entspricht einer statistisch signifikanten Abnahme um 35,3%. Im weiteren Beobachtungszeitraum blieb der portale Blutfluß weiterhin unter den Ausgangswerten (Abb. 5). Der Pfortaderdurchmesser hingegen hat sich während des gesamten Beobachtungszeitraumes nicht geändert, er lag bei 1,49 cm ± 0,2 SD (Abb. 6).

Unsere Ergebnisse zeigen, daß die Duplexsonographie eine geeignete Methode ist, nichtinvasiv pharmakologische Wirkungen im portalvenösen System zu untersuchen. Sie erbringt gleichzeitig den Wirksamkeitsnachweis einer nichtselektiven Beta-Blockade im Portalvenensystem bei Patienten mit Leberzirrhose. Studien an einem größeren Patientenkollektiv sind notwendig, um diese Ergebnisse zu untermauern.

Weiterführende Literatur

Lebrec D, Poynard T, Bernuau J et al. (1984) A randomized controlled study of propranolol for prevention of recurrent gastrointestinal bleeding in patients with cirrhosis: a final report. Hepatology 4(3):355–358

Moriyasu F, Ban N, Nishida O et al. (1986) Clinical application of an ultrasonic duplex system in the quantitative measurement of portal flood flow. J Clin Ultrasound 14:579–588

Ohnishi K, Nakayama T, Saito M et al. (1985) Effects of propranolol on portal hemodynamics in patients with chronic liver disease. Am J Gastroenterol 80(2):132–135

Seitz K (1988) Duplexsonographische Befunde am Portalsystem. Klin Wochenschr (Suppl 13) 172–173

Zoller WG, Stapff M (1989) Diagnostische Möglichkeiten der abdominellen Duplexsonographie. Bildgebung/Imaging 56:82–88

Zoller WG (1991) Duplexsonographie der Pfortader. Karger, München

Sonographische Erscheinungsformen des Milzinfarktes

C. GÖRG, W. B. SCHWERK

Zentrum Innere Medizin, Abteilung Hämatologie/Onkologie, Philipps-Universität Marburg, Baldingerstraße, D-3550 Marburg

Einführung

Milzinfarkte sind Folgen embolischer und thrombotischer Verschlüsse von Ästen der Arteria lienalis. Sie werden als Komplikationen bei myeloproliferativen Syndromen, hämolytischen Anämien und septischen Krankheitsbildern, hier besonders bei Endokarditis, beobachtet.

Anhand der Strukturunterschiede zum normalen Parenchym können Milzinfarkte sonographisch dargestellt werden. Verschiedene pathomorphologische Prozesse (Ödembildung, Nekrosen, Einschmelzung, Narbenbildung, Fibrose) können dabei unterschiedliche Erscheinungsformen der Infarkte verursachen [2, 3, 5].

Sonographie bei akutem Milzinfarkt

Der akute Milzinfarkt stellt sich sonographisch als bis zur Organoberfläche reichende echoarme Läsion unterschiedlicher Größe dar (Abb. 1 A). Dabei lassen

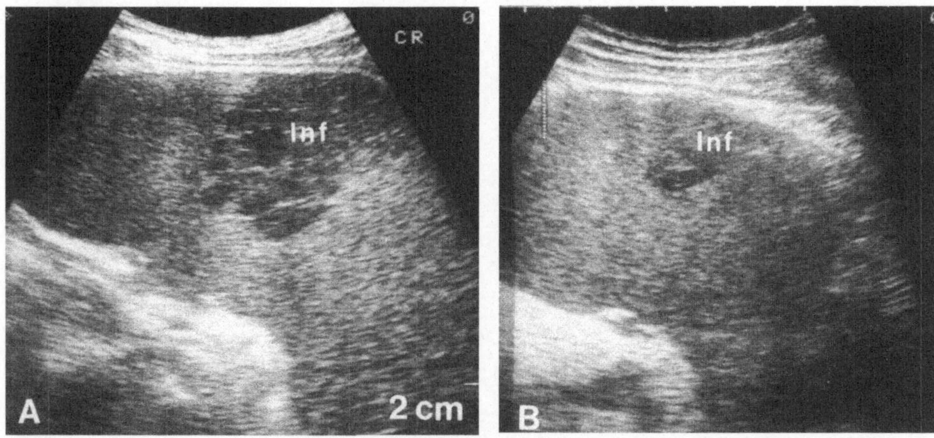

Abb. 1 A, B. Milzsonogramme eines 22jährigen Patienten mit chronisch myeloischer Leukämie und akutem Milzinfarkt: Zum Zeitpunkt der Diagnose kann eine annähernd keilförmige, echoarm gegen das Milzparenchym demarkierte Läsion (*Inf*) nachgewiesen werden (**A**). Bei der Kontrolluntersuchung 7 Wochen später ist eine zunehmende Schrumpfung und Echogenität des Infarktareals erkennbar (**B**)

Ultraschalldiagnostik '90
Walser u. a. (Hrsg.)

sich zum Zeitpunkt der Diagnose bei mehr als der Hälfte der Patienten multiple Defekte nachweisen. Räumlich entspricht das Infarktareal annähernd der Form einer Pyramide mit der Basis zur Organperipherie. Abhängig von der sonographischen Schnittführung stellt sich das Infarktareal im Querschnitt daher rund bzw. oval dar oder, bei einer Schalleinstrahlung parallel zur Längsachse der infarzierten Zone, auch keilförmig [4].

Sonographie der Heilungsphase

Der komplikationslose Verlauf eines Milzinfarktes ist durch eine zunehmende Echogenität und Schrumpfung des Infarktareals gekennzeichnet (Abb. 1 B). Die zu Beginn gegen das gesunde Milzgewebe gut demarkierte Läsion wird unschärfer und heilt meist vollständig aus. Als Narbenzustand läßt sich gelegentlich eine lokalisierte Strukturinhomogenität der Milztextur noch nach bis zu 12 Monaten nachweisen. Dieser komplikationslose Heilungsverlauf wird bei rund 80% der Patienten mit Milzinfarkten beobachtet [1].

Komplikationen des Milzinfarktes

Nach eigenen Beobachtungen [1] konnten bei 11 von 39 Patienten (31%) mit sonographisch darstellbaren Milzinfarkten sonographisch erkennbare Komplikationen gesehen werden (Tabelle 1). Dazu zählen eine zunehmende Verflüssigung des Infarktareals, die Entwicklung von subkapsulären Hämorrhagien (Abb. 2), der Nachweis von freier Flüssigkeit (Blut) in der Peritonealhöhle sowie duplexsonographisch zu identifizierende Strömungsphänomene im Infarktareal. Bei zwei

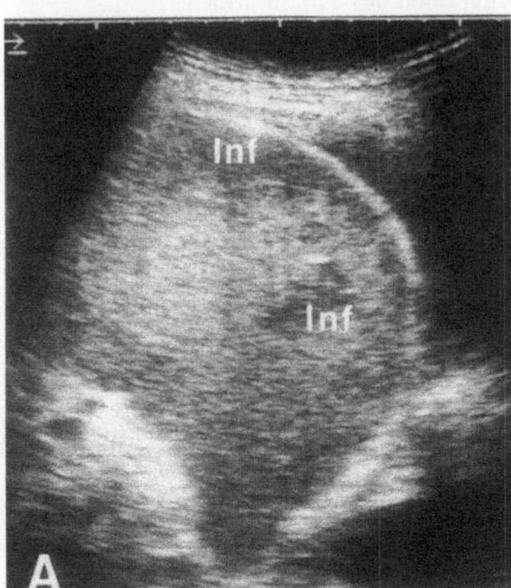

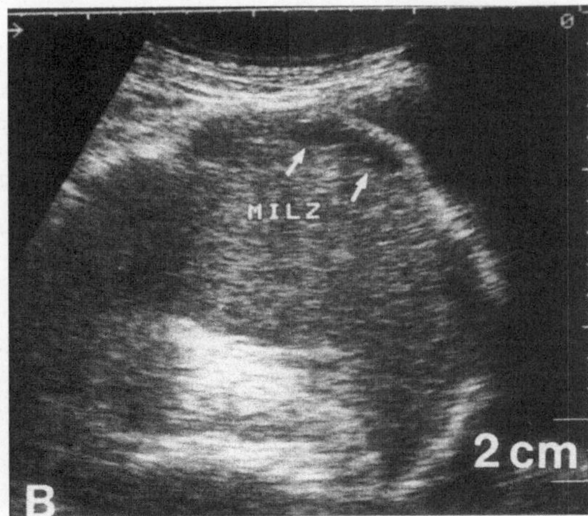

Abb. 2 A, B. Milzsonogramme einer 58jährigen Patientin mit Aortenendokarditis und akuten Milzinfarkten (**A**). 4 Wochen später zeigt sich eine subcapsuläre Hämorrhagie (**B**)

Tabelle 1. Komplikationen bei 11 von 36 Patienten mit Milzinfarkt

	Anzahl
Liquidefizierung	8 (6)[a]
Subkapsuläre Blutung	3
Freie Flüssigkeit (Blut) im Abdomen	2
Strömungsphänomene im Infarktgebiet	2
Milzruptur	2

[a] Befund bei Primärdiagnose.

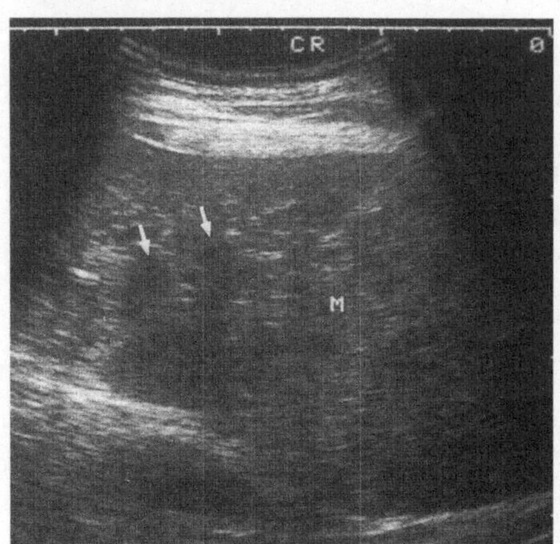

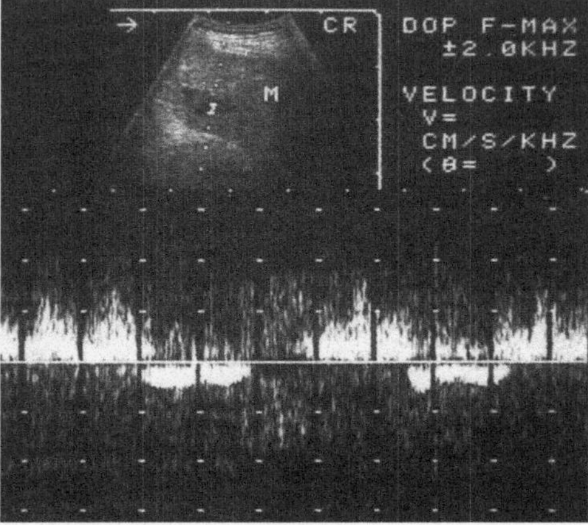

Abb. 3. Milzsonogramme eines 46jährigen Patienten mit 7 Nicht-Hodgkin-Lymphomen und akutem Milzinfarkt: Innerhalb einer strukturinhomogenen Läsion (*Pfeile*) konnten duplexsonographisch Strömungsphänomene nachgewiesen werden. Der Patient entwickelte eine Milzruptur und wurde notfallmäßig splenektomiert

Tabelle 2. Sonographische Erscheinungsformen und Komplikationen des Milzinfarktes

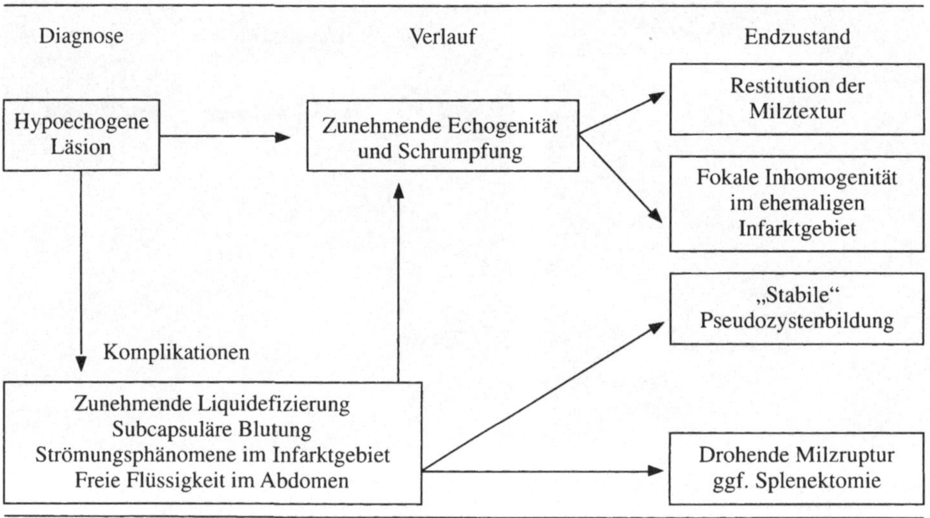

unserer 36 Patienten mit Milzinfarkten trat nach subkapsulärer Hämorrhagie bzw. Bildung eines Pseudoaneurysmas im Infarktgebiet eine Milzruptur auf (Abb. 3). In diesen Fällen erscheint daher die rechtzeitige Splenektomie empfehlenswert (Tabelle 2).

Milzinfarkte zeigen eine hohe Selbstheilungstendenz. Um Komplikationen rasch erkennen zu können, sind kurzfristige sonographische Kontrolluntersuchungen erforderlich.

Literatur

1. Görg C, Schwerk W (1990) Sonographic patterns of splenic infarction. Initial diagnosis, follow-up and complications. Radiology 174:803
2. Kanzlaric D, Passega E (1983) Atypical sonographic findings in splenic infarction. Amer J Roentgenol 140:59
3. Maresca G, Mirk P, DeGaetano AM (1986) Sonographic patterns in splenic infarct. J clin Ultrasound 14:95
4. Weingarten MJ, Fakhry J, McCarthy J (1984) Sonography after splenic embolization. The wedge-shaped acute infarct. Amer J Roentgenol 141:957
5. Yeh HC, Zacks J, Jurado RA (1981) Ultrasonography of splenic infarct. Mt Sinai J Med 48:446

Pädiatrie

Sonographische Untersuchungen der Ovarialzysten im Kindesalter

J. Winkielman, B. P. Hauffa

Universitäts-Kinderklinik Essen, Hufelandstraße 55, D-4300 Essen

In der Vorsonographieära wurden Ovarialzysten bei Kindern nur dann diagnostiziert, wenn sie aufgrund ihrer hormonellen Aktivität, ihrer Größe, oder aufgrund von Komplikationen klinische Symptome machten. Heute sind Ovarialzysten häufig ein sonographischer Zufallsbefund, über dessen Wertigkeit dann entschieden werden muß. Zystische Formationen im Bereich des Ovars können gutartig sein, sind aber selten auch Anteil bösartiger Ovartumoren. Sie dürfen mit normalen Follikeln nicht verwechselt werden.

Ovarialzysten gehören zu den echten, mit Epithel ausgekleideten Exudationszysten. Sie entstehen und vergrößern sich durch Sekretion in präformierte Hohlräume: in reife oder wachsende oder atretische Follikel, oder in einen Gelbkörper, der eine Ausdehnung von mehr als 5 cm erreichen kann.

Die Graafschen Follikel sind sonographisch leicht zu erkennen, weil sie einen liquiden Inhalt enthalten.

Ovarialzysten können bei Neugeborenen eine Größe von mehr als 10 cm erreichen. Eine große Zyste beim Neugeborenen läßt sich nur schwer dem Ovar zuordnen, der Beweis, daß es sich wirklich um eine Ovarialzyste handelt, ist zuerst sehr schwierig. Differentialdiagnostisch müssen Mesenterialzysten, Pankreaszysten, Darmduplikaturen, vor allem aber zystische Teratome berücksichtigt wer-

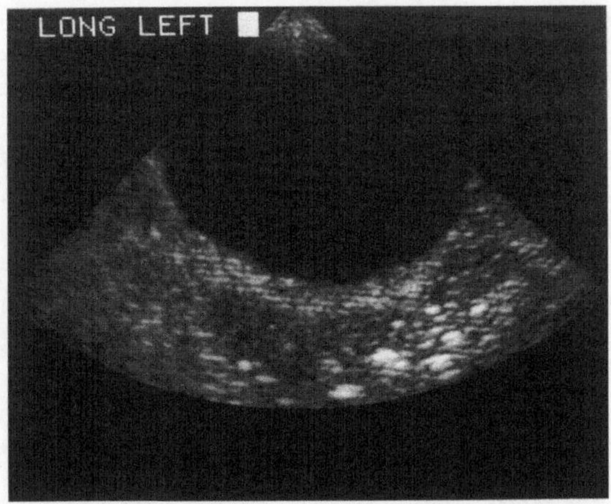

Abb. 1. Neugeborenes, 1. Lebenstag. Kleines Becken links longitudinal: echofreie Zyste im linken Ovarbereich

Ultraschalldiagnostik '90
Walser u. a. (Hrsg.)

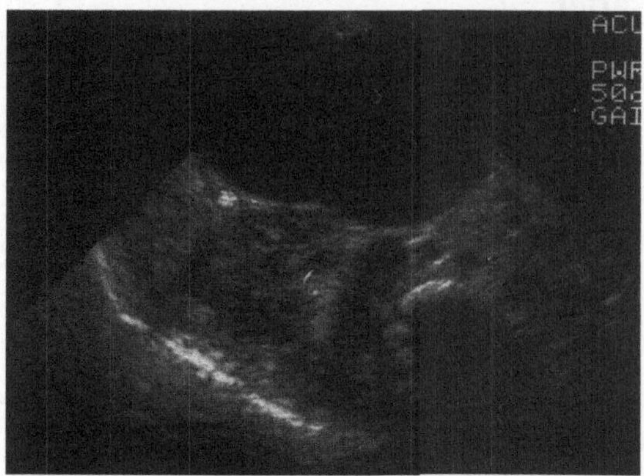

Abb. 2. Gleiche Patientin, Kontrolluntersuchung 4 Tage später. Änderung der Zystenlage, die Zyste befindet sich jetzt im rechten Oberbau. Diese langgestielte Zyste bleibt echofrei. Nach 3 Wochen vollständige Rückbildung des Befundes. Keine Komplikationen

den. Das Echomuster der Zyste spielt dabei eine wichtige Rolle, eine unkomplizierte Ovarialzyste ist echofrei (Abb. 1, 2).

Welches Schicksal können Ovarialzysten erleiden?

Sie bilden sich spontan zurück, und diese Rückbildungstendenz der Neugeborenenzysten spricht für ein konservativ-zuwartendes Vorgehen. Es besteht aber auch die Wahrscheinlichkeit, daß bei einer vorhandenen Zyste Komplikationen auftreten.

Als häufigste Komplikation ist die Torsion, Stieldrehung des Ovars, zu nennen. Die Häufigkeit einer Torsion wird beim prämenarchealen Mädchen auf etwa 13% bis 30% geschätzt.

Eine weitere Komplikation ist eine Einblutung. Kleine Einblutungen in Follikel- oder Corpus-luteum-Zysten sind nicht ungewöhnlich und müssen keine Symptome verursachen. Durch große Blutungen nehmen die Zysten an der Größe zu und werden schmerzhaft. Aufgrund der Sedimentbildung lassen sich Zysteneinblutungen sonographisch gut diagnostizieren (Abb. 3).

Eine besondere Rolle spielen Zysten des Graafschen Follikels mit vorzeitiger Geschlechtsreife. Sie können mit einer Schicht funktionierender Granulosazellen ausgekleidet sein, die genug Östrogene bilden, um bei prämenarchealen Mädchen eine vorzeitige Geschlechtsreife auszulösen. Wenn diese Zysten persistieren, werden sie häufig als östrogen-produzierende Tumoren angesehen. In den meisten Fällen gelangen die Patienten zur Untersuchung wegen vaginaler Blutungen, Brustvergrößerung und Zeichen der östrogenen Stimulation des Vaginaepithels.

Man muß annehmen, daß funktionierende Follikelzysten bei einigen Patientinnen mit pubertas praecox das Ergebnis der Stimulation mit Gonadotropinen sind. Auch bei Frühgeborenen werden hormonaktive Ovarialzysten beschrieben.

In der Zeit vor der Sonographie wurde bei tastbarem Ovarialbefund praktisch immer operiert, heute wird das chirurgische Handeln kontrovers diskutiert.

Oft ist die Zyste so groß, daß das Ovar plaqueartig in die Zystenwand eingebunden ist und eine ovarerhaltende Zystenresektion nicht gelingt. Selbst beim

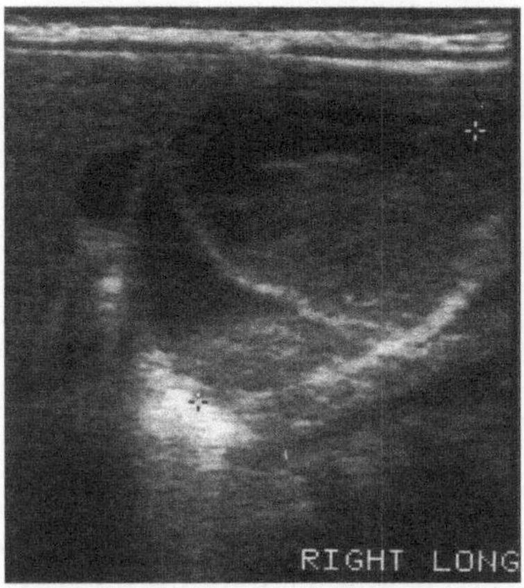

Abb. 3. Zwei Monate altes Mädchen. Einblutung in eine Ovarialzyste. Echodichte Sedimentbildungen. Torsion? Keine klinische Symptomatik

ovarerhaltenden mikrochirurgischen Vorgehen kann es Verklebungen mit der Gefahr von intraabdominellen Komplikationen geben. Weit wichtiger noch: eine Operation beseitigt nicht die oftmals unbekannte Ursache der Rezidivneigung und Östrogenproduktion.

Zusammenfassend läßt sich sagen: Durch die vermehrte Anwendung der Sonographie beim Kind werden asymptomatische Ovarzysten häufiger als früher entdeckt.

Bei vielen dieser Zysten kann ein abwartendes Verhalten unter sonographischer Verlaufskontrolle verantwortet werden.

Literatur

1. Nussbaum AR, Sanders RC, Benator M, Haller JA, Dudgeon DL (1987) Spontaneous resolution of neonatal ovarian cysts. Am J Roentgenol 148:175–176
2. Willi UV (1990) Pädiatrisch-gynäkologische Probleme. In: Schulz RD, Willi UV (Hrsg) Atlas der Ultraschalldiagnostik beim Kind. Thieme, Stuttgart New York
3. Wu A, Siegel MJ (1987) Sonography of pelvic masses in children: diagnostic predictability. Am J Roentgenol 148:1199–1202

Ultraschall, Computertomographie und Magnetresonanztomographie bei einem Kind mit Makrocephalie und Glutarazidurie Typ I

E. Doringer *, E. Plöchl, H. Schmoller, P. Weiss-Wichert

* Zentrales Röntgeninstitut der Landeskrankenanstalten Salzburg, Müllner Hauptstr. 48, A-5020 Salzburg

Einleitung

Bei der Glutarazidurie Typ I (GA-Typ I) handelt es sich um einen Mangel an Glutaryl-CoA-Dehydrogenase mit vermehrter Ausscheidung von Glutarat [1, 3]. Klinisch wird das Krankheitsbild charakterisiert durch eine progressive oder intermittierende Dystonie und Dyskinese und mentale Retardation von unterschiedlicher Schwere. Manchmal führt die Krankheit schon im Säuglingsalter zum Tod, aber auch Patienten mit fehlender klinischer Symptomatik wurden beschrieben [1]. Pathologisch-anatomisch findet man gliöse Veränderungen in den Basalganglien sowie Verfettungen in Leber, Niere und Herz [3].

Die neuroradiologischen Befunde aus Ultraschall (US), Computertomographie (CT) und Magnetresonanztomographie (MRT) dieses bisher selten publizierten Krankheitsbildes werden vorgestellt. Unseres Wissens nach handelt es sich dabei um die Erstbeschreibung der sonographischen Befunde bei GA Typ I.

Kasuistik

Alexander, 87-12-31, ist das zweite Kind einer gesunden Mutter und eines schwer nierenkranken Vaters. Schwangerschaft und Geburt waren normal. Der Kopfumfang lag bei der Geburt mit 36 cm aber schon an der Perzentile 90. Die rasche Zunahme des Kopfumfanges war zunächst klinisch das hervorstechendste Symptom, so daß bereits mit 7 Wochen die Perzentile 97 überschritten war.

Sonographiebefund mit 7 Wochen (Sonoline SL-2, Fa. Siemens): Ein Hydrozephalus als Ursache der raschen Zunahme des Kopfumfanges kann ausgeschlossen werden. Es findet sich eine geringe Prominenz beider Vorderhörner und als auffälligster Befund beidseits weite Inselzisternen mit ca. 2 cm Durchmesser.

Ein zum selben Zeitpunkt durchgeführtes Computertomogramm zeigt eine auffallende Weite der Inselzisterne bei Operkulahypoplasie, einen prominenten frontalen Interhemisphärenspalt, sowie eine geringe Entrundung beider Vorderhörner, aber keinen Hydrozephalus.

Mit 4½ Monaten ist neben der Makrozephalie eine geringe Dystonie und ein Entwicklungsrückstand festzustellen. Die blutchemischen Untersuchungen inklusive Aminosäurescreening waren negativ. Sonographisch zeigt sich die be-

Ultraschalldiagnostik '90
Walser u. a. (Hrsg.)

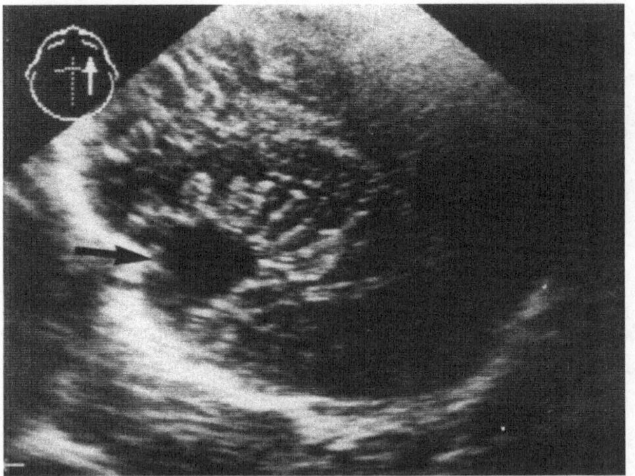

a

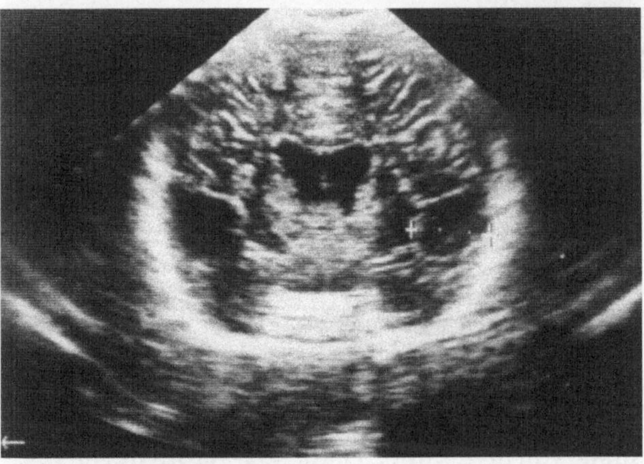

b

Abb. 1 a, b. Sonogramm mit 10 Monaten. **a** Paramedianer Längsschnitt, deutliche Weitstellung der Inselzisterne (*Pfeil*); **b** Koronare Schnittführung. Mäßig ausgeweitete Seitenventrikel, weite Inselzisterne beidseits + ··· +

kannte Weite der Inselzisternen. Die Operkulahypoplasie wird deutlicher, die Inselzisterne mißt nun 2,5–3 cm. Kein Hydrozephalus.

Mit 5½ Monaten tritt ein Krampfanfall auf, die Dystonie und Retardation nehmen zu. Die Untersuchung auf organische Säuren im Harn läßt eine vermehrte Ausscheidung von Glutarsäure erkennen und eine Glutarazidurie Typ I diagnostizieren. Die Untersuchung der Glutaryl-CoA-Dehydrogenase aus den Hautfibroblasten läßt keine meßbare Aktivität erkennen.

Sonographiebefund mit 10 Monaten (Abb. 1 a, b): Unveränderter Kontrollbefund mit weiten Inselzisternen.

MRT mit $2^3/_{12}$ Jahren (Gyroscan S15, Fa. Philips) (Abb. 2): Die frontoinsuläre Atrophie bleibt stationär. Auffallende Signalzunahme im lateralen Abschnitt des Nucleus caudatus, sowie beidseits im Putamen und periventrikulär.

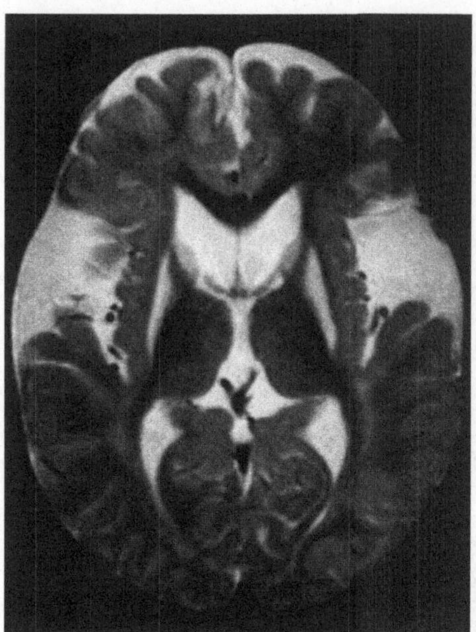

Abb. 2. MRT mit $2^3/_{12}$ Jahren. Axialer Schnitt in Höhe der Seitenventrikel, T2-Wichtung (TR 2685 ms, TE 90 ms). Frontoinsulinäre Atrophie. Deutliche Signalzunahme im Caput nuclei caudati und im Putamen beidseits

Diskussion

Das Krankheitsbild der GA-Typ I ist sehr selten, es wurde erstmals 1975 von Goodman und Mitarbeitern vorgestellt [3]. Seither wurden von 13 Autoren die kraniellen Computertomogramme von insgesamt 25 Patienten veröffentlicht [2].

Die MRT-Untersuchung wurde bisher nur bei 4 Patienten durchgeführt, eine US-Kasuistik wurde noch nie beschrieben. Wir haben daher unsere eigene Beobachtung zum Anlaß genommen, eine Zusammenstellung der bisher publizierten computertomographischen und magnetresonanztomographischen Befunde vorzunehmen [2]. Es liegen 14 Publikationen von insgesamt 26 Patienten vor, die sich mit dem neuroradiologischen Befundmuster beschäftigen. Die Beschreibung dieses Bildes ist jedoch uneinheitlich, im einzelnen wurden an CT-Kriterien bei GA-Typ I beschrieben: Flüssigkeitsansammlungen über den Konvexitäten, bilaterale subdurale Hygrome, Ausweitung der Ventrikel, Hypodensität der weißen Substanz und eine Signalintensitätszunahme im Stammgangliengebiet und periventrikulär im T2-gewichteten Kernspintomogramm [2].

Eine inkomplette Operkularisation mit deutlich sichtbarem insulären Kortex und eine frontale Atrophie ist ein häufiges Erscheinungsbild bei GA-Typ I. Es ist aber nicht bekannt, ob es sich um eine Form der frontalen Atrophie oder nicht doch um eine primäre Störung der Hirnentwicklung handelt. Auch die morphologische Basis der Veränderung in der weißen Substanz ist weitgehend unbekannt. Weiter ist das toxische Agens bisher noch nicht identifiziert worden.

Yamaguchi, der 1987 ein ähnliches Muster der lokalisierten Atrophie bei einem 7 Monate alten Kind mit GA-Typ I-Insuffizienz beschrieben hatte, nimmt an, daß dieses radiographische Bild spezifisch für diese Erkrankung sei [5]. Obwohl das bei GA-Typ I-Insuffizienz nachweisbare Befundmuster selten ist, kann es aber dennoch bei anderen schweren infantilen Enzephalopathien unbekannter Genese gefunden werden [4].

Bei unserem Patienten war die Größenzunahme des Kopfumfanges das erste klinische Symptom. Ein vergrößerter Kopfumfang wurde bei vielen der recherchierten Fälle beobachtet (9/21, 4 keine Angabe). Die Zunahme des Kopfumfanges veranlaßte auch als erstes bildgebendes Verfahren die Durchführung der Sonographie, die rasch und zuverlässig einen Hydrozephalus als Ursache der Makrozephalie ausschließen konnte. Unseres Wissens nach wurde die sonographische Beschreibung dieses Krankheitsbildes von uns erstmals publiziert [2]. Neben der CT zeigte auch die MRT ein zur CT morphologisch identes Bild, sie hat aber die bekannten Vorteile, ähnlich der US-Untersuchung ohne ionisierende Strahlung auszukommen, sowie die Möglichkeit, zusätzliche gewebsspezifische Parameter zu erhalten. Unser Patient zeigte auch eine periventrikuläre Myelinisierungsstörung, sowie eine Signalzunahme insbesondere im lateralen Caput nuclei caudati, sowie im Putamen auf T2-gewichteten Bildern (Abb. 2).

Das radiologische Befundmuster dieser Erkrankung ist derart eigenständig, daß bei Vorliegen derartiger Befunde eine Untersuchung der Glutaryl-CoA-Dehydrogenase-Aktivität der Fibroblasten erfolgen sollte, auch dann, wenn die Analyse auf organische Säuren im Harn normal ausfällt [5].

Literatur

1. Amir N, Orly N, Shalev RS, Christensen E (1989) Glutaric aciduria type I: enzymatic and neuroradiologic investigations of two kindreds. J Pediatr 114:983–989
2. Doringer E, Christensen E, Colombo JP, Wenger E, Plöchl E (1990) Ultraschall, Computertomographie und Magnetresonanztomographie bei einem Kind mit Makrozephalie und Glutarazidurie Typ I. Fortschr Röntgenstr 153:683–687
3. Goodman StI, Markey SP, Moe PG, Miles BS, Teng CC (1975) Glutaric aciduria; a „new" disorder of amino acid metabolism. Biochem Med 12:12–21
4. Gooskens RHJM, Willemse J, Faber JA, Verdonck AFMM (1989) Macrocephalies – a differentiated approach. Neuropediatrics 20:164–169
5. Yamaguchi S, Orii T, Yasuda K, Kohno Y (1987) A case of glutaric aciduria type I with unique abnormalities in the cerebral CT findings. Tohoku J Exp Med 151:293–299

Aussagekraft und Stellenwert der Duplexsonographie der Arteria renalis bei der congenitalen Ureterabgangsstenose

M. RICCABONA *, E. RING, G. FUEGER

* Univ.-Kinderklinik Graz, Auenbruggerplatz 30, A-8036 Graz

Einleitung

In der Diagnostik der congenitalen Ureterabgangsstenose haben das Sonogramm mit der Fähigkeit, Mittelechoerweiterung und Parenchymstruktur zu bestimmen, das i. v. P. mit der Darstellung und Dynamik der Kontrastmittelausschwemmung durch das Nierenhohlsystem und die Ureteren, sowie die dynamische Szintigraphie als funktionelles Verfahren zur näheren Definition des Harnstauungsgrades einen festen Stellenwert. Durch die präpartale sonographische Diagnostik werden viele Kinder mit Ureterabgangsstenosen bereits intrauterin entdeckt. Postpartal wird dann zunächst die Diagnose bestätigt, anschließend zur besseren Evaluation des Ausmaßes der Ureterabgangsstenose und zur Bestimmung allfälliger therapeutischer Notwendigkeiten, wie z. B. allfälliges operatives Vorgehen, die dynamische Szintigraphie durchgeführt.

Patienten und Methode

Die dynamische Szintigraphie unter Lasixgabe wird mit Jod^{123}-Hippuran oder Tech.^{99m} MAG3 durchgeführt. Sie zeigt uns bei diesem Patientenkollektiv drei klassische Kurventypen: Der Typ III stellt eine nonobstruktive Harnstauung dar, der Typ II spricht für die dekompensierte Obstruktion. Der Typ III B entspricht der sogenannten partiell obstruktiven Kurve, welche oft Unklarheiten über das genaue Ausmaß der Obstruktion und über die notwendige weitere Therapie bzw. die zwingende Indikation zu einem operativen Vorgehen bestehen läßt.

Bei Betrachtung der Pathogenese der hydronephrotischen renalen Atrophie zeigt sich ein Weg von der pelvinen Drucksteigerung über einen erhöhten innerrenalen Widerstand zu einer verminderten Perfusion, welche schließlich die Atrophie zur Folge hat. Anschließend erfolgt eine Stabilisierung auf einem funktionell niederem Niveau. Zur besseren Beurteilung der Perfusionssituation könnten dopplersonographische Untersuchungen zur Erfassung des Gefäßwiderstandes in den Nierenarterien mit der Bestimmung des Resistance-Index (RI) hilfreich sein.

Um dies zu untersuchen, haben wir in einer prospektiven longitudinalen Studie den Verlauf und die Entwicklung des RI an 14 Patienten mit Ureterabgangsstenose untersucht. Als Kontrollkollektiv fungierten 40 gesunde Kinder, 10 Patienten mit Pyeloplastik zumindest 2 Jahre zuvor, sowie die jeweilige kontralate-

Ultraschalldiagnostik '90
Walser u. a. (Hrsg.)

Tabelle 1. Patientendaten

	Anzahl	Alter	Range	♂:♀
Operierte Patienten	7 Pat.	21,9 Monate	Neugeboren bis 6 Jahre	4: 3
Konservativ behandelte Patienten	8 Pat.	20,4 Monate	Neugeboren bis 3 Jahre	4: 4
Postoperative Kontrollgruppe	11 Pat.	76,9 Monate	2 Jahre bis 10 Jahre	6: 5
Normale Nieren	43 Pat.	33,4 Monate	Neugeboren bis 13 Jahre	19:24
Gesamt	69 Pat.	50 Monate	Neugeboren bis 13 Jahre	33:36

rale Niere (Tabelle 1). Die Sonographie wurde nach physiologischer Hydratation durchgeführt, beide Nieren wurden beurteilt, neben dem Ausmaß der Mittelechoerweiterung und Parenchymstrukturbeurteilung wurde ein Dopplersonogramm der Nierenarterien bds. mit besonderer Zentrierung auf die Segmentarterien durchgeführt. Die Beurteilung des Dopplerspektrums erfolgte durch die Berechnung des RI's und wurde als Mittelwert mehrerer Untersuchungen gewertet.

Ergebnisse

Bei den 40 nierengesunden Kindern ergab sich ein Normalwert für den RI von 66,8 ± 2%, wobei immer beinahe symmetrische Werte erhebbar waren. Diese Werte entsprechen auch den Werten der kontralateralen Nieren der erkrankten

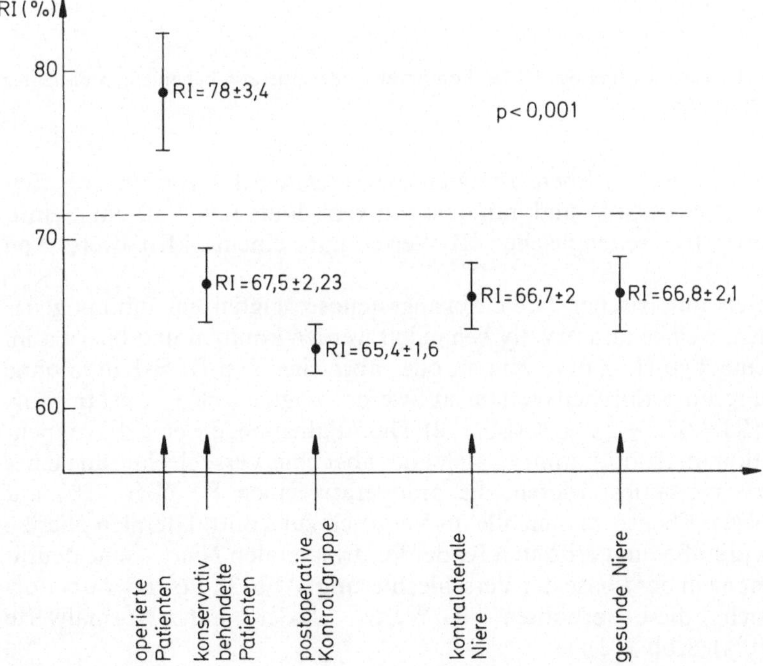

Abb. 1. Zusammenschau der Befunde: Unterschiedliche RI-Werte der einzelnen Patientenkollektive

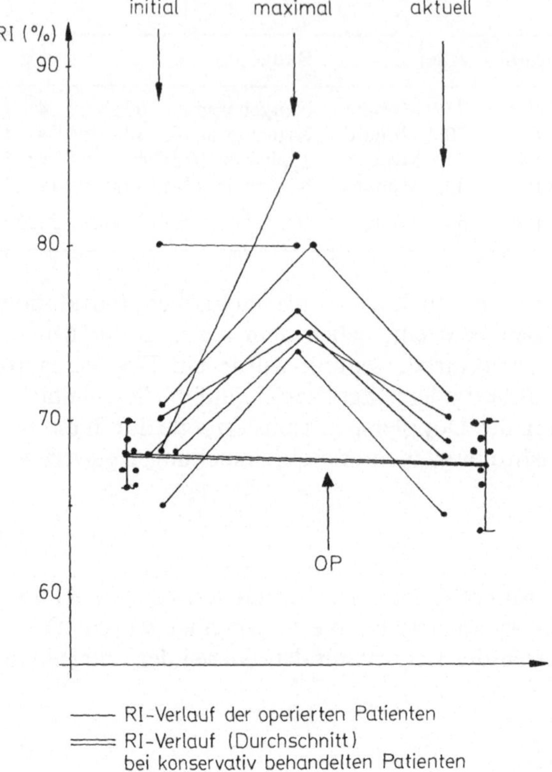

Abb. 2. Vergleich der Entwicklung des RI bei konservativ oder operativ behandelten Patienten mit Ureterabgangsstenose

Patienten (RI = 66,7 ± 2%). Ebenso zeigten die Patienten mit vor längerer Zeit durchgeführter Pyeloplastik und nonobstruktivem Kurvenverlauf im Szintigramm postoperativ seitengleiche RI-Werte mit einem Mittelwert von 65,1 ± 1,6%.

Die Patienten mit frischer Ureterabgangsstenose zeigten ein inhomogenes Bild. 7 Patienten, welche konservativ behandelt werden konnten und bis jetzt im Szintigramm eine Typ-III-Kurve zeigten oder aber eine Typ-III-B-Kurve ohne Verschlechterung im Krankheitsverlauf aufwiesen, zeigten einen konstant normal hohen RI (RI = 67,5 ± 2,2%) (Abb. 1, 2). Die 7 Patienten, die eine dekompensierte Obstruktion im Szintigramm zeigten oder aber eine Verschlechterung eines Typ-III-B-Kurvenverlaufes, wiesen alle präoperativ einen RI über 71% auf (RI = 78,2 ± 3,4%). Ebenso zeigten alle im Vergleich zur kontralateralen Niere – auch bei z. B. vitiumbedingt erhöhten RI der kontralateralen Niere – eine deutliche Seitendifferenz in der Phase der Verschlechterung (Abb. 3). Postoperativ normalisierten sich diese erhöhten RI-Werte wieder auf Normalwerte (RI = 68,3 ± 3,1%) (Abb. 1, 2).

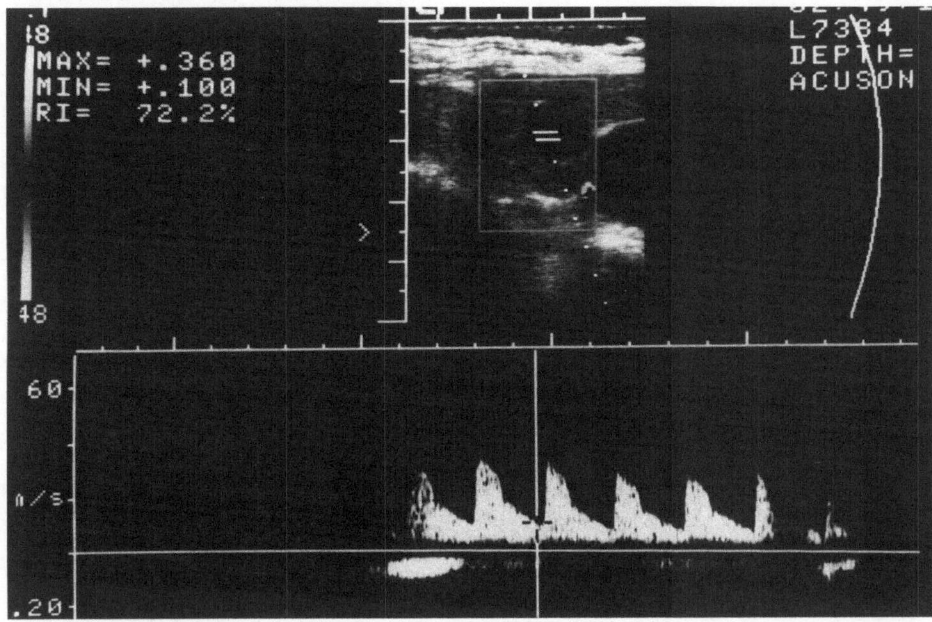

Abb. 3. Dopplersonogramm einer Nierenarterie: Bei deutlich erweitertem Hohlsystem läßt sich ein arterielles Flußsignal mit einem deutlich erhöhten RI ableiten

Zusammenfassung

Zusammenfassend kann gesagt werden, daß der RI bei dekompensierter Ureterabgangsstenose signifikant erhöht ist. Ein RI größer als 71% ist verdächtig auf eine beginnende Dekompensation. Bei unklaren Befunden, insbesondere bei fraglich erhöhtem RI (z. B. vitiumbedingt ...), kann der intraindividuelle Seitenvergleich Hilfe und Klärung bringen. Dennoch dürfte – wie bei allen Meßmethoden, auch beim Dopplersonogramm – ein Graubereich existieren, wenngleich das Dopplersonogramm unserer Auffassung nach einen wertvollen Beitrag zur besseren Differenzierung von Patienten mit unklaren Typ-III-B-Kurven im Szintigramm bei der connatalen Ureterabgangsstenose liefert. Insbesondere die postoperative Normalisierung des RI's ermöglicht auch eine Langzeitverlaufskontrolle durch diese nicht-invasive und nicht-strahlenbelastende Untersuchungsmethode. Als solche ist diese insbesondere bei engmaschigen Verlaufskontrollen, wie sie bei konservativen Therapieansätzen bei Patienten mit Typ-III-B-Kurven notwendig sind, gut verwendbar.

Schilddrüsensonographie und Antikörperstatus bei Kindern und Jugendlichen mit Diabetes mellitus (Typ I): Eine Querschnittsuntersuchung

K. Rodens, R. W. Holl, R. Rehm, E. Heinze

Universitätskinderklinik Ulm, Abteilung I, Prittwitzstr. 43, D-7900 Ulm

Eine um etwa den Faktor 30 erhöhte Prävalenz von Autoimmunthyreopathien bei Patienten mit einem Diabetes mellitus Typ I ist gut bekannt [4]. Erhöhte Titer von antithyreoidalen Antikörpern werden von verschiedenen Untersuchern bei 15–20% dieses Patientenguts gefunden [1, 3]. Thyreomegalien sollen nach herkömmlicher inspektorisch-palpatorischer Schilddrüsengrößenschätzung bei rund einem Drittel aller Typ I-Diabetiker vorhanden sein [3]. Objektive sonographische Schilddrüsenvermessungen bei dieser Patientengruppe in größerem Umfang sind rar. Ziel der vorliegenden Untersuchung war es, mittels sonographischer Methodik Schilddrüsengrößen zu objektivieren und gegebenenfalls Strukturauffälligkeiten im Vergleich zu einem Normalkollektiv aus derselben Region zu erarbeiten.

Hierzu wurden bei 57 Typ I-Diabetikern, 23 männlich und 34 weiblich, im Alter zwischen 8,5 und 22,8 Jahren sonographisch die Schilddrüsenvolumina bestimmt. Die Diabetesdauer betrug zwischen 0,5 und 18 Jahren. Bei 31 Patienten lagen zum Zeitpunkt der Sonographie aktuelle Schilddrüsen-Autoantikörperbestimmungen vor, speziell Antikörper gegen mikrosomale Antigene (MAK) und Antikörper gegen Thyreoglobulin (TAK). Bei 24 Patienten war der HLA-Typ bekannt. Als Vergleichspopulation dienten gesunde Kinder aus unserem Einzugsgebiet [2].

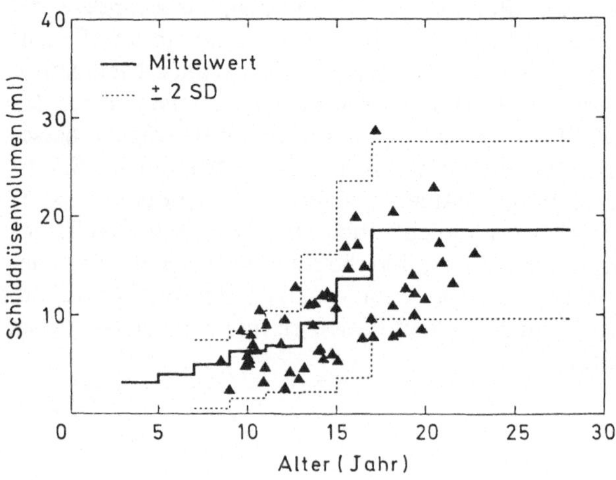

Abb. 1. Schilddrüsenvolumen bei jugendlichen Diabetikern

Ultraschalldiagnostik '90
Walser u. a. (Hrsg.)

Tabelle 1

	MAK⁺	TAK⁺	SD-AK neg.
SD-Größe (SDS)	$0{,}5 \pm 1{,}7$	$2{,}2 \pm 0{,}1$	$-0{,}5 \pm 2{,}0$
Cysten	1/7	0/3	1/24
Knoten	2/7	1/3	0/24
Inhomogenität	5/7	3/3	4/24
Echoarmut	3/7	2/3	0/24
Hyperechogenität	1/7	0/3	0/24

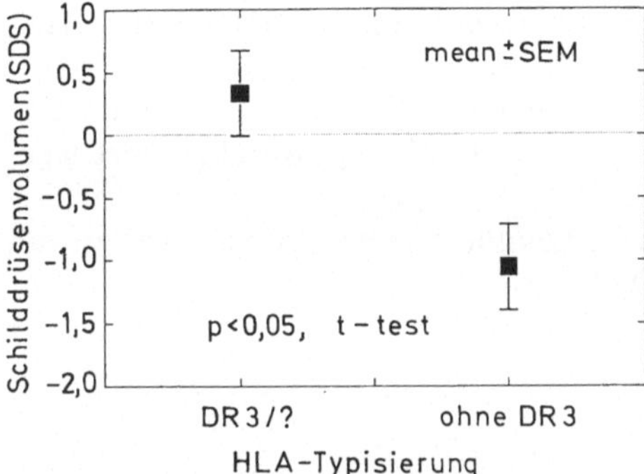

Abb. 2. HLA-Typ und Schilddrüsengröße

Verglichen mit ihnen fanden sich bei Kindern und Jugendlichen mit Typ I-Diabetes mellitus identische Schilddrüsengrößen. Der SDS-Score betrug $-0{,}31 \pm 1{,}18$ (Mittelwert ± Standardabweichung) bei absoluten Schilddrüsenvolumina zwischen 2,5 und 29 ml. Drei Diabetikerinnen wiesen eine Thyreomegalie mit Schilddrüsengrößen über dem 2-SD-Niveau auf (Abb. 1).

Nur diese drei Patientinnen hatten gleichzeitig signifikant erhöhte Autoantikörpertiter gegen mikrosomale Antigene (MAK) und Thyreoglobulin (TAK). Eine dieser Patientinnen war hyperthyreot, die beiden anderen wie alle übrigen Diabetiker euthyreot. Die Schilddrüsenstruktur bei diesen drei Patientinnen war inhomogen, zwei hatten ein echoarmes Grundmuster, eine knotige Strukturen. Bei vier weiteren Diabetikerinnen, bei denen die Schilddrüse nicht vergrößert war, fanden sich Autoantikörper nur vom MAK-Typ. Die Echostruktur der Schilddrüse bot bei diesen Patientinnen ein uneinheitliches Bild. Bei allen Patienten mit signifikant erhöhten Schilddrüsenantikörpern handelte es sich ausschließlich um Mädchen. Von den 24 antikörpernegativen Patienten bot keiner eine vergrößerte Schilddrüse. In dieser Gruppe fand sich durchweg ein echonormales Grundmuster ohne knotige Veränderungen. Vereinzelt waren Inhomogenitäten und in einem Fall eine Cyste darzustellen (Tabelle 1).

Wegen der bekannten Assoziation sowohl des Diabetes mellitus als auch der Autoimmunothyreopathien mit dem HLA-Antigen DR 3 wurde der Zusammenhang zwischen dem exprimierten HLA-Allel und der Schilddrüsengröße untersucht. Dabei verglichen wir die Schilddrüsengrößen aller Patienten mit dem

HLA-Antigen DR 3 (n = 16) mit den Schilddrüsengrößen der Nicht-DR 3-Diabetiker (n = 8). Der Größenunterschied mit deutlich größeren Schilddrüsenvolumina bei den DR 3-Diabetikern war statistisch signifikant (Abb. 2). Alle drei TAK-positiven thyreomegalen Patientinnen waren heterozygote Träger des HLA-DR 3-Antigens.

Schlußfolgerungen

Vergrößerte Schilddrüsen sind bei Typ I-Diabetikern nicht häufiger zu finden als in einer regionalen Vergleichsgruppe. Eine Thyreomegalie ist in der Regel Ausdruck einer Autoimmunthyreopathie.

Vor allem bei weiblichen Patienten sollte deshalb eine Bestimmung der Schilddrüsen-Autoantikörper, insbesondere vom TAK-Typ, durchgeführt werden.

HLA-DR 3 prädisponiert vermutlich zu Schilddrüsenvergrößerungen durch eine Autoimmunthyreopathie bei Typ I-Diabetes.

Literatur

1. Gilani BB et al. (1984) J Pediatr 105:218–222
2. Homoki J et al. (1990) Monatsschr Kinderheilkd 138:115–120
3. Kehr S et al. (1985) Monatsschr Kinderheilkd 133:738–742
4. Payani H et al. (1989) Genet Epidemiol 6:137–141

Geburtshilfe – Gynäkologie – Mamma

Amniocentese, Placentese und Cordocentese zur Abklärung auffälliger Ultraschallbefunde im 2. und 3. Schwangerschaftstrimenon

D. Grab*, G. Barbi, I. Kennerknecht, R. Terinde

* Universitäts-Frauenklinik Ulm, Prittwitzstr. 43, D-7900 Ulm

Das Erheben eines suspekten Ultraschallbefundes in der Schwangerschaft sollte – nach entsprechender Beratung der Schwangeren – das Angebot einer cytogenetischen Abklärung nach sich ziehen. Dabei haben Placentese und Cordocentese gegenüber der Amniocentese den Vorteil der wesentlich schnelleren Verfügbarkeit des Ergebnisses. Insbesondere die Placentese hat in jüngster Zeit rasche Verbreitung gefunden [2], wobei die einfache Anwendbarkeit der Methode und die Möglichkeit der Chorionzottendirektpräparation, die eine Karyotypisierung innerhalb weniger Stunden erlaubt, als besondere Vorteile dieser Methode gelten [3]. Auf der anderen Seite sind Fälle publiziert, bei denen die Karyotypen von Feten und Chorionzotten nicht übereinstimmen [1]. Die Beurteilung derartiger diskrepanter Befunde ist im Einzelfall schwierig, da Chorionzotten nicht in jedem Fall den Feten repräsentieren. Anhand eines Kollektivs von 202 Schwangeren, bei denen wegen eines auffälligen Ultraschallbefundes eine Chromosomenanalyse durchgeführt wurde, werden die verschiedenen Untersuchungsmethoden einander gegenübergestellt.

Patientengut und Ergebnisse

Das Untersuchungskollektiv umfaßt 202 Schwangere, bei denen zwischen der 14. und 37. Schwangerschaftswoche im Zeitraum 9/83–4/90 wegen eines auffälligen Ultraschallbefundes eine cytogenetische Untersuchung aus Fruchtwasser (n = 77), fetalem Blut (ab 10/84, n = 64) oder transabdominal gewonnenen Chorionzotten (ab 3/87, n = 61) durchgeführt wurde. Abbildung 1 zeigt die einzelnen Ultraschalldiagnosen, die zur Karyotypisierung führten (Mehrfachnennungen möglich) und die jeweilige Rate der Chromosomenaberrationen. Insgesamt wiesen 42 Fälle (= 20,7% des Gesamtkollektives) einen pathologischen cytogenetischen Befund auf. Während in der Amniocentesegruppe alle Punktionen erfolgreich waren und in allen 71 Fällen ein eindeutiger cytogenetischer Befund erstellt werden konnte, gelang es in der Cordocentesegruppe in 2 von 64 Fällen nicht, fetales Blut zu gewinnen. In der Placentesegruppe war in 5 von 61 Fällen wegen zu geringer Aspirationsmenge keine Befundung möglich.

Diskrepante cytogenetische Befunde traten ausschließlich in der Placentesegruppe auf. In zwei Fällen, bei denen die Chorionzottendirektpräparation einen normalen Chromosomensatz ergeben hatte, wies das fetale Gewebe im einen Fall

Ultraschalldiagnostik '90
Walser u. a. (Hrsg.)

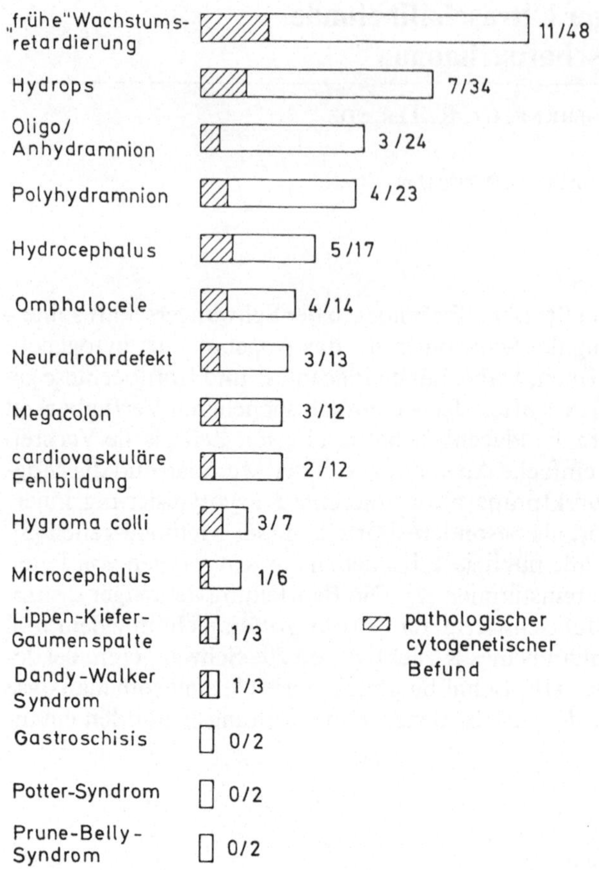

Abb. 1. Durch Chromosomenanalyse abgeklärte Ultraschalldiagnosen

Tabelle 1. „Falsch negative" Befunde

	Ultraschallbefund	Chorionzotten-direkt-präparation	Verlauf	Nachuntersuchung
43 jlVG 17 SSW.	Omphalocele, pes equinovarus, Pfötchenstellung der Hände, Retrognathie	46,XY (AC47,XY, +18)	Abruptio in der 19. SSW.	Chorionzottendirekt-präparation 46,XY Chorionzottenlangzeit-kultur 47,XY, +18 fetales Gewebe 47,XY, +18
30 jlG 26 SSW.	Extreme Wachs-tumsretardierung, Oligohydramnion, Retrognathie	46,XY (FBS 69,XXY)	Spontan-geburt 39. SSW., sub partu verstorben	Chorionzottendirekt-präparation 46,XY Chorionzottenlangzeit-kultur 46,XY Kindl. Lymphocyten 69,XXY Fibroblasten 69,XXY extreme Dystrophie (760 g)

Tabelle 2. „Falsch positive" Befunde

	Ultraschallbefund	Chorionzotten-direkt-präparation	Verlauf	Nachuntersuchung
28 jIIG 36 SSW.	Erhebliche Wachstumsretardierung, Oligohydramnion	46,XX/49XX, +6,+21,+22	Sectio wegen drohender kindl. Asphyxie 38. SSW.	Chorionzottendirektpräparation ∅ Mitosen Chorionzottenlangzeitkultur 46,XX/49,XX, +6,+21,+22 Fibroblasten 46,XX Kindl. Lymphocyten 46,XX Dystrophie (1420 g), keine Dysmorphiezeichen
20 jIG 34 SSW.	Mäßige Wachstumsretardierung, Oligohydramnion, Hydrops placentae	47,XY,+16	Sectio wegen drohender kindl. Asphyxie 37. SSW.	Fibroblasten 46,XY Kindl. Lymphocyten 46,XY Dystrophie (2210 g), Hypospadie

eine Trisomie 18, im anderen Fall eine Triploidie auf (Tabelle 1). Da es sich in beiden Fällen um hochgradig auffällige Ultraschallbefunde gehandelt hatte, war parallel eine Amniocentese bzw. eine Nabelschnurpunktion durchgeführt worden, so daß beide Fälle dennoch pränatal richtig diagnostiziert wurden. Die Nachuntersuchung von Placentagewebe post interruptionem bzw. post partum bestätigte den Normalbefund in der Langhansschen Zellschicht (Direktpräparation) in beiden Fällen, im Fall der Trisomie 18 wies das Mesenchym (Langzeitkultur) ebenfalls die Aberration auf, während im Fall der Triploidie auch die Langzeitkultur einen unauffälligen cytogenetischen Befund erbrachte.

In zwei weiteren Fällen ergab die Chorionzottendirektpräparation pathologische Chromosomensätze (einen Mosaikbefund und eine Trisomie 16, s. Tabelle 2), die sich bei der Nachuntersuchung kindlicher Fibroblasten nicht bestätigten. In beiden Fällen handelte es sich um dystrophe Neugeborene.

Kommentar

Die hohe Rate von ca. 20% pathologischen Chromosomenbefunden unterstreicht die Notwendigkeit, einer Schwangeren eine Karyotypisierung anzubieten, wenn bei ihr ein auffälliger sonographischer Befund erhoben wurde. Dabei stellt die Amniocentese nach wie vor die Standardmethode dar.

Die Placentese ist im Vergleich zur Cordocentese zwar technisch wesentlich einfacher, hatte aber in unserem Kollektiv die höchste Versagerquote hinsichtlich des Biopsieerfolges und der Aussagekraft des cytogenetischen Befundes.

In den Fällen, in denen es darauf ankommt, einen auffälligen Ultraschallbefund durch rasche Karyotypisierung abzuklären, ist die Untersuchung kindlicher Lymphocyten der Chorionzottendirektpräparation hinsichtlich der diagnostischen Sicherheit klar überlegen.

Literatur

1. Callen DF, Korban G, Dawson G et al. (1988) Extra embryonic/fetal karyotypic discordance during diagnostic chorionic villus sampling. Prenat Diagn 8:453–460
2. Holzgreve W, Miny P, Schloo R and participants of the „late cvs" registry (1990) „Late cvs" international registry compilation of data from 24 centers. Prenat Diagn 10:159–167
3. Holzgreve W, Miny P, Gerlach B, Westendorp A, Ahlert D, Horst J (1990) Benefits of placental biopsies for rapid karyotyping in the second and third trimester (late chorionic villus sampling) in high risk pregnancies. Am J Obstet Gynecol 162:1188–1192

Ergebnisse zur Frühamniozentese zwischen der 8. und 14. Schwangerschaftswoche

R. Terinde, D. Grab, A. Halbmeyer, J. Keckstein, I. Kennerknecht *, R. Kirchmayr, W. Vogel *

* Universitätsfrauenklinik Ulm, Abt. Klinische Genetik der Universität Ulm, Prittwitzstraße 43, D-7900 Ulm

Anlaß zu unserer Pilotstudie zur Frühamniozentese gab eine Veröffentlichung von Elejalde und Mitarbeitern im Januar dieses Jahres [2]. Elejalde berichtete über 322 Amniozentesen zwischen den Wochen 9 und 14 verglichen mit 293 Amniozentesen der Wochen 15 und 16. Es handelt sich immer um vollendete Schwangerschaftswochen, die Studie beginnt also mit der 10. SSW nach konventioneller deutscher Zählweise. Im Jahr 1990 wurden in der Sektion Pränataldiagnostik der Universitätsfrauenklinik Ulm über 400 Amniozentesen in der 13. und 14. SSW im Routineprogramm durchgeführt und ohne Probleme zum Ergebnis gebracht. Damit kommen wir dem Ziel nahe, einen eventuellen Schwangerschaftsabbruch vor der 18. SSW – also der Wahrnehmung von Kindsbewegungen – vornehmen zu können. Der Patientin bleibt jedoch nicht die körperlich und psychisch belastende Prostaglandineinleitung erspart. Sollte es jedoch möglich sein, eine Amniozentese in der 10./11. SSW vorzunehmen und eine Chromosomenanalyse innerhalb von 3 Wochen zu erstellen, könnte der Schwangerschaftsabbruch einzeitig vor Ende der 14. SSW durchgeführt werden. Dieses Ziel läßt sich durch eine Chorionbiopsie in der 10./11. SSW ohne weiteres erreichen. Die eigenen negativen Erfahrungen – zweimal falsch positive und zweimal falsch negative Ergebnisse – im CVS-Programm veranlassen uns, den Weg der bewährten Fibroblastenkultur in Form einer Frühamniozentese weiter zu verfolgen. Elejalde und Mitarbeiter berichten über 3 Fälle in der 10. SSW – es wurden jeweils 9 ml Fruchtwasser entnommen –, die im Mittel innerhalb von 15 Tagen zum Abschluß gebracht werden konnten, 6 Fälle in der 11. SSW (10 ml Fruchtwasser) benötigten 27 ± 12 Tage, 18 Fälle in der 12. SSW (11 ml Fruchtwasser) 20 ± 6,4 Tage. Die Schwangerschaften verliefen danach ungestört. In der 8. SSW beträgt die Fruchtwassermenge ca. 8 ml, hält man sich an die 10–30% Regel der maximalen Fruchtwasserentnahme nach Elejalde, dürften nur 0,8–2,4 ml entnommen werden, für die 9. SSW mit 15 ml Fruchtwasser 1,5 bis 3,5 ml.

Da mit 10 ml Fruchtwasser in der 11. SSW nach der Elejalde-Studie 33% der Gesamtmenge entnommen wurden, schien es uns nicht gerechtfertigt, Amniozentesen in der 10./11. SSW als sog. „Ernstfälle" vorzunehmen – bei der üblichen Amniozentese in der 16. SSW entnimmt man mit 20 ml nur 10% der Gesamtmenge.

Zur Erprobung der Praktikabilität einer Frühamniozentese zwischen der 8. und 14. SSW haben wir 91 Frauen nach Aufklärung über den Sinn der Untersuchung gebeten, eine Frühamniozentese in Narkose vor dem legalen Schwangerschaftsabbuch vornehmen zu dürfen.

Ultraschalldiagnostik '90
Walser u. a. (Hrsg.)

Die Frühamniozentese wird von erfahrenen Ärzten unter Ultraschallsicht mit einer G-Nadel durchgeführt. Bis zur 12. SSW läßt sich die Chorion-Amniozentese nur teilweise darstellen (Abb. 1). Nach Abschluß der Fruchtwasseraspiration wurde versucht, Chorionzottenmaterial in einer einzigen Aspiration zu gewinnen. Das Ziel der Studie war jedoch, Fruchtwasser zu erhalten, und nicht eine transabdominale Zottenentnahme.

Bis zur 11. Schwangerschaftswoche war es mitunter schwierig, Fruchtwasser zu gewinnen, die Nadel mußte dann in gefährliche Nähe zum Embryo geführt werden. Wie die zum Teil sehr niedrigen Aspirationsmengen zeigen, können wir nicht in allen Fällen sicher sein, Amnionflüssigkeit gewonnen zu haben. Wahrscheinlich wurde in einigen Fällen extraembryonales Zölom gewonnen. Das Trauma durch eine 20 G-Nadel für die Uteruswand kann vernachlässigt werden, in mehreren Pelviskopien zur Tubensterilisation haben wir keine Blutungen aus der Einstichstelle gesehen. Wir würden eine 22 G-Nadel für die Frühamniozentese bevorzugen, wenn auf eine Chorionzottenentnahme verzichtet wird. Ziel der Studie war es, soviel Fruchtwasser wie möglich zu gewinnen. Unter 91 Punktionen mußte nur einmal in der 12. SSW ein Mißerfolg verzeichnet werden (Tabelle 1). Zwischen der 8. und 10. SSW mußten wir uns teilweise mit minimalen Fruchtwassermengen (0,5 ml) zufriedengeben. Wahrscheinlich wurde in diesen Fällen wie oben erwähnt extraembryonales Zölom und nicht Amnionflüssigkeit gewonnen. Ein sprunghafter Anstieg ließ sich in der 10. SSW mit 4,2 ml im Mittel und 15,3 ml in der 11. SSW verzeichnen. Chorionzottenmaterial wurde nur durchschnittlich in 37% der Punktionen gewonnen. Diese geringe Erfolgsrate zeigt, daß es nicht sinnvoll ist, die Methoden Frühamniozentese und transabdominale Zottenbiopsie miteinander zu verbinden.

Zur Fibroblastenkultur wurde bis zur 13. SSW Chang Medium mit 10% fetalem Kälberserum eingesetzt. Ab der 13. SSW verwendeten wir das normale Medi-

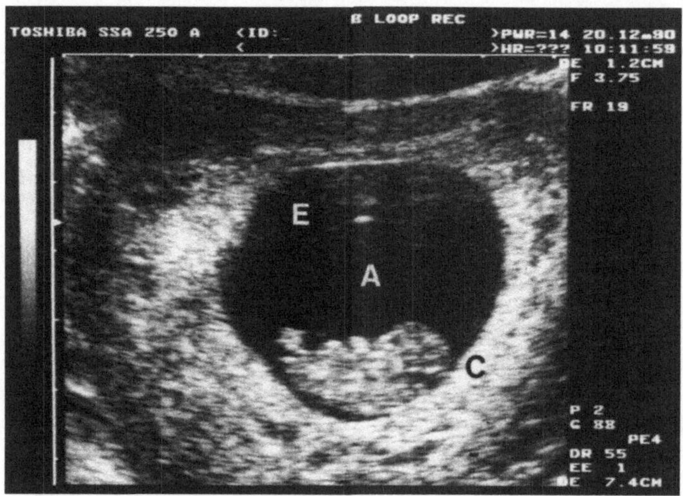

Abb. 1. Amnion- und Chorionverhältnisse in der 11. Schwangerschaftswoche (*A* Amnion, *E* extraembryonales Coelom, *C* Chorion)

Tabelle 1. Ergebnisse einer Pilotstudie zur frühen Amniozentese und CVS, Nov. 89–Sept. 90

SSW	Anzahl der Punktionen	∅ Fruchtwassermenge in ml	∅ Zottenmenge in mg	Mißerfolg		
				Fruchtwasser	Zotten	%
8	9	1,4 (0,4– 3,0)	9,4 (2–20)	–	2	11
9	17	2,5 (0,5– 6,5)	15 (3–50)	–	8	47
10	22	4,2 (0,4–14)	8,1 (2–30)	–	5	23
11	21	15,3 (4 –30)	8,4 (2–20)	–	8	38
12	9	18,0 (12 –23)	3,3 (2–5)	1	6	66
13	9	22,7 (15 –50)	11 (5–25)	–	4	44
14	4	19,8 (13 –27)	4 (3–5)	–	2	50
Summe	91					∅37

Tabelle 2. Zytogenetische Ergebnisse einer Pilotstudie zur Frühamniozentese 8.–14. SSW, Nov. 89–Sept. 90

SSW	Anzahl der Ansätze (3 Flaschen)	∅ Fruchtwassermenge in ml	∅ Kulturdauer bis zum Abbruch	∅ Anzahl der Clone	Mißerfolge
8	8	1,4	16,8 (9–26)	26 (8– 45)	4
9	16	2,5	18,3 (12–24)	18 (7– 35)	9
10	20	4,2	17,6 (9–25)	24 (1– 50)	12
11	21	15,3	15,4 (9–26)	29 (1– 94)	4
12	8	18,0	14,2 (10–25)	59 (17–130)	2
13	8	22,7	13,3 (10–21)	43 (17– 87)	–
14	4	19,8	14,3 (11–18)	66 (10–142)	–
Summe	85			(36%)	31

um (MEM). Bis zur einschließlich 10. SSW betrug die Mißerfolgsrate zur Erstellung eines zytogenetischen Ergebnisses über 50%, in der 11. und 12. SSW nur noch 25%. Eliminiert man 2 Kulturversager durch Infektion in der 11. SSW, bleibt lediglich ein Mißerfolg von 10% (Tabelle 2).

Es erscheint aus mehreren Gründen sinnvoll, die Punktions- und Kulturergebnisse in der 11. SSW zu verbessern. So beträgt nach Berle [1] die natürliche Abortrate bei Frauen mit 35 Lebensjahren und älter vor der 10. SSW 22,2% gegenüber 1,9% nach der 10. SSW. Er schlußfolgert daraus, daß auch eine Chorionzottenbiopsie sinnvollerweise erst nach der 10. SSW durchgeführt werden sollte. Dies gilt insbesondere für eine Frühamniozentese, da hier neben der traumatischen Nadelinsertion erhebliche Fruchtwasservolumina entfernt werden. Stripparo und Mitarbeiter [3] zeigten in einer größeren Anzahl von Frühamniozentesen, daß es einen signifikanten Unterschied in der Abortrate 2 Wochen nach der Fruchtwasserpunktion zwischen der 12. und 13. SSW und der 14./15. SSW gibt. Die Abortrate unterschied sich mit 11:1%. Entsprechend der Arbeit von Berle kann dieser große Unterschied nicht der erhöhten natürlichen Abortrate in früheren Schwangerschaften zugeschrieben werden. Es ist also notwendig, Fruchtwasser einzusparen und dennoch eine hohe Anzahl an Fibroblasten zu gewinnen. Wir werden in weiteren Studien versuchen, die zur Diagnostik erforderliche Fruchtwassermenge nach Ausfilterung der Fibroblasten zu senken.

Literatur

1. Berle P, Weiss E (1990) Spontanabortrate in Abhängigkeit des Zeitpunktes des fetalen Vitalitätsnachweises. Geburtsh Frauenheilk 50:959–963
2. Elejalde BR, de Elejalde MM, Acuna JM, Thelen D, Trujillo C, Karrmann M (1990) Prospective study of amniocentesis performed between weeks 9 and 16 of gestation: its feasibility, risks, complications and use in early genetic prenatal diagnosis. Am J Med Genet 35:188–196
3. Stripparo L, Buscaglia M, Longatti L et al. (1990) Genetic amniocentesis: 505 cases performed before the sixteenth week of gestation. Prenatal Diagnosis 10:359–364

Frühe pränatale Diagnostik mit der Vaginalsonographie

H. J. VOIGT

Universitäts-Frauenklinik Erlangen-Nürnberg, Universitätsstr. 21/23, D-8520 Erlangen

Die Vaginalsonographie ermöglicht gegenüber der Abdominalsonographie eine frühere und bessere Detaildarstellung embryonaler und fetaler Strukturen. Es liegt daher nahe, die Vorteile der Vaginalsonographie der frühen pränatalen Ultraschalldiagnostik dienstbar zu machen. Nach der 16. SSW erscheint der Indikationsbereich der Endosonographie eingeschränkt, da der Uterus sich aus dem kleinen Becken hinausentwickelt. Trotzdem lassen sich auch dann noch im unteren Uterinsegment gelegene fetale Anteile vaginalsonographisch besser darstellen. Dies gilt vor allem bei durch Oligo-Anhydramnie beeinträchtigten Übersichtsverhältnissen. An der Univ.-Frauenklinik Erlangen werden seit Januar 1989 alle Fälle mit unzureichender abdominal-sonographischer Darstellung oder nicht präzisierbaren Auffälligkeiten endosonographisch nachuntersucht. Die Ergebnisse der in einem Zeitraum von 18 Monaten untersuchten 63 Fälle sind in Tabelle 1 zusammengefaßt.

Die vaginalsonographische Darstellung klinisch relevanter Entwicklungsanomalien ist im ersten Trimenon vor allem auf das embryonale Körperumrißbild beschränkt. Im Rumpf- und Nackenbereich zeigt sich, wie auch in der frühen Fetalentwicklung, ein Hautödem als Ausdruck einer möglicherweise pathologischen Embryonalentwicklung. Auf die Bedeutung der Nackenödeme haben zuerst Benaceraff et al. [1] aufmerksam gemacht. Unsere Erfahrung mit der Karyotypisierung bei diesen embryonalen Stigmata sind an anderer Stelle beschrieben worden [3]. Früher wurde die abdominalsonographische Verdachtsdiagnose erst im zweiten Trimenon gestellt und durch die schnelle Karyotypisierung nach Amniocentese abgesichert. Bei den hier mitgeteilten Fällen konnte der Verdacht meist deutlich früher durch eine Chorionzottenbiopsie im ersten Trimenon bestätigt werden. Tabelle 2 gibt die Ergebnisse der schnellen Karyotypisierung und die vaginalsonographischen Ultraschallbefunde wieder. Hervorzuheben ist hierbei die Erfassung der früh nachweisbaren Stigmata einer Chromosomenanomalie. Mit zwei Ausnahmen war keine mütterliche Altersindikation zur Karyotypisierung gegeben. Damit erscheinen Nacken- und Rumpfödeme als früheste, bereits ab der 10. SSW sonographisch faßbare Hinweise auf chromosomale Aberrationen, lange bevor die bisher bekannten Sequenzen sonomorphologischer Veränderungen der Trisomie 18, des Turner-Syndroms und der Triploidie erkennbar sind [2]. Die Trisomie 21 nimmt hier eine Sonderstellung ein, da ihre Stigmata schwer erfaßbar sind und die Nackenödeme zur Zeit der regulären Screening-Untersuchung bereits zurückgebildet sein können.

Ultraschalldiagnostik '90
Walser u. a. (Hrsg.)

Tabelle 1

Problem bei der transabdominalen Sonographie		Transvaginale Ultraschalldiagnose	
Unscharfe Konturen der nuchalen oder dorsalen Region (n = 22)	10.–14. SSW	Verdickte oder ödematöse Nackenfalte	(n = 11)
		Hygroma colli	(n = 6)
		Generalisiertes Ödem und Pleuraerguß	(n = 4)
		Steißteratom	(n = 1)
Unsichere Darstellbarkeit cephaler und cerebraler Strukturen (n = 18)	11.–14. SSW	Anencephalus	(n = 6)
		Hydrocephalus	(n = 2)
		Encephalocele	(n = 1)
		Holoprosencephalie	(n = 1)
		Nackenödem	(n = 3)
Thorakopagus (n = 1)	14. SSW	Gemeinsames Herz	
Unsichere Darstellbarkeit der ventralen Körperwand (n = 7)	15.–18. SSW	Gastroschisis	(n = 2)
		Omphalocele	(n = 2)
		Thoracogastroschisis mit Ectopia cordis	(n = 1)
		Amnionbändersyndrom	(n = 2)
des Gesichtes (n = 2)	16.–17. SSW	Lippen-Kiefer-Gaumenspalte	
Oligo-Anhydramnie (n = 18)	15.–20. SSW	Potter-Syndrom	(n = 7)
		Polyzystische Nierendysplasie	(n = 4)
		Sirenomelie bzw. caudale Regression	(n = 2)
		VATER-Assoziation	(n = 2)
		Schwere plazentare Insuffizienz	(n = 3)

Tabelle 2. Ergebnisse der schnellen Karyotypisierung (n = 31)

Chromosomale Aberration		Vaginaler Ultraschall
Ullrich-Turner-Syndrom (45 X0)	(n = 9)	Nackenödem Hygroma Colli
Down-Syndrom (Tris. 21)	(n = 7)	Nackenödem Generalisierte Ödeme Pleuraergüsse
Triploidie (69XXX,69XXY)	(n = 6)	Hydrocephalus Nackenödem
Edwards-Syndrom (Tris. 18)	(n = 4)	Generalisierte Ödeme Pleraergüsse Hydrocephalus
Normaler Karyotyp	(n = 6)	z. B. schwere plazentare Perfusionsstörung (Doppler) VATER-Assoziation

Im Kopfbereich fallen am frühesten Kontinuitätsstörungen der Schädelkontur auf. Die Ossifikationszentren des Os frontale und Os parietale ermöglichen eine Orientierung ab der 10. SSW. Intracerebral machen das Mittelecho und der Plexus choroideus in den noch relativ weiten Ventrikeln ab der 9.–11. SSW eine Orientierung möglich. So gelang es, anencephale Embryonen und Feten mit strukturellen Hirnfehlbildungen zu erfassen. Deren Erkennung ist bei den in dieser Entwicklungsperiode ohnehin weiten Liquorräumen schwierig. Die Indikation zur Karyotypisierung muß hierbei sehr streng gestellt werden. In den hier geschilderten Fällen konnten jedoch zugrunde liegende Chromosomenaberrationen wie Triploidien und die Trisomie 18 aufgedeckt werden.

Auch nach Abschluß des ersten Trimenons kann der Einsatz der Vaginalsonographie erfolgreich sein. Im zweiten Trimenon wurden bei Oligoanhydramnie auch ohne die sonst übliche Amnionauffüllung das originäre Potter-Syndrom, polycystische Nierendysplasien und caudale Regressionssyndrome diagnostiziert. In Fällen mit Ausschluß einer solchen Anomalie fand sich als Ursache der Oligo-Anhydramnie eine schwere plazentare Insuffizienz. Die dopplersonographischen Befunde sprachen für einen hohen plazentaren Perfusionswiderstand mit Versiegen des enddiastolischen Flusses bzw. einer Flußumkehr.

Nach unseren Erfahrungen ließen sich mit der transvaginalen Sonographie detailliertere Befunde erheben, aus denen sich für den Einzelfall wesentliche diagnostische und therapeutische Schritte ableiten ließen. Ihr Indikationsbereich kann um die Fragestellungen der frühen pränatalen Diagnostik erweitert werden. Noch muß der Untersucher das anatomische Korrelat zur embryonalen Sonoanatomie in den Lehrbüchern und Atlanten der Embryologie suchen, um so zu einer Interpretation des Gesehenen zu gelangen. Vor einer Fehldeutung, wie der physiologischen Nabelhernie der 9. bis 11. SSW und der physiologischerweise relativ weiten Hirnventrikel muß gewarnt werden. Um dem Mißbrauch der Geschlechtsbestimmung vorzubeugen, sollte der Untersucher entsprechend der Übereinkunft einer zurückgehaltenen Mitteilung des Geschlechtes wie bei der Chorionzottenbiopsie verfahren.

Literatur

1. Benaceraff BR, Barrs VA, Laboda LA (1985) A sonographic sign for the detection in the second trimester of fetuses with Down's syndrome. Am J Obstet Gynaecol 151:1078–1079
2. Rehder H (1979) Fetal-Pathologie bei pränataler Diagnostik. Habilitationsschrift, Med Hochschule Lübeck
3. Voigt HJ, Claussen U, Ulmer R (1986) Das fetale Nackenödem – früher sonographischer Hinweis auf eine Chromosomen-Anomalie. Geburtsh Frauenheilk 46:879–882

Pathologischer Dopplerbefund – diastolischer Flußverlust: Nabelschnurpunktion und fetale Blutgasanalyse als Entscheidungshilfe bei perinatologischen Hochrisikofällen

H. Steiner, R. Lassmann, A. Staudach, H. Schaffer, M. Batka

Landesfrauenklinik Salzburg, Müllner Hauptstr. 48, A-5020 Salzburg

Einleitung

Feten, die hämodynamische Veränderungen im Sinne eines diastolischen Nullflusses oder Rückflusses in Nabelarterie und/oder Aorta zeigen, weisen in der Regel eine Reihe von geburtshilflichen Risikofaktoren auf. In erster Linie sind hier die intrauterine Dystrophie bei niedrigem Gestationsalter mit allen Folgeproblemen der Unreife anzuführen. Dadurch bedingt ist das größere Risiko einer fetalen Schädigung durch die höhere Hypoxie- und Azidosegefährdung. In dieser Gesamtsituation ist das Monitoring des fetalen Zustandes und vor allem die Entscheidung über den bestmöglichen Zeitpunkt der Entbindung von essentieller Bedeutung. Die Doppleruntersuchung leistet ihren Beitrag in der Feststellung der Wachstumsretardierung ebenso wie in der aktuellen Zustandsdiagnostik. In Fällen, in denen das nicht invasive diagnostische Programm Fragen offen läßt, kann die Nabelschnurpunktion und Evaluierung von Asphyxieparametern eine wertvolle Entscheidungshilfe für das geburtshilfliche Management sein [1, 2].

Material und Methodik

Retrospektiv wurden 12 Fälle mit diastolischem Flußverlust (kompletter diastolischer Block) und 8 Fälle mit Reverseflow analysiert. Dies entspricht allen Fällen dieser Dopplerbefunde in Nabelarterie und Aorta der Jahre 1988–1990. Die Doppleruntersuchungen wurden entsprechend den Richtlinien der Arbeitsgemeinschaft für Dopplersonographie der Deutschen Gesellschaft für Gynäkologie und Geburtshilfe durchgeführt (Filterwahl, Mindestfrequenzshift, Untersuchungsbedingungen).

Die Nabelvenenpunktionen wurden ultraschallgezielt mit 0,5 oder 0,7 mm Nadeln durchgeführt. Aus dem fetalen Blut wurde Astrup, Laktat und Erythropoeseparameter fakultativ, bestimmt. Ebenso fakultativ wurde eine rasche Karyotypisierung aus der Lymphozytenkultur durchgeführt.

Ergebnisse und Diskussion

Die perinatalen Parameter bei diastolischem Nullfluß werden in Tabelle 1 (Nabelschnurpunktion) und Tabelle 2 (primäre Sektio am wehenfreien Uterus) dar-

Ultraschalldiagnostik '90
Walser u. a. (Hrsg.)

gestellt. Tabelle 3 zeigt die Daten der lebendgeborenen Kinder (ebenfalls durch primäre Sektio am wehenfreien Uterus) mit Reverseflow. Deutlich ist der Unterschied zwischen den Daten bei Null- und Reverseflow vor allem im pH-Wert. Während Feten mit Nullflow in der Regel einen pH-Wert > = 7,20 aufweisen, findet man bei all jenen mit Reverseflow bereits ohne Weheneinwirkung eine deutliche Azidose. Die Mittelwerte der Nabelarterien betragen 7,26 bzw. 7,11. Das Gestationsalter ist bei Reverseflowkindern im Mittel um mehr als 3 Wochen geringer, die Geburtsgewichte liegen hier alle unter 1 000 g, im Mittel 695 g. Alle Reverseflowkinder waren schwer dystroph mit einem Geburtsgewicht an oder unter der 3. Perzentile (nach Hohenauer).

Bei den Nullflowkindern trifft das nicht für alle zu. Die Apgarwerte können aufgrund des differenten Gestationsalters nicht direkt verglichen werden, jedoch zeigen sich auch hier Unterschiede. Die perinatale Mortalität beträgt nach Aus-

Tabelle 1. Gestationsalter in Wochen (*GA*), Geburtsgewichtsperzentile (*Perc.*), Nabelvenen-pH (*NVpH*) und Nabelvenenlaktat bei diastolischem Flußverlust in Nabelarterie und fetaler Aorta. Einzel- und Mittelwerte (*MW*) der Ergebnisse bei Cordocentese am wehenlosen Uterus

	GA	Perc.	NVpH	Laktat
FBS	26	3	7,28	
FBS	28	3	7,23	2,7
FBS	30	3	7,35	1,8
FBS	32	3	7,26	1,5
FBS	31	3	7,35	2,3
FBS	27	3	7,28	4,3
MW	29	3	7,29	2,52

Tabelle 2. Gestationsalter in Wochen (*GA*), Geburtsgewicht in g (*GG*), Apgarwerte nach 1,5 und 10 min, sowie Nabelarterien-pH (*NApH*) bei diastolischem Flußverlust in Nabelarterie und fetaler Aorta. Einzel- und Mittelwerte (*MW*) der Ergebnisse aus dem Nabelschnurblut nach primärer Sectio caesarea am wehenlosen Uterus

	GA	GG	Perc.	APGAR 1	APGAR 5	APGAR 10	NApH
P.S.	38	1 760	3	9	10	10	7,29
P.S.	36	1 710	3	8	10	10	7,32
P.S.	33	1 130	3	6	7	7	7,28
P.S.	33	1 005	3	5	7	8	7,19
P.S.	30	880	3	6	6	7	7,23
P.S.	30	700	3	5	9	9	7,26
P.S.	34	1 360	3	6	10	10	7,2
P.S.	32	830	3	3	8	8	7,28
P.S.	31	730	3	2	8	9	7,32
P.S.	33	1 400	20	7	8	8	7,31
P.S.	34	1 360	10	6	10	10	7,20
MW	33,09	1 170	5	5,7	8,5	8,7	7,26

Tabelle 3. Gestationsalter (*GA*), Geburtsgewicht in g (*GG*), Geburtsgewichtsperzentile (*Perc.*), Apgarwerte nach 1,5 und 10 min, sowie Nabelarterien-pH (*NApH*) bei diastolischem Reverseflow in Nabelarterie und fetaler Aorta. Einzel- und Mittelwerte (*MW*) der Ergebnisse aus dem Nabelschnurblut nach primärer Sektio am wehenlosen Uterus

	GA	GG	Perc.	APGAR 1	APGAR 5	APGAR 10	NApH
P.S.	33	880	3	6	8	8	7,14
P.S.	30	780	3	2	6	8	7,09
P.S.	32	760	3	3	7	9	7,13
P.S.	29	610	3	3	6	8	7,08
P.S.	26	610	3	6	8	8	7,18
P.S.	28	530	3	4	7	7	7,03
MW	30	695	3	4	7	8	7,11

schluß nicht lebensfähiger Mißbildungen bei Nullflow 1 von 11 Fällen, bei Reverseflow 3 von 6.

Aufgrund dieser Daten liegt es nahe, einen Reverseflow zu vermeiden, bzw. das bevorstehende „Umschlagen“ eines Nullflows in einen Reverseflow rechtzeitig zu erkennen. Unser klinisches Management beinhaltet bei Nullflows (gestationsalterabhängig) die Amnio- und Cordocentese. Die Indikation zur Amniocentese ergibt sich unserer Meinung nach zur Evaluierung der Lungenreife (L/S-Ratio) und fakultativ Fetal-distress Parameter aus dem Fruchtwasser (Laktat, Cortisol). Die Indikation zur Cordocentese ergibt sich aus der aktuellen Zustandsdiagnostik (Astrup, Laktat, evtl. Cortisol und andere Distressparameter) sowie zur raschen Karyotypisierung. Angezeigt erscheint dies wiederum aufgrund der hohen Rate an chromosomalen Problemen (15% im eigenen Kollektiv) bei pathologischem Dopplerbefund bzw. aus der in der Regel bestehenden Retardierung um mehr als 4 Wochen. Aufgrund der Ergebnisse der Punktion kann aufgrund „harter“ Daten in Abhängigkeit von der Gesamtproblematik über das weitere Vorgehen entschieden werden [2].

Literatur

1. Nicolaides KH, Soothill PW, Rodeck CH, Campbell S (1986) Ultrasound-guided sampling of umbilical cord and placental blood to assess fetal wellbeing. Lancet 10:1065–1067
2. Steiner H, Staudach A, Schaffer H, Lassmann R (1990) Beitrag zur klinischen Wertigkeit des diastolischen Flußverlustes in der geburtshilflichen Dopplersonographie. Geburtsh Frauenheilk 50:572–576

Schwangerschaftsverlauf bei diastolischem Nullfluß in der Arteria umbilicalis

T. Keim, D. Grab, W. Hütter, I. Ehmann, R. Terinde

Universitäts-Frauenklinik Ulm, Prittwitzstr. 43, D-7900 Ulm

Der dopplersonographisch nachgewiesene diastolische Flußverlust in der Arteria umbilicalis korreliert in hohem Maße mit dem Auftreten einer chronischen bzw. akuten Plazentainsuffizienz und ist Gegenstand zahlreicher Diskussionen bezüglich der klinischen Konsequenzen.

Material und Methoden

Im Zeitraum von Oktober 1986 bis Mai 1990 wurden in der Universitäts-Frauenklinik Ulm 2000 Schwangere mit dem Continuous Wave-Doppler „Doptek 2000" untersucht. Es wurden jeweils die Flußkurven der Arteriae uterinae beidseits, Arteriae arcuatae beidseits sowie der Arteria umbilicalis aufgezeichnet und die bekannten Indices Resistance Index (RI) und Pulsatilitätsindex (PI) bestimmt. Eine Flußkurve wurde als pathologisch bezeichnet, wenn der RI oberhalb der 90. Perzentile verglichen mit einem Normalkollektiv, lag. Ein diastolischer Nullfluß in der Arteria umbilicalis wurde konstatiert, wenn bei einer maximalen systolischen Dopplershift von deutlich mehr als 1000 Hertz konstant kein Fluß in der Diastole nachweisbar war.

Ergebnisse und Diskussion

Ein diastolischer Nullfluß in der Arteria umbilicalis lag bei 46 der untersuchten 2000 Schwangeren vor, also bei 2,3%. Bei den folgenden Ergebnissen soll nur über dieses Kollektiv berichtet werden. Pathologische uteroplazentare Strömungsprofile (RI > 90. Perzentile) in der Arteria uterina lagen bei 39 von 45 ableitbaren Strömungskurven vor. Das Strömungsprofil in der Arteria arcuata war bei 31 von 40 Patientinnen pathologisch.

Schwangerschaftsausgang bei diastolischem Nullfluß (= 46): Bei 36 Schwangeren mußte eine Sectio wegen pathologischer CTG durchgeführt werden, bei 4 weiteren Schwangeren war die Sectio aus mütterlicher Indikation wegen Präeklampsie notwendig. Ein intrauteriner Fruchttod trat bei 6 Schwangeren auf, wovon sich 4 in der 24.–26. SSW befanden. Hier wurde auf eine Intervention bewußt verzichtet. Eine weitere Schwangere befand sich in der 32. SSW. Von dieser

Ultraschalldiagnostik '90
Walser u. a. (Hrsg.)

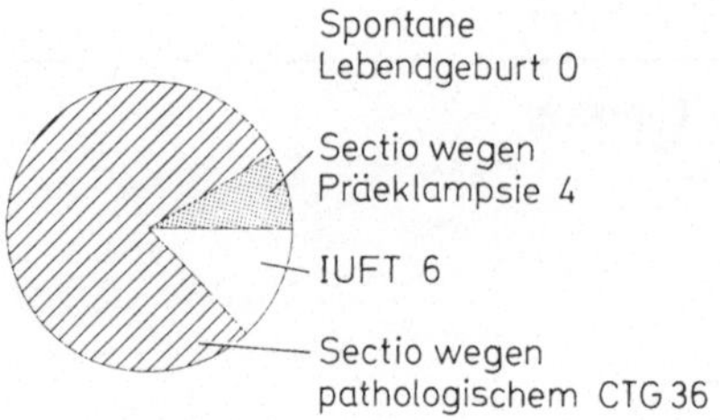

Tabelle 1. Zeitdauer vom ersten Nachweis des Diastolischen Nullflusses in der Arteria umbilicalis bis zur Sectio bzw. zum IUFT (n=46)

0– 4 Tage	n=25
5–14 Tage	n= 8
15–28 Tage	n= 9
mehr als 28 Tage	n= 4

Mutter wurde angesichts der ausgeprägten Hypotrophie des Feten eine Sectio abgelehnt. Das Geburtsgewicht war 750 g. Ein weiterer Fall von intrauterinem Fruchttod trat bei einer im 3. Trimenon diagnostizierten Trisomie 18 auf. Eine Spontangeburt bei lebendem Kind konnte bei keiner der 46 Schwangeren abgewartet werden (Abb. 1). Die Zeitdauer vom ersten Nachweis des diastolischen Nullflusses in der Arteria umbilicalis bis zur Sectio bzw. zum intrauterinen Fruchttod zeigt Tabelle 1.

Die Ergebnisse zeigen, daß der diastolische Nullfluß zwar praktisch in jedem Fall eine bevorstehende akute Plazentainsuffizienz anzeigt, aber über den Zeitpunkt deren Auftretens keine Information gibt.

Eine Wachstumsretardierung mit einem Geburtsgewicht unterhalb der 10. Perzentile trat bei 43 von 45 Schwangeren auf. Zum Auftreten einer schwangerschaftsinduzierten Hypertonie bzw. Präeklampsie kam es bei 24 der 46 Schwangeren. Der Geburts-pH in der Nabelarterie lag in 14 von 33 untersuchten Fällen unter 7,20.

Der hohe Anteil von Acidosen weist darauf hin, daß die Überwachung allein mit Intervall-CTG mehrmals täglich in vielen Fällen nicht ausreicht, um den optimalen Entbindungszeitpunkt zu ermitteln. Der Entbindungszeitpunkt im genannten Kollektiv lag zwischen der 24. und 40. Schwangerschaftswoche, durchschnittlich bei 30 Schwangerschaftswochen. Der diastolische Nullfluß in der Arteria umbilicalis zeigt also so gut wie immer eine drohende Notsituation des Feten an, diese tritt jedoch teilweise erst mehrere Tage später ein und betrifft in der Mehrzahl unreife Feten. Eine primäre Sectio allein aufgrund der Doppler-Untersuchung erscheint deshalb in der Regel nicht gerechtfertigt. Unserer Meinung nach sollte jedoch beim Auftreten eines diastolischen Nullflusses die Beendigung der Schwangerschaft unter Abwägung der Risiken Frühgeburtlichkeit/intrauterine Asphyxie und unter Hinzuziehung weiterer Untersuchungsmethoden frühzeitig erwogen werden. Eine stationäre Überwachung ist in jedem Fall angezeigt. CTG-Ableitungen sollten in kurzen Intervallen stattfinden. Zur weiteren Beurteilung des fetalen Kreislaufes und zur weiteren Klärung der Frage, ob bereits eine Zentralisation mit Verminderung des Gefäßwiderstands im cerebralen Kreislauf (brain sparing) vorliegt, kommt die weiterführende Doppler-Untersuchung der Arteria cerebri media bzw. der Arteria carotis interna in Frage. Die beste Information über den Gasaustausch und zur Klärung der Frage, ob bereits eine Acidose vorliegt, gibt eine Nabelschnurpunktion mit pH-Bestimmung und pO2-Bestimmung. Da von anderen Arbeitsgruppen bei Fällen mit diastolischem Nullfluß auch eine erhöhte Rate an Chromosomenanomalien berichtet wurde, befürworten wir bei Feststellung des Nullflusses eine baldige Nabelschnurpunktion zur Blutgasanalyse und zytogenetischen Untersuchung. Bei ausreichendem Gasaustausch sind je nach Änderung des CTG-Befundes Wiederholungsuntersuchungen notwendig.

Zusammenfassung

Ein kompletter diastolischer Strömungsverlust in der Arteria umbilicalis zeigt praktisch immer eine drohende Notsituation des Feten an. Bei allen 46 untersuchten Schwangeren mußte die Schwangerschaft vorzeitig beendet werden. Bei Feststellung des Nullflusses ist stationäre Intensiv-Überwachung angezeigt, um den Zeitpunkt für die notwendige Beendigung der Schwangerschaft zu ermitteln.

Literatur

1. Michael Y, Divon et al. (1989) Clinical management of the fetus with markedly diminished umbilical artery end-diastolic flow. Am J Obstet Gynaecol 161(6):1523–1527
2. Nicolaides KH et al. (1988) Absence of end diastolic frequencies in umbilical artery: a sign of fetal hypoxia and acidosis. Br Med J 297:1026–1027

Automatische Registrierung der fetalen Bewegungsaktivität und des Kardiotokogrammes (KCTG) bei Doppler-Flow-Untersuchungen

J. GNIRS, W. RÜHLE, K. ERTAN, C. VILLENA, W. SCHMIDT

Univ.-Frauenklinik mit Poliklinik und Hebammenlehranstalt, Oskar-Orth-Straße, D-6650 Homburg

Einleitung

Antenatale CTG-Registrierungen ermöglichen in der Regel die Diagnose einer akuten fetalen Hypoxie, weisen jedoch bezüglich der Früherkennung einer fetalen Gefährdung eine begrenzte Sensitivität und Spezifität auf. Die zuverlässige Erfassung einer chronischen Plazentainsuffizienz, noch vor dem Auftreten kardiotokographischer Hinweiszeichen auf eine fetale Beeinträchtigung, gelingt häufig mit Hilfe der Doppler-Flow-Diagnostik [2].

Verschiedene Autoren beschrieben eine Reduktion der Bewegungsaktivität oder abnorme Bewegungsmuster des Feten bei erhöhtem fetalen Risiko (IUGR, Fehlbildungen) [1].

Die automatische zeitsynchrone Registrierung des fetalen Bewegungsprofiles (Extremitäten- und Körperbewegungen), zusätzlich zum etablierten Kardiotokogramm, ermöglicht eine objektive und reproduzierbare Evaluation der fetalen Gesamtaktivität (CTG/Fetal-Movement-Rekorder) im Rahmen routinemäßiger Vorsorgeuntersuchungen. Die sogenannte Kineto-Kardiotokographie (KCTG), die an der Univ.-Frauenklinik Homburg in mehrjähriger Entwicklungsarbeit zusammen mit der Fa. Hewlett Packard erarbeitet worden war, weist hierbei unabhängig von Fruchtwasser- und Lageanomalien sowie dem Gestationsalter (>28 SSW) und dem aktuellen Kindsgewicht eine hohe Korrelation mit der gleichzeitigen sonographischen Erfassung fetaler Bewegungen durch zwei erfahrene Ultraschall-Untersucher auf (r = 0,88–0,97). Sensitivität und Spezifität der Erfassungsmethode lagen bezüglich der Frequenz fetaler Ganzkörperbewegungen in verschiedenen Untersuchungskollektiven bei 80–87% bzw. 87–96%.

In einer prospektiven Studie wurde die klinische Bedeutung dieses neuen Untersuchungsverfahrens im Vergleich zu konventionellen antenatalen CTG- und Doppler-Flow-Registrierungen überprüft.

Material und Methodik

Insgesamt wurde bei 21 Patientinnen (33.–41. SSW) mit unauffälligem (n = 7) und pathologischem Schwangerschaftsverlauf (IUGR < 5. Perz., n = 7; Diabetes mellitus, n = 7) zeitsynchron die fetale Bewegungsaktivität *und* das CTG regi-

Ultraschalldiagnostik '90
Walser u. a. (Hrsg.)

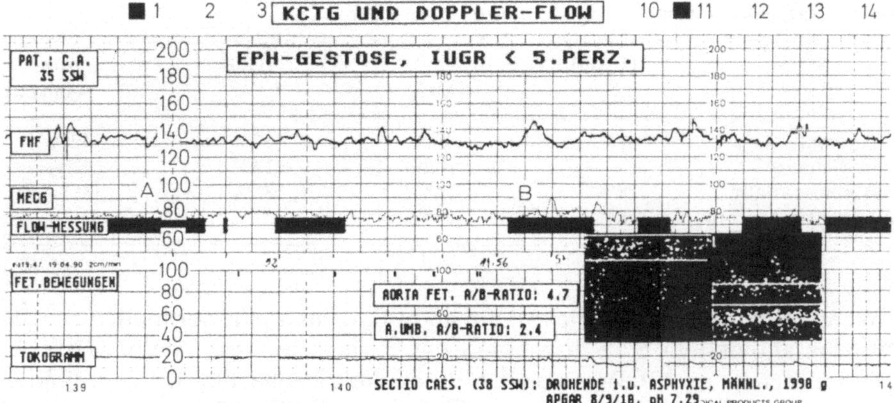

Abb. 1. Polygraphische Darstellung der Beobachtungsvariablen (Zeitintervall bis zur Entbindung 18 Tage)

striert (KCTG: Hewlett Packard M1350A) sowie Doppler-flow-Messungen (Kranzbühler ADR 5000, Duplex-Scanner) durchgeführt (Abb. 1). Die Untersuchungen (mittlere Monitorzeit 37 min) erfolgten durchschnittlich 10 Tage (Median) vor der Geburt.

Ergebnisse

Bei 14 Patientinnen verlief die Geburt komplikationslos. In 5 Fällen mußte aufgrund einer drohenden intrauterinen Asphyxie eine operative Intervention erfolgen, zwei weitere Neugeborene wiesen nach Spontanpartus einen reduzierten fetal outcome auf (1'-Apgar <7; pH $<7{,}20$). Das Gestationsalter variierte zum Entbindungszeitpunkt zwischen 35. und 42. SSW.

Bei Feten mit IUGR, pathologischen Flow-Befunden und – entsprechend retrospektiver Analysen – mit drohender intrauteriner Asphyxie, waren komplexe Bewegungen gegenüber unauffälligen Schwangerschaften und Fällen mit Diabetes mellitus deutlich reduziert (Beobachtungsminuten mit Bewegungsblocks pro Gesamtregistrierzeit). Eine diskrete Einschränkung reaktiver Veränderungen der fetalen Herzfrequenz (FHF) bei assoziierten Kindsbewegungen fand sich in den Gruppen mit IUGR und pathologischem Flow (Tabelle 1).

Tabelle 1. Bewegungsprofil, Reaktivität der FHF (KCTG) and Flow

	Unauff. SS	Diab. Mell.	IUGR	Droh. Asphyxie	Path. Flow
Bewegungsblocks (≥ 10 s)	38%	42%	27%	29%	33%
Akzelerationen	53%	55%	41%	54%	45%
Akz. mit Bew.	43%	47%	35%	44%	39%

Tabelle 2. Antenatale Überwachungsmethoden – Ergebnisse

	Unauff. SS	Diab. Mell.	IUGR	Droh. Asphyxie
FW-Anomalie	–	42%	42%	42%
Fischer-Score $\leqq 7$	–	14%	14%	28%
Flow Grenzw./Path.	28%	14%	85%	85%
Path. Bewegungsprofil	28%	14%	57%	71%

Während pathologische Flow-Befunde in 85% und eine verminderte fetale Bewegungsaktivität in 57% bzw. 71% der Risikoschwangerschaften (IUGR, Asphyxie) bereits ca. 10 Tage vor der Entbindung beobachtet wurden, fanden sich suspekte CTGs lediglich in 14% und 28% dieser Fälle (Tabelle 2).

Diskussion

Ein Großteil der Patientinnen mit pathologischem Schwangerschafts- und/oder Geburtsverlauf wies bereits 10 Tage vor der Entbindung eine deutlich verminderte fetale Bewegungsaktivität sowie pathologische Flow-Registrierungen auf. Bei pathologischen Flow-Befunden fand sich gehäuft ein auffälliges Bewegungsprofil (75%), während suspekte CTGs deutlich seltener assoziiert waren (23%). Unter dem Vorbehalt relativ kleiner Fallzahlen kann aufgrund dieser Ergebnisse eine Verbesserung des prognostischen Wertes antenataler CTG-Registrierungen durch die automatisierte Erfassung der assoziierten fetalen Bewegungsmuster erwartet werden.

Literatur

1. Sadovsky E, Ohel G, Havazeleth H, Steinwell A, Penchas S (1983) The definition and the significance of decreased fetal movements. Acta Obstet Gynecol Scand 62:409–413
2. Schmidt W, Rühle W, Braun W, Gnirs J (1988) Doppler-Flow-Untersuchungen (Duplex-Sonographie). Differentialdiagnostische Abklärung intrauteriner Wachstumsretardierung und unsicheres Schwangerschaftsalter. Geburtsh Frauenheilk 48:512–515

Dopplerblutströmungsbestimmung bei großen Feten

K. Vetter *, C. Mock, R. Huch, A. Huch

* Abteilung für Geburtsmedizin, Frauenklinik Neukölln, Mariendorfer Weg 28, D-1000 Berlin 44

Gegenstand dieser Arbeit war die Untersuchung und Beurteilung der materno-fetalen Hämodynamik bei großen Feten (LGA) anhand dopplersonographischer Blutströmungsmessungen. Zwei Arbeitshypothesen bezüglich der hämodynamischen Verhältnisse bei übergewichtigen Feten lagen der Analyse zu Grunde:

1. Die materno-fetale Hämodynamik hat einen entscheidenden Einfluß auf das fetale Wachstum. Übergewichtige Feten werden dementsprechend qualitativ normale und dem vermehrten Blutfluß gemäß quantitativ erhöhte Blutströmungsparameter aufweisen.
2. Das erwartete vergrößerte Strömungsvolumen wird hauptsächlich durch ein vergrößertes Schlagvolumen bei vermindertem peripheren Widerstand gewährleistet. Die Pulsfrequenz zeigt dabei keine signifikanten Änderungen.

Patientengut

Für diese retrospektive Studie wurden aus einem Kollektiv von zufällig dopplersonographisch untersuchten Schwangeren diejenigen herausgesucht, deren Neugeborenes gewichtsmäßig über der 90. Percentile lag. Dazu wurde die lokal gültige Winterthurer Gewichtskurve verwendet. Dieses Vorgehen ergab ein Kollektiv von 52 Patientinnen mit 89 Messungen. Die Messungen wurden zwischen der 24. SSW und dem Ende des Terminzeitraums für die Geburt durchgeführt.

18 Schwangerschaften verliefen unkompliziert, und die Frauen wurden zwischen der 37. und 42. SSW von gesunden Kindern entbunden. Die anderen 34 Schwangerschaften wiesen verschiedene Pathologien auf:

14 × pathologischer Glucosetoleranztest = GTT (1 × kombiniert mit Tokolyse)
1 × insulinpflichtiger Diabetes mellitus
12 × Tokolyse
4 × fetale Anämie bei Rhesusinkompatibilität
2 × Hydrops fetalis unklarer Genese
2 × Placenta praevia (1 × kombiniert mit Tokolyse)
1 × Chorangiom
1 × fetale Mißbildung mit vorzeitiger Wehentätigkeit und Tokolyse.

Ultraschalldiagnostik '90
Walser u. a. (Hrsg.)

Methodik

Die Messungen wurden mit einem Duplexscanner 8130/8106 der Firma Kranzbühler durchgeführt.

In den uteroplazentaren Arterien wie in den Nabelschnurarterien und der Aorta descendens des Feten wurde die Blutströmung qualitativ mit Hilfe des Resistance Index analysiert. Bei der fetalen Aorta descendens wurde zusätzlich eine quantitative Analyse vorgenommen. Dazu wurde am Duplexgerät selbst die direkte off-line Analyse von Pulsfrequenz, Gefäßdurchmesser, mittlerer Strömungsgeschwindigkeit und Blutströmung/Minute durchgeführt und dokumentiert.

Verglichen wurden Gruppen von je 4 Schwangerschaftswochen: SSW 24–27, SSW 28–31, SSW 32–35, SSW 36–39 und SSW 40–42.

Resultate

Die qualitative Analyse der Widerstandsindices der Blutströmung in den uteroplazentaren und den Nabelschnurarterien wie auch der Aorta zeigt keine statistisch signifikanten Differenzen beim Vergleich der normalgewichtigen mit den übergewichtigen Feten.

Die quantitative Analyse in der Aorta descendens zeigt dagegen statistisch signifikante Veränderungen. Durchmesser (Abb. 1) und Strömungsvolumen sind bei den übergewichtigen Kindern signifikant größer als bei den normalgewichtigen. Die mittlere Durchschnittsgeschwindigkeit ist beim gesamten LGA-Kollektiv in den Wochengruppen 28–31 SSW, 32–35 SSW und 36–39 SSW signifikant höher als beim Normkollektiv. Die systolische Peakgeschwindigkeit ist am Ende der Schwangerschaft in der Wochengruppe 40–42 SSW beim LGA-Kollektiv signifikant höher als beim Normkollektiv. Die Pulsfrequenz zeigt im

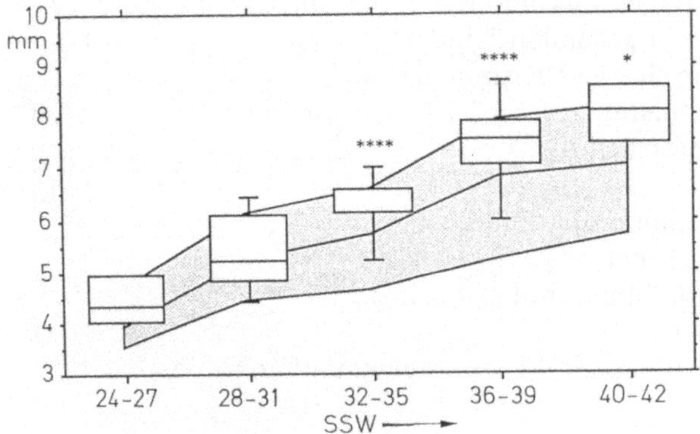

Abb. 1. Der Durchmesser der Aorta von großen Feten. Box- und Whisker-Plots (Box 25., 50. und 75. P., Whiskers 10. und 90. P.). Im Hintergrund ist der Normbereich mit der 10., 50. und 90. P. dargestellt. Signifikanzschranken: * $p < 0{,}05$, *** $p < 0{,}005$, **** $p < 0{,}001$

gesamten Untersuchungszeitraum keine statistisch signifikanten Unterschiede zwischen übergewichtigen und normalgewichtigen Kindern. Der Wert für die 50. Percentile liegt zwischen 138 und 150 Schlägen/min.

Diskussion

Beide Arbeitshypothesen werden durch die Ergebnisse der Studie weitgehend bestätigt. Das bedeutet, daß auch bei denjenigen Schwangeren, bei denen zusätzliche pathologische Befunde vorlagen, eine qualitativ normale Hämodynamik vorliegt. Dies scheint ein klares Indiz dafür zu sein, daß eine ausreichende, beziehungsweise adäquat vermehrte Durchblutung Voraussetzung für ein vermehrtes Wachstum des Feten ist.

Die Indices der uteroplazentaren Arterien der übergewichtigen Feten zeigen keine signifikanten Abweichungen vom Normkollektiv. Dementsprechend liegt auf der mütterlichen Seite der Plazenta keine Veränderung des Strömungswiderstandes vor. Eine adäquate Durchblutung der maternen Seite der Plazenta ist somit – normale mütterliche Kreislaufverhältnisse vorausgesetzt – gewährleistet.

Die Indices der Nabelschnurarterien des LGA-Kollektivs weisen keine signifikanten Unterschiede gegenüber dem Normkollektiv auf. Dies paßt gut zum Konzept der postulierten qualitativ normalen Hämodynamik bei übergewichtigen Feten.

Eine lineare Beziehung zwischen dem Durchmesser der Aorta und dem Gewicht des Feten im Verlauf des letzten Trimenons ist bereits von mehreren Autoren beschrieben worden [1–3]. In denselben Studien wurde auch eine parallele Zunahme des Strömungsvolumens und dem Gewicht des Feten bis zur 36. SSW festgestellt. Diesen Erkenntnissen entsprechen die – absolut gemessen – deutlich größeren Durchmesser und Strömungsvolumina in der fetalen Aorta bei den übergewichtigen Feten im Vergleich zu den normalgewichtigen.

Die Geschwindigkeitsparameter sind bei den übergewichtigen Kindern wider Erwarten größtenteils nicht signifikant höher als beim Normkollektiv.

Andererseits kann bei den übergewichtigen Feten, verglichen mit den normalgewichtigen, ein Trend zu höheren systolischen Maximalgeschwindigkeiten festgestellt werden.

Zusammenfassung

In den drei untersuchten Gefäßen – fetale Aorta descendens, Nabelschnurarterien und uteroplazentare Arterien – findet sich auch bei den übergewichtigen Feten der typische Charakter der materno-fetalen Hämodynamik, der sich durch hohe Strömungsvolumina bei niedriger Impedanz auszeichnet. Entsprechend seinem größeren Sauerstoff- und Nährstoffbedarf hat der übergewichtige Fet ein größeres Strömungsminutenvolumen als der normalgewichtige.

Literatur

1. Erskine RLA, Ritchie JWK (1985) Quantitative measurement of fetal blood flow using Doppler ultrasound. Br J Obstet Gynaecol 922:600–604
2. Lingman G (1985) Human fetal haemodynamics. Ultrasonic assessment in normal pregnancy and in fetal cardiac arrhythmia. Thesis, Malmö
3. Marsal K, Laurin J, Lindblad A, Lingman G (1987) Blood flow in the fetal descending aorta. Semin Perinatol 11:322–334

Abnorme Doppler-Spektren in der fetalen Aorta: ein indirekter Hinweis auf das Vorliegen eines Herzfehlers

R. Chaoui, H. Hoffmann, R. Bollmann

Universitäts-Frauenklinik der Charité-Medizinische Fakultät der Humboldt-Universität Berlin, Schumannstr. 20/21, D-1040 Berlin

Die Anwendung der Doppler-Sonographie in der Überwachung von Risikoschwangerschaften hat in den letzten Jahren so an Bedeutung zugenommen, daß sie mittlerweile an jedem geburtshilflichen Zentrum zum Einsatz kommt.

Obwohl die quantitative und qualitative Analyse der Doppler-Flußspektren inzwischen routinemäßig angewendet wird, ist die Wellenform selbst noch nicht eingehend untersucht worden. Man vergißt oft, daß die Wellenform nicht nur von dem peripheren, also placentaren Widerstand abhängt, sondern auch von der kardialen Funktion.

Wenn wir uns die Physiologie des fetalen Kreislaufs nochmals genau anschauen, finden wir, daß trotz intermittierender Pumpaktion des Herzens der Gefäßbaum des Feten und der Placenta kontinuierlich mit Blut perfundiert wird. Das ist dadurch möglich, daß die Herzleistung hauptsächlich durch zwei Komponenten ihre Wirkung entfaltet.

a) Die erste führt zum Vorwärtsfluß im Gefäßsystem in der Systole.
b) Die zweite Komponente zu einer „Energiespeicherung“ in den großen Gefäßen, um eine kontinuierliche Perfusion während der Diastole zu gewährleisten. Dieses kennen wir als Windkesselfunktion der Aorta. Moll (1987) zeigte, daß beim Feten die A. pulmonalis zusätzlich eine wichtige Windkesselfunktion aufweist, und sie steht durch die Verbindung Ductus Botalli–Aorta mit dem peripheren Kreislauf in Verbindung. Relativ gesehen finden wir also beim Feten durch die Windkesselfunktion von Aorta und A. pulmonalis eine größere zentrale Speichermenge als beim Erwachsenen.

   Wenn man sich die Doppler-Kurvenform der fetalen Aorta anschaut, kann man hier auch die Herzfunktion ableiten. Wir messen im Bereich der Aorta thoracica oberhalb des Diaphragmas. Hier unterscheiden wir auch die beiden oben erwähnten Komponenten (Abb. 1):

1) Die Systole (A-B-C) ist die Summe des aortalen und pulmonalen systolischen Flows. Die Anstiegssteilheit hängt von der myokardialen Kontraktion und die Amplitude von der ventrikulären Ejektion ab. Die Systole endet mit dem simultanen Klappenschluß der Aorten- und Pulmonalklappe, der oft als endsystolische Inzisur zu sehen ist (C).
2) Die Durchblutung in der Diastole (C-D-E) wird zum einen durch die Speichermenge in den Windkesseln von Aorta und Truncus pulmonalis bedingt und zum anderen vom peripheren placentaren Widerstand.

Die Betrachtung der Doppler-Kurve der fetalen Aorta unter diesem Gesichtspunkt ließ uns folgende Hypothese aufstellen: Eine kongenitale Herzanomalie

Ultraschalldiagnostik '90
Walser u. a. (Hrsg.)

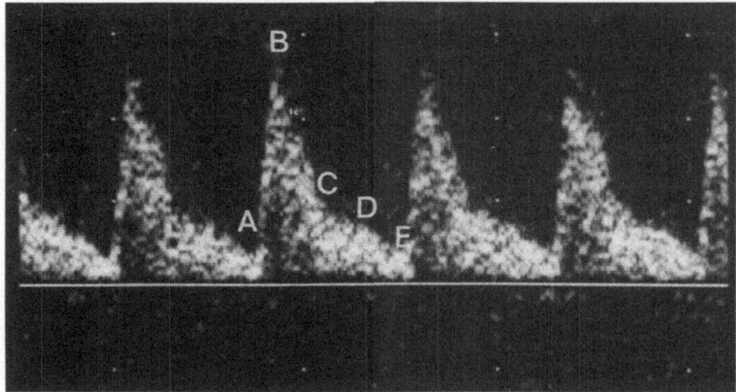

Abb. 1. Doppler-Flowkurve in der fetalen Aorta eines gesunden Feten. Wir unterscheiden die Systole A-B-C und die Diastole C-D-E

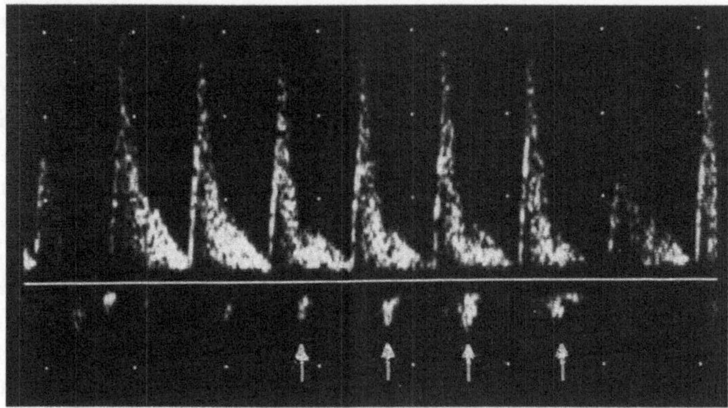

Abb. 2. Doppler-Flowkurve in der fetalen Aorta eines Feten mit einem hypoplastischen Linksherz-Syndrom. Man achtet auf den direkt postsystolischen Negativflow

mit Beteiligung der Ventrikel oder der großen Gefäße kann eine gestörte Pumpaktion oder eine Beeinträchtigung der Speicherkapazität in den großen Gefäßen zur Folge haben. Eine mehr oder weniger subtile Veränderung der Doppler-Kurvenform wäre in diesen Fällen zu erwarten, besonders in der spätsystolischen und in der holodiastolischen Phase.

An der Universitäts-Frauenklinik der Charité in Berlin werden seit 1987 die fetale Echokardiographie und die Dopplersonographie im Rahmen der Arbeitsgruppe „pränatale Diagnostik und Therapie" durchgeführt. In einem Zeitraum von 3 Jahren konnte bei 93 von 1 378 untersuchten Feten eine kardiale Malformation pränatal entdeckt werden. Eine genaue Analyse der Doppler-Flowkurve der fetalen Aorta zeigte, daß bei einigen Vitien dezente Veränderungen zu registrieren sind. Einige Beispiele sollen an dieser Stelle dargestellt werden.

Beim hypoplastischen Linksherz-Syndrom (HLHS) (= Aortenatresie) beobachteten wir (Abb. 2) eine typische ausgeprägte postsystolische Inzisur, die sogar bis in den negativen Bereich reichte, und anschließend eine etwas spitze mäßig

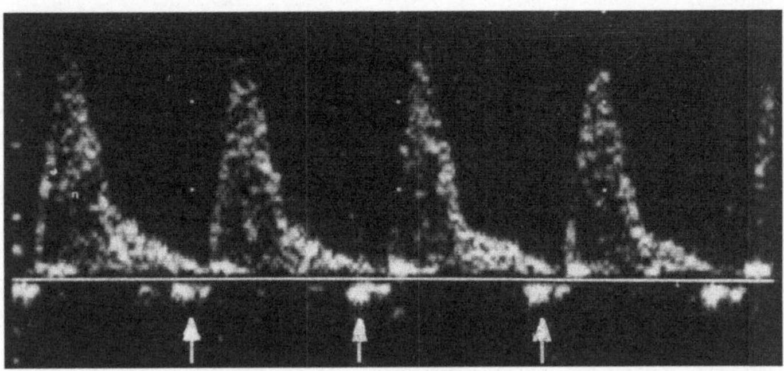

Abb. 3. Doppler-Flowkurve in der fetalen Aorta eines Feten mit einem hypoplastischen Rechtsherz-Syndrom. Man achtet auf den spätdiastolischen Negativflow

hohe diastolische Kurvenform. Durch die Aortenatresie und die Hypoplasie des Aortenbogens werden die Stammgefäße retrograd vom Ductus Botalli über den Isthmus aortae perfundiert, was möglicherweise diese ausgeprägte Inzisur erklärt. Der beim HLHS kompensatorisch dilatierte Truncus pulmonalis (Tp) übernimmt die ganze Perfusion des Körpers, so daß die Speicherkapazität seiner Windkesselfunktion dadurch vergrößert ist. Somit ließe sich auch die relativ hohe Diastole erklären.

Beim hypoplastischen Rechtsherz-Syndrom (HRHS) auf dem Boden einer Pulmonalatresie mit oder ohne VSD, finden wir eine flache Diastole mit dezentem spätdiastolischem Negativflow (Abb. 3). Die in diesen Fällen fehlende Windkesselfunktion des Tp erklärt die flache Diastole. Über den offenen Ductus Botalli erfolgt eine retrograde Perfusion des Tp, die in der Doppler-Kurve als Negativflow erscheint.

Bei anderen Vitien konnten verschiedene Veränderungen in der Kurvenform der Aorta beobachtet werden, auf die hier nicht näher eingegangen werden kann, wie z. B. ein enddiastolischer Flowverlust in den Fällen mit einer Aortenisthmusstenose (Chaoui et al. 1990) oder eine mögliche Verzögerung des diastolischen Peaks bei der Transposition der großen Arterien.

In nahezu allen Fällen wurde die kardiale Diagnose vor der Analyse des Dopplerprofils in der Aorta gestellt, so daß ein gewisser subjektiver Faktor annehmbar wäre. In 4 Fällen jedoch, bei denen wegen einer fetalen Gefährdung zuerst die Doppler-Sonographie vorgenommen wurde, erbrachte die auffällige Kurvenform der Aorta den Hinweis auf das Vorliegen eines Herzfehlers, der postnatal bestätigt wurde.

Veränderungen in der Doppler-Kurve der fetalen Aorta als Hinweis auf das Vorliegen eines Herzfehlers ist unseres Wissens in der Literatur noch nicht beschrieben worden. Wir glauben aber, daß die Physiologie und Pathophysiologie des fetalen Kreislaufs unsere These untermauern kann. Inwieweit manche Flowkurven für einen Herzfehler pathognomonisch sind, muß noch untersucht werden. Jedenfalls könnte in Zukunft der weitverbreitete Einsatz der Doppler-Sonographie am Feten über diesen „hämodynamischen“ Weg entscheidende Hinweise für das Vorliegen einer Anomalie am Herzen geben.

Literatur

1. Chaoui R, Bollmann R, Hoffmann H, Bartho S (1990) Pränatale Diagnose eines double outlet right ventricle (DORV) mittels Doppler-Echokardiographie mit nachfolgender Beobachtung eines intrauterinen Herzversagens. Zbl Gynäkol 112:1481–1485
2. Moll W (1987) Die biophysikalische Information des aortalen Strompulses. In: Saling E, Dudenhausen JW (Hrsg) XIII. Kongreß für Perinatale Medizin. Thieme, Berlin, S 47–48

Korrelation von Ultraschallbefunden des Follikelwachstums und von Endometriumveränderungen mit LH-, E_2- und P-Messungen im Rahmen einer assistierten Reproduktion

H. ZECH *, K. FINK, P. WEISS, H. FRITZSCHE

* Institut für In-vitro-Fertilisierung und Embryo-Transfer, Römerstr. 2, A-6900 Bregenz

Einleitung

Zur Überwachung des Zyklus nach medikamentöser Stimulation im Rahmen einer assistierten Reproduktion werden neben Analysen von Östradiol (E_2), Progesteron (P) und luteinisierendem Hormon (LH) vor allem Ultraschallmessungen des wachsenden Follikels und die Dickenzunahme des Endometriums [4] eingesetzt. In vorausgegangenen Untersuchungen [5] konnte gezeigt werden, daß nach Stimulation mit Clomiphen (Cl) und reinem follikelstimulierendem Hormon (FSH) bei Patienten mit einem endogenen LH-Anstieg eine Schwangerschaftsrate von 32% nach einem Embryo-Transfer erreichbar war, während bei Patienten nach gleicher Stimulation ohne einen endogenen LH-Anstieg eine signifikant schlechtere Implantationsrate erzielt werden konnte, obwohl zwischen beiden Gruppen kein Unterschied in der morphologischen Qualität der Embryonen bestand. Ziel unserer Untersuchungen war es, das Follikelwachstum und die Veränderungen im Endometrium mit periovulatorischen E_2-, P- und LH-Konzentrationen zu vergleichen, um mögliche Ursachen für einen Erfolg bzw. Mißerfolg der Therapie näher definieren zu können.

Material und Methode

Insgesamt wurden die Befunde von 60 Patienten, bei welchen ein Transfer von zwei bis vier Embryonen erfolgte, retrospektiv analysiert. Alle Patienten wurden nach gleichem Schema stimuliert und überwacht: 100 mg Cl vom 5.–9. Zyklustag (ZT), 150 IE FSH täglich ab dem 5. ZT bis zu einschließlich jenem Tag, an welchem der größte Follikel im Mittel 19–20 mm maß. Die Ovulationsinduktion erfolgte ca. 40 h nach der letzten FSH-Gabe mit 10000 IE HCG (= Tag 0). 30 Patienten mit einem endogenen LH-Anstieg nach HCG (Gruppe 1) wurden 30 Patienten ohne endogenen LH-Anstieg (Gruppe B) gegenübergestellt.

Ergebnisse

Bei Patientinnen der Gruppe A war die mittlere E_2/P-Ratio >500 (Abb. 1), das Follikelwachstum betrug 2 mm pro Tag, und das Endometrium zeigte eine normale präovulatorische Cavumöffnung („Ringbildung“) [1] im Ultraschallbild.

Ultraschalldiagnostik '90
Walser u. a. (Hrsg.)

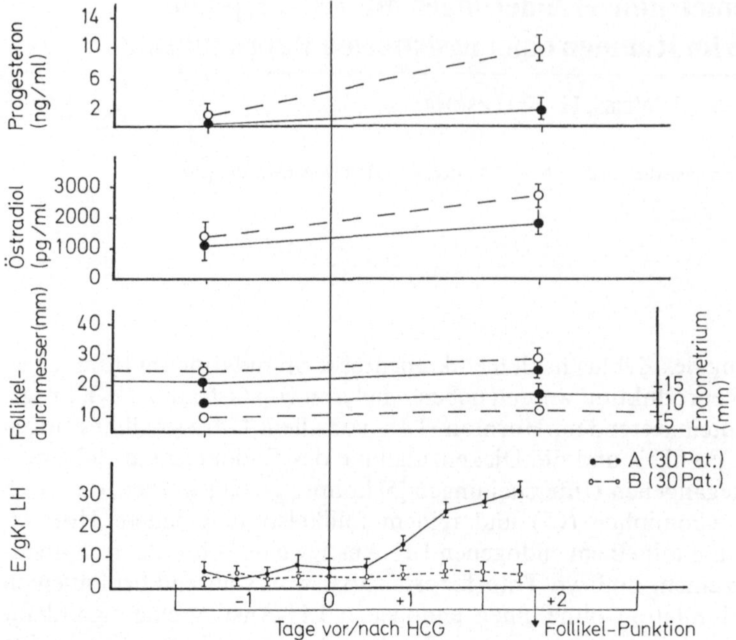

Abb. 1. Hormon- und Ultraschallprofile vor und nach HCG

Bei den Patientinnen der Gruppe B war die mittlere E_2/P-Ratio <500, 28 von 30 Patientinnen (93%) wiesen eine Follikelwachstumstendenz von mehr als 3 mm/Tag auf, und bei 29 von 30 dieser Frauen (96%) bestand eine Asynchronie des Endometriums mit hyporeflektiver Zone ohne nachfolgende „Ringstruktur" und/oder homogene Dickenzunahme (max. bis 10 mm) mit persistierender dünner Endometriumslinie.

Diskussion

Während bei Patienten der Gruppe A, die auf eine ovarielle Stimulation mit einem endogenen LH-Anstieg reagierten, die E_2/P-Ratio >500 lag und eine normale Follikel- und Endometriums-Entwicklung im Ultraschallbild beobachtet werden konnte, war bei Frauen der Gruppe B ein zu schnelles Follikelwachstum mit vorzeitiger Luteinisierung (E_2/P-Quotient <500) nachweisbar. Da diese überhöhte P-Ausschüttung ohne LH-Peak auftrat, scheint der hypothalamisch-hypophysäre-ovarielle Regelkreis periovulatorisch gestört zu sein, ohne daß die im Follikel herangereiften Eizellen ein morphologisches Korrelat aufwiesen, denn die Fertilisierung verlief ungestört, so daß ein Embryo-Transfer durchgeführt werden konnte. Dieses zu schnelle Follikelwachstum bei Frauen der Gruppe B führte offensichtlich zu einer Asynchronie des Endometriums [3]. Dies könnte mit einem zu schnellen Ansteigen des E_2, welches die sogenannte „hyporeflektorische Zone“ zu früh erscheinen ließ, ohne daß eine „Ringstruktur“ nachfolgte, erklärt werden. Bei Patienten ohne homogene Dickenzunahme des Endometriums könnte neben den hemmenden Nebenwirkungen des Cl auf die Endometriumsproliferation der erhöhte P-Spiegel eine zu schnelle Transformation bewirkt haben [2].

Bei Patienten mit pathologischen Hormonprofilen (LH, E_2/P-Quotient) zeigte sowohl das Follikelwachstum als auch das Endometrium Auffälligkeiten, welche das Erreichen einer erwünschten Schwangerschaft erschweren können. Ultraschalluntersuchungen sind eine wertvolle zusätzliche Hilfe in der Diagnostik der normalen Ovarialfunktion und in der Vorbereitung zur assistierten Reproduktion.

Literatur

1. Bald R, Hackelöer BJ (1983) Ultraschalldarstellung verschiedener Endometriumformen. Ultraschalldiagnostik, Thieme, Stuttgart New York
2. Gonen Y, Caspar R (1990) Sonographic determination of a possible adverse effect of clomiphene citrat on endometrial growth. Hum Rep, Vol 5, No 6, 670
3. Paulson R, Sauer M (1990) Embryo implantation after human in vitro fertilization: importance of endometrial receptivity. Fertil Steril, Vol 53, No 5, 870
4. Sharma V, Whitehead M (1990) Influence of superovulation on endometrial and embryonic development. Fertil Steril 5:822
5. Zech H, Weiss P, Zerlauth M, Fritzsche H (1988) Bedeutung spezifischer LH-Muster vor und nach Ovulationsinduktion mit hCG im Rahmen der In-vitro-Fertilisierung und deren vereinfachte Diagnostik. Geburtsh Frauenheilk 6:381

Erfahrungen und Ergebnisse mit der transvaginalen sonographisch gesteuerten Follikelpunktion im Vergleich mit den laparoskopischen Resultaten im IVF-Programm am LKH-Feldkirch

H. GSCHLIESSER

Landeskrankenhaus Feldkirch, Abteilung für Gynäkologie und Geburtshilfe, Carinagasse 47, A-6800 Feldkirch

Im Rahmen der Kontrolle der Ergebnisse des IVF- und GIFT-Programmes am LKH-Feldkirch haben wir unter anderem auch die Auswirkungen der Umstellung von der pelviskopischen auf die transvaginale sonographisch-geleitete Follikelpunktion untersucht. Hierbei wurden die Ergebnisse jeweils eines Jahres und zwar 1987/88 für die pelviskopische und 1989/90 für die vaginalsonographische Methode zum Vergleich herangezogen.

Es wurden insgesamt 100 Punktionen (53:47) aus besagtem Zeitraum ausgewertet.

Zur ovariellen Stimulation wurden, in der Reihenfolge, hauptsächlich folgende Therapieschemata angewandt:

Die kombinierte Clomiphen/HMG-Stimulation, die einfache HMG-Stimulation, reines FSH allein oder kombiniert mit HMG, die einfache Clomiphen-Stimulation sowie HMG nach ovarieller Suppression mit dem GnRH-Agonisten Decapeptyl Retard.

Die Stimulations*überwachung* sowie das *Ovulationstiming* erfolgte sonographisch und hormonell durch Messung von E_2, LH und Progesteron im Serum.

Die Punktion erfolgte wie üblich 34–36 Stunden nach Ovulationsauslösung mittels HCG.

Zur vaginalsonographischen Follikelpunktion verwendeten wir das *Gerät* der Firma Picker „CS 9500 Computersonograph" mit einer elektronischen 6 MHz-Endovaginal-Sektor-Sonde, einem Sichtfeldwinkel von 90 Grad und einem einfach und rasch aufsteckbaren Punktionsadapter zur Nadelführung.

Die Methoden der assistierten Reproduktion verteilten sich wie folgt:

IVF:	84,5%		
		Vaginalsonogr. Punktion:	92,16%
		Pelviskopische Punktion:	7,84%
GIFT:	15,5%		

LKH-Feldkirch 89/90

Eine pelviskopische Follikelpunktion (7,8%) im Zeitraum 1989/90 wurde nur in Fällen durchgeführt, wo gleichzeitig eine Beurteilung des intraabdominellen Situs erfolgen sollte.

Bei den transvaginalen Punktionen wurde eine leichte *Sedierung* oder präoperative Verabreichung eines *Analgetikums* (z. B. Pethidin) und nur Stand by des

Ultraschalldiagnostik '90
Walser u. a. (Hrsg.)

Anästhesisten in 81% durchgeführt, eine *Allgemeinnarkose* in 19%. Mit zunehmender Erfahrung in der transvaginalen Punktionstechnik wurde die Allgemeinnarkose jedoch nur noch in Ausnahmefällen eingesetzt.

Die IVF-Indikationen verteilten sich folgendermaßen:

Tubenfaktor	71,4%
Andrologie	14,3%
Idiopathisch	10,2%
Endometriose	4,1%
LKH-Feldkirch 89/90	

Bei den 3 letztgenannten Indikationen waren in mehreren Fällen ein oder mehrere erfolglose GIFT-Versuche vorausgegangen.

Der Vergleich betreffend die Eizellfindungsrate, durchschnittliche Eizellzahl, Teilungs- sowie Embryotransfer-Rate pro Follikelpunktion zwischen dem pelviskopisch und dem vaginalsonographisch punktierten Kollektiv ergab *keine signifikanten Unterschiede:*

LKH-Feldkirch	1987/88 (Pelviskop. FP)	1989/90 (Vaginalsonogr. FP)
N	53	47
EZ-Findungsrate	96,6%	100%
EZ/FP	4,6	4,0
Embryotransfer/FP	82,7%	85,1%

Die *klinische Schwangerschaftsrate* pro Embryotransfer betrug bei den pelviskopisch punktierten Patienten 25%, im vaginalsonographisch punktierten Kollektiv 22,5%. Die Durchsicht der Protokolle hat gezeigt, daß wegen des weniger invasiven Eingriffes bei der transvaginalen Punktionstechnik die Richtlinien nicht mehr so rigoros gehandhabt wurden, d. h. es wurden auch Patientinnen mit nicht optimalen Hormonwerten oder zum Teil auch nur einem Follikel punktiert.

Zusammenfassend kann gesagt werden, daß der Vergleich gezeigt hat, daß die Umstellung auf die transvaginale Punktionstechnik zu keinen signifikanten Veränderungen der Ergebnisse geführt hat. Gleichzeitig weist die transvaginale Punktion die schon bekannten Vorteile, wie geringere Belastung der Patientin, Verzicht auf die Allgemeinanästhesie, geringerer zeitlicher und personeller Aufwand und Punktionsmöglichkeit auch in Fällen mit pelvinen Adhäsionen auf. In unserem Kollektiv traten bislang keine Komplikationen auf.

Einsatz von Prostaglandin F2α bei ektopen Schwangerschaften

F. Degenhardt, B. Ebeling, K. Mühlhaus

Frauenklinik der Medizinischen Hochschule Hannover im Krankenhaus Oststadt, Podbielskistr. 380, D-3000 Hannover 51

Einleitung

Die Inzidenz der ektopen Schwangerschaften hat eine steigende Tendenz. Betrug sie bisher etwa 1%, so ist sie heute auf 2% aller Schwangerschaften angestiegen. In ursächlichem Zusammenhang damit dürfte das verstärkte Auftreten von Adnexitiden, Sterilitätsoperationen mit Rekonstruktion der Eileiter, größere Anzahl von Unterbauchoperationen, Zunahme der Sterilitätsbehandlungen sowie zunehmende Verbreitung von IUD's stehen.

Die verbesserte Möglichkeit der Frühdiagnostik durch die Vaginosonographie und Bestimmung der β-HCG-Werte aus dem Serum führt zwangsläufig dazu, daß früher unbemerkt verlaufende ektope Schwangerschaften heute frühzeitig erkannt werden. In Ausnahmefällen wird noch ein abwartendes Verhalten angebracht sein.

Mit der Entwicklung und dem verstärkten Einsatz laparoskopischer und mikrochirurgischer Operationstechniken ist es möglich geworden, dieses Krankheitsbild in der überwiegenden Zahl der Fälle unter Erhaltung der Tube anzugehen.

Patienten und Methode

In einer Studie wurden 28 Frauen mit einer gesicherten Eileiterschwangerschaft (EUG) nach zwei unterschiedlichen Schemata behandelt.

In die Untersuchung wurden nur Patientinnen einbezogen, bei denen die Schwangerschaft gesichert und die β-HCG-Werte sich zum Zeitpunkt der Behandlung nach 2 oder mehreren Kontrollen in ansteigender Tendenz befanden.

Weiterhin mußten bei Therapiebeginn stabile Kreislaufverhältnisse vorliegen und die Patientin nach eingehender Aufklärung durch Unterschrift der Behandlung zustimmen.

In Gruppe A wurden 14 Patientinnen aufgenommen, bei denen zum Zeitpunkt der Behandlung der aktuelle β-HCG-Wert unter 850 mIU/ml lag. Diese Frauen erhielten an 3 aufeinanderfolgenden Tagen 2mal täglich 500 µg Sulproston (NALADOR) intramuskulär verabreicht. Eine stationäre Überwachung der Kreislaufverhältnisse und der Schmerzsymptomatik sowie eine 2tägige Kontrolle der β-HCG-Werte wurde vorgenommen.

Ultraschalldiagnostik '90
Walser u. a. (Hrsg.)

In Gruppe B wurden 14 Patientinnen behandelt, bei denen der aktuelle β-HCG-Wert über 850 mIU/ml lag, aber den Wert von 2000 mIU/ml nicht überschritt. In zwei Fällen zu Beginn der Studie wurde dieser Wert überschritten. Bei diesen Frauen lag der β-HCG-Wert über 3000 mIU/ml.

Die Vorgehensweise war so, daß nach Sicherung der EUG per Laparoskopie die Instillation von 5–10 mg Dinoprost (Prostaglandin F2α) unter Zuhilfenahme einer englumigen Punktionsnadel in die Tubenauftreibung vorgenommen wurde. Die Instillation erfolgte langsam und führte stets zu einer Anschwellung des punktierten Tubenabschnittes.

An den ersten 3 postoperativen Tagen erhielten die Frauen ebenfalls zusätzlich 2mal täglich 500 µg Sulproston intramuskulär. Die weitere Überwachung erfolgte wie für Gruppe A beschrieben.

Nach einem über mehrere Tage nachgewiesenen eindeutigen Abfall der β-HCG-Werte wurden die Patientinnen entlassen und bis zur unteren Nachweisgrenze des β-HCG-Wertes von 5 mIU/ml ambulant nachbetreut.

Ergebnisse

Von den 28 in die Behandlung mit Prostaglandin F2α einbezogenen Frauen mußte sich in Gruppe A 1 Patientin nach initialem Abfall und erneutem Ansteigen der β-HCG-Werte einer mikrochirurgischen, tubenerhaltenden Operation unterziehen. Eine andere Patientin dieser Gruppe erhielt bei wieder ansteigenden β-HCG-Werten auf eigenen Wunsch einen zweiten Behandlungszyklus, der zum Abfall des Schwangerschaftshormons unter die Nachweisbarkeitsgrenze führte (Tabelle 1). In Studiengruppe B war bei 5 Frauen nach Wiederansteigen der β-HCG-Werte ein mikrochirurgischer Eingriff erforderlich. Darunter befanden sich die beiden Patientinnen, die zum Zeitpunkt der Injektion von Prostaglandin F2α in die Tube β-HCG-Werte über 3000 mIU/ml aufwiesen (Tabelle 1).

Zusammengefaßt mußten sich 6 von 28 Frauen (21,4%) nach Behandlung mit Prostaglandin F2α, sei es systemisch oder lokal, einer mikrochirurgischen Operation unterziehen. Unter Berücksichtigung der wohl limitierenden Grenze von 2000 mIU/ml bleiben 4 von 28 Fälle (14,3%), bei denen die Therapie mit Prostaglandin F2α versagte.

Der stationäre postoperative Aufenthalt lag zwischen 5 und 7 Tagen.

Als Nebenwirkung wurden während der stationären Behandlung bei 18 Patientinnen kurzzeitig anhaltende Unterbauchbeschwerden, bei 10 Übelkeit, bei 4 Infusionen erfordernde Kreislaufbeschwerden, 3mal Erbrechen, 2mal Schwindel-

Tabelle 1. Behandlungsergebnisse nach Injektion von Prostaglandin F2α

Behandlung	n	Revision	Tuben offen
i.m.	14	1	12/13
Lapski	14	5	9/ 9

Tabelle 2. Nebenwirkungen der Behandlung von Eileiterschwangerschaften mit Prostaglandin F2α

Unterbauchbeschwerden	18
Übelkeit	10
RR ↓	4
Erbrechen	3
Schwindel	2
Flush	1
Schüttelfrost	1

Tabelle 3. Schwangerschaftsrate nach erfolgreicher Behandlung mit Prostaglandin F2α

	2 Tuben	1 Tube	Abort	EUG
i.m.	3	1	1	–
Lapski	3	–	–	1

gefühl, 1mal ein kurzzeitiger Flush und bei einer Patientin Schüttelfrost unmittelbar nach Prostaglandingabe beobachtet (Tabelle 2).

Nach Gabe von Prostaglandin F2α wurden anfangs in Abständen von 2 Tagen und nach Abfall der β-HCG-Werte jeden 4. Tag das Schwangerschaftshormon kontrolliert. Es zeigte sich dabei kein einheitliches, zeitliches Absinken der Werte. Bei Therapieerfolg war stets der β-HCG-Wert nach 24 Tagen unter die Nachweisbarkeitsgrenze von 5 mIU/ml abgesunken.

In einem Zeitraum von 6–12 Monaten nach Abschluß der Behandlung wurde bisher bei 22 therapierten Frauen eine Tubenüberprüfung vorgenommen.

In Gruppe A waren in 12 von 13 Fällen beide Tuben offen und nur einmal die vormals erkrankte Tube verschlossen. In Gruppe B fand sich bei 9 bisher nachuntersuchten Frauen stets eine freie Tubenpassage.

Bei einer retrospektiven Befragung in bezug auf den weiteren Kinderwunsch gaben 3 Frauen kontrazeptive Maßnahmen und 18 Kinderwunsch an. Es wurden uns in Gruppe A 5 Schwangerschaften, davon bei der Patientin mit nur einem Eileiter gemeldet (Tabelle 3).

In Gruppe B sind 3 intrauterine Graviditäten und ein Rezidiv einer EUG im befallenen Eileiter aufgetreten (Tabelle 3).

5 Patientinnen waren vor der geplanten abschließenden Tubenkontrolle innerhalb der ersten 6 Monate nach der Therapie bereits intrauterin schwanger geworden.

Diskussion

Das vorgestellte Studiendesign zeigt, daß es in Zukunft möglich sein kann, die EUG je nach Höhe des β-HCG-Wertes zu behandeln. Bei gesicherter EUG und einem Wert des Schwangerschaftshormons bis 850 mIU/ml ist von vornherein kein invasiver Eingriff erforderlich, und die Behandlung kann nur durch intramuskuläre Injektion erfolgen. Als limitierender Faktor für den Erfolg muß der β-HCG-Wert von 2000 mIU/ml gesehen werden.

Die aufgeführten stationären Liegezeiten von 5–7 Tagen sind im Vergleich zu denen nach operativer Intervention deutlich kürzer, wenn man wie allgemein üblich hierfür 10–12 Tage ansetzt.

Im Hinblick auf den Kinderwunsch der behandelten Frauen zeigt der Einsatz von PG F2α erfolgversprechende Zahlen. Nur bei 1 von 22 bisher überprüften Frauen fand sich bei der Tubendurchgängigkeitskontrolle eine Okklusion der vormals erkrankten Tube. In 5 Fällen war die Kontrolle durch Laparoskopie mit Chromopertubation erfolgt. Hierbei zeigte sich in 1 Fall eine leichte Auftreibung der Tube im Bereich der früheren EUG.

In dem vorgestellten Kollektiv wurde nur 1 erneute EUG im behandelten Eileiter beobachtet (3,5%), was im Vergleich zu der Rezidivrate nach operativer Intervention (10–15%) niedrig ist.

Als Vorgehensweise zur frühen Entdeckung einer EUG ist zu empfehlen, daß sich die Patientin nach kurzzeitiger Amenorrhoe beim Facharzt zum Nachweis der intrauterinen Gravidität vorstellt. Somit wird es möglich, bei nachgewiesener ektoper Schwangerschaft aufgrund des allgemein noch niedrigen β-HCG-Wertes eines der beiden vorgestellten Behandlungsschemata einzusetzen.

Literatur

1. Borten M, Friedman EA (1985) Ectopic pregnancy among early abortion patients: does prostaglandin reduce the incidence? Prostaglandins 30:891–905
2. Degenhardt F (1988) Endosonographie bei Extrauteringravidität. Geburtsh Frauenheilk 48:352–354
3. Egarter Ch, Husslein P (1988) Behandlung der Tubargravidität durch lokale und systemische Applikation von Prostaglandin. Geburtsh Frauenheilk 48:361–363
4. Husslein P, Fitz R, Pateisky N, Egarter Ch (1989) Prostaglandin injection for termination of tubal pregnancy: preliminary results. Am J Perinat 2:117–120
5. Lindblome B, Källerelt B, Haling M, Hamberger L (1987) Local prostaglandin F2α injection for termination of ectopic pregnancy. Lancet 4:776–777
6. Russell JB (1987) The etiology of ectopic pregnancy. Clin Obstet Gynecol 30:181–190
7. Uotila J, Heinonen PK, Punnonen R (1989) Reproductive outcome after multiple ectopic pregnancies. Int J Fertil 34:102–105

Fetale Infektionen als Ursache des nichtimmunologischen Hydrops fetalis

B. BUCHALIK, R. BALD, U. GEMBRUCH, M. HANSMANN

Abteilung für Pränatale Diagnostik und Therapie, Zentrum für Geburtshilfe und Frauenheilkunde, Universität Bonn, Sigmund-Freud-Str., D-5300 Bonn-Venusberg

Einleitung

Dem nichtimmunologischen Hydrops fetalis (NIHF) kann eine Fülle unterschiedlicher fetaler, selten auch plazentarer und maternaler Krankheiten zugrunde liegen, unter anderem auch verschiedene Infektionskrankheiten. In dem Zeitraum 1/79 bis 8/90 wurden in der Universitäts-Frauenklinik Bonn 533 Feten mit einem NIHF sonographisch untersucht. In den meisten Fällen lagen kardiovaskuläre Ursachen (17,5%) dem NIHF zugrunde. Bei 15 Patientinnen (2,8%) wurde eine fetale Toxoplasmose-, Zytomegalie-, Listeriose- oder Parvovirusinfektion als Ursache für das Auftreten der fetalen Wassereinlagerungen gefunden [3].

Methodik

Immer wurden detaillierte Ultraschalluntersuchungen (fetale Mißbildungsdiagnostik Stufe III) mit verschiedenen hochauflösenden Geräten sowie eine fetale echokardiographische Untersuchung (2-DE, 2-DDE) durchgeführt, wobei besonders auf Zeichen des NIHF (Ascites, Hautödem, Pericard- und Pleuraerguß) geachtet wurde. Ferner wurde nach spezifischen fetalen Anomalien (Hydrocephalus, Hepatosplenomegalie, Plazenta, Fruchtwassermenge) gesucht. Im mütterlichen Blut wurden die Blutgruppe, Alpha-Fetoprotein und HbF-Zellen bestimmt, ein Antikörper-Suchtest durchgeführt sowie infektiöse Erkrankungen (TORCH) ausgeschlossen.

Große Fortschritte für die Diagnostik des Ungeborenen mit NIHF haben sich aus der Möglichkeit ergeben, fetale Blutproben unter Ultraschallsicht zu gewinnen. Hierbei wird die freie Nabelschnur punktiert, wobei 1,5–4 ml Fetalblut gewonnen werden. Wichtig ist, daß eine Verunreinigung durch maternales Blut ausgeschlossen wird, da die kleinste Kontamination mit mütterlichem Blut oder Amnionflüssigkeit ein falsches Ergebnis vortäuschen.

Das Fetalblut dient zur schnellen Erstellung des Chromosomensatzes, der Bestimmung der fetalen Blutgruppe, der Bestimmung allgemein klinischer Laborwerte wie Blutbild, Diff. BB, Retikulozyten, Eiweiß, Eosinophile, Transaminasen, Gamma-GT, LDH, Bilirubin sowie zum Nachweis der spezifischen Infektionsserologie.

Ultraschalldiagnostik '90
Walser u. a. (Hrsg.)

Tabelle 1. Fetale Parvovirus-Infektionen

Hydrops	Anämie (g%)	SSW	Fetalblut Inf.zeichen		IU-IVT	Kind
			Spez.	Unspez.		
Fall I+	6.4	23	–	+	4	Lebt, gesund
Fall II+	2.3	27	+	–	5	Lebt, gesund
Fall III+	3.6	29	–	+	4	Lebt, gesund

Zusätzlich wurde der Erregernachweis im Fruchtwasser (Listeriose) durchgeführt.

Bei allen verstorbenen Kindern erfolgte eine pathoanatomische Untersuchung sowie die histologische Untersuchung der Plazenta. Bei lebendem Kind wurden eine eingehende klinische und serologische Untersuchung durchgeführt.

Ergebnisse

Bei sechs Feten wurde eine Toxoplasmose als Ursache des NIHF nachgewiesen. Interessant ist die Beobachtung, daß bei allen diesen Fällen auch ein Hydrocephalus vorhanden war. Nur ein Kind aus dieser Gruppe überlebte. Es weist eine schwere mentale und psychomotorische Retardierung auf.

Bei 3 Feten konnte eine Zytomegalie nachgewiesen werden, zwei dieser Feten verstarben postpartal, ein Kind lebt, ist derzeit ein Jahr alt und neurologisch unauffällig. Bei 2 Feten wurde eine feto-materno-plazentare Listeriose postpartal nachgewiesen. Diese Feten zeigten einen generalisierten Hydrops. In beiden Fällen bot die Mutter febrile Temperaturen und unhemmbare Wehen. Ein Kind verstarb intrauterin, das andere unmittelbar postpartal. Bei 3 Feten wurde eine Parvovirusinfektion mit fetaler Anämie nachgewiesen (Tabelle 1). Die fetalen Hb-Werte lagen bei 6,4 g%, 2,3 g% und 3,6 g% (bei Aufnahme). Nach mehrfachen intrauterinen intravaskulären Transfusionen (IU-IVT) mit Erythrozytenkonzentrat (in einem Fall 5, in 2 Fällen je 4 Transfusionen) kam es in allen drei Fällen gleichzeitig mit Überwindung der fetalen Anämie zu einer Ausschwemmung der fetalen Wassereinlagerungen. Alle drei Kinder überlebten.

Diskussion

Vor der Einführung der FBS konnte nur die mütterliche Infektion erfaßt werden, so daß in vielen Fällen unnötigerweise eine Therapie oder Interruptio durchgeführt wurde, ohne daß es nachweislich zu einer fetalen Infektion mit zu erwartenden schweren kindlichen Schädigungen gekommen war. Erst durch die Möglichkeit, die fetale Nabelschnur zu punktieren und damit Blut für die Infektionsserologie zu gewinnen, läßt sich nachweisen, ob es zu einem diaplazentaren Übertritt des Erregers gekommen ist. Daher bedeutet gerade für die Differentialdiagnose des Hydrops die Fetalblutentnahme (FBS) einen bedeutenden Fortschritt. Liegt ein Hydrops fetalis in den Fällen von Toxoplasmose, Zytomegalie und Listeriose vor, so ist mit einer schweren und schon weit fortgeschrittenen fetalen Erkrankung zu rechnen. Kindliche Schäden durch eine Toxoplasmoseinfektion sind durch Einführung eines Screenings – wie in Österreich und Frankreich bereits üblich – vermeidbar. Daffos [1] berichtet, daß seine Treffsicherheit für die Toxoplasmose IgM-Antikörper im Fetalblut nur bei 45% liegt. Unter Hinzunahme des Erregernachweises im Fetalblut und Fruchtwasser sowie der unspezifischen Infektionsparameter steigt die Sicherheit seiner pränatalen Diagnose jedoch auf 92%. In unserem Kollektiv war von 6 Feten mit einer gesicherten Toxoplasmoseinfektion bei 4 Feten die spezifische Infektionsserologie positiv und bei 5 Feten die unspezifische Infektionsserologie positiv. In Frankreich ist die Schwangerschaftsunterbrechung aus eugenischer Indikation nicht zeitlich limitiert, so daß Daffos bei der pränatalen Toxoplasmose-Diagnostik routinemäßig die Erregerisolierung aus Fetalblut sowie Fruchtwasser durchführt. Es dauert jedoch 4–6 Wochen bis ein Ergebnis vorliegt [2]. Bei einer Grenze des eugenischen Schwangerschaftsabbruches bis zur 24. SSW n. LR., wie in Deutschland, ist dieser Zeitraum fast immer zu lang. Nur in der Gruppe der Parvovirusinfektionen können derzeit durch intrauterine intravaskuläre Bluttransfusionen die Überlebenschancen des Feten verbessert werden. Zielzellen der B-19-Viren sind die erythropoetischen Zellen im Knochenmark. Es kommt zu einer Hemmung der Erythropoese, die Folge ist eine ausgeprägte fetale Anämie (aplastische Krisen), der eine kardiale Dekompensation folgt. Bei lebendgeborenen Kindern von Müttern mit Ringrötelninfektion wurden bisher keine Mißbildungen festgestellt [4].

Eine intrauterine Parvovirusübertragung kann durch den B-19 Antigen- sowie IgM- und IgG-Antikörper-Nachweis gesichert werden, was jedoch nur selten gelingt. Eine weitere Nachweismethode für B-19-Parvovirus besteht in der histo-

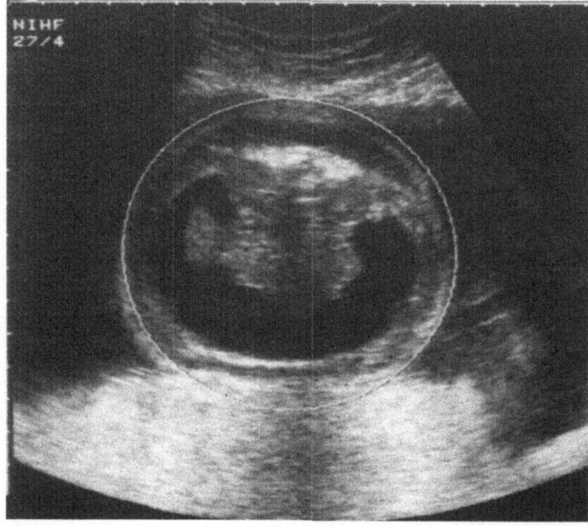

Abb. 1. Fetale Parvovirusinfektion mit massivem Ascites und Hautödem

logischen Suche nach den typischen „Lampionzellen" durch die In-situ-Hybridisierung sowie die Polymerase-Chain-Reaction (PRC) [4].

Engmaschige sonografische Kontrollen bei nachgewiesener mütterlicher B-19-Infektion sind sehr wichtig. Sobald der Verdacht auf eine fetale Anämie bzw. Zeichen eines Hydrops fetalis auftreten, sollte eine FBS und ggf. eine intrauterine Bluttransfusion durchgeführt werden. Die Überweisung an ein entsprechendes Zentrum sollte rechtzeitig erfolgen, um optimale Voraussetzungen für eine evtl. erforderliche intrauterine Therapie zu schaffen.

Literatur

1. Daffos F MD, Forestier F PhD, Capella-Pavlovsky M MD, Thulliez P MD, Aufrant Ch MD, Valenti D MD, Cox W MRACOG (1988) Prenatal management of 746 pregnancies at risk for congenital toxoplasmosis. The New England Journal of Medicine, Febr. 4, pp 271–271
2. Desmonts G, Daffos F, Forestier F, Capella-Pavlovsky M, Thulliez P, Chartier M (1985) Prenatal diagnosis of congenital toxoplasmosis. Lancet I:500–504
3. Hansmann M, Gembruch U, Bald R (1989) New therapeutic aspects in nonimmune hydrops fetalis based on four hundred and two prenatally diagnosed cases. Fetal Ther 4:29–36
4. Schwarz TF, Roggendorf M, Nerlich A, Gloning KP (1990) Bedeutung der Parvovirus-B-19-Infektion in der Schwangerschaft. Gynäkol Prax 14:471–477

Vaginalsonographie: Die Umsetzung von Erfahrungen mit der Endometriumsonographie für ein Screeningprojekt

V. DUDA *, I. JUHNKE, G. RODE, K. D. SCHULZ

Universitäts-Frauenklinik Marburg, Pilgrimstein 3, D-3550 Marburg

Die praktischen Erfahrungen der letzten Jahre haben gezeigt, daß mit der Vaginalsonographie erstmals eine Technik für die Früherkennung von Ovarial- und Endometriumkarzinomen zur Verfügung steht. Dabei werden ähnliche Erfolge erhofft wie bei der Mammographie oder dem zytologischen Abstrich für die Früherkennung des Mamma- bzw. Zervixkarzinoms.

Bei der Ovarialsonographie lassen sich sowohl strukturelle Auffälligkeiten, Befundverlaufskontrollen, als auch alters- bzw. postmenopausenalterskorrelierte Normgrößenüberschreitungen verwerten. Grundsätzliche Probleme gibt es auf diesem Sektor bei der Frage, wie häufig sich unauffällige postmenopausale Ovarien als solche wirklich identifizieren lassen bzw. wie oft nur „ovarähnliche Strukturen mit passender Größe" dafür gehalten werden.

Die Endometriumsonographie zeigt in dieser Hinsicht keine Probleme, da der Uterus mit seinem Kavumecho vaginalsonographisch fast immer auf Anhieb dargestellt werden kann. Die Schwierigkeiten bei der vaginalen Endometriumsonographie ergeben sich dagegen in der Erstellung von Beziehungen zwischen biometrischen Größen und pathologischen Veränderungen.

In der Postmenopause ist das die beiden Endometriumlagen trennende Mittelecho nicht immer abgrenzbar. Eine fiktive Halbierung der meist sehr kleinen Meßstrecken von wenigen Millimetern erhöht die Meßungenauigkeit nur noch mehr. Im übrigen wird die normale Schichtung durch pathologische Veränderungen sowieso meist aufgehoben. Daher sollte man sich bei der Ausmessung für das Abgreifen der „maximalen doppelten Endometriumhöhe im Korpusbereich" entscheiden. Die Messung der Endometriumhöhe als einzigem Parameter hat – eine 100%ige Sensitivität als angenommen vorausgesetzt – bei retrospektiven Untersuchungen eine nur sehr mäßige Spezifität und einen ebenso schlechten positiven Vorhersagewert (Tabelle 1). Weder die Einbeziehung von Feinstrukturanalysen der Endometriumsonogramme [4], noch die Senkung des cut-off levels (Tabelle 1) bringt dabei eine Verbesserung. Die Senkung der Sensitivität zur Steigerung der Spezifität bei gleichbleibend schlechtem positivem Vorhersagewert [1] ist ebensowenig als Alternative anzusehen. Diese nicht sehr ermutigenden Ergebnisse sprechen gegen eine Screeningtauglichkeit der vaginalen Endometriumsonographie!

Auch an unserem Patientinnenkollektiv von 153 symptomatischen postmenopausalen Frauen konnten diese nur mäßigen Resultate für einen cut-off level von $\geqq 10$ mm doppelter Endometriumhöhe nachvollzogen werden. Eine Senkung des cut-off levels auf $\geqq 8$ mm erbrachte für unser Kollektiv dabei sogar noch eine

Ultraschalldiagnostik '90
Walser u. a. (Hrsg.)

Tabelle 1. Wertigkeitsprüfung der Endometrium-Sonobiometrie anhand statistischer Parameter

Autor	Osmers et al.	Merz et al.	Nasri und Coast	Klug und Leitner	Duda et al.			
Jahr	1990	1990	1989	1989	1990			
cut-off level (E = Endometriumhöhe, ap = Uterus-ap-Durchm.)	E ≧ 4 mm	E > 5 mm	E > 5 mm	2E > 10 mm	2E ≧ 10 mm	2E ≧ 8 mm	2E/ap × 100 ≧ 30%	
Anzahl postmenopausaler Pat./Anzahl der Karzinome	103/23	56/14	85/7	179/15	153/75	153/75	153/75	185/10[a]
Sensitivität (%)	100	100	100	60	98,7	98,7	100	100
Spezifität (%)	57,5	42,9	74,4	86,0	48,7	30,8	65,4	64,0
Pos. Vorhersagewert (%)	40,4	36,8	25,9	28,1	64,9	57,8	73,5	13,7
Neg. Vorhersagewert (%)	100	100	100	95,9	97,4	96,0	100	100
Gesamttreffsicherheit (%)	67,0	57,1	76,5	83,8	73,2	64,0	82,4	65,9

[a] 185 Patientinnen mit „peri"menopausalen Blutungsstörungen

Verschlechterung der statistischen Parameter (Tabelle 1)! Überraschenderweise brachte aber die Einbeziehung eines weiteren Biometrieparameters – des anterior-posterioren (ap) Uterusdurchmessers – die erhoffte Verbesserung. Der große Wert der Relativierung der Endometriumhöhe durch die Einbeziehung des Uterus-ap-Durchmessers in die Rechnung bestätigte sich auch bei einem Kollektiv von 185 Frauen mit perimenopausalen Blutungsstörungen. Hier zeigten sich erwartungsgemäß zwar viel weniger Karzinome (pos. Vorhersagewert ca. 14%), die Spezifität blieb aber mit 64% konstant (Tabelle 1).

Die Korrelation der Endometriumhöhe zu anderen Biometriedaten – z. B. der Uteruslänge – erbringt keine derartigen statistischen Erfolge. Dieser Tatsache trägt von einem ganz anderen Aspekt her betrachtet auch die Aktualisierung der FIGO-Einteilung für die Endometriumkarzinome von 1989 Rechnung. Auch die FIGO hat die Einteilung der Endometriumkarzinome nach der Uterussondenlänge (Grenzwert 8 cm) verlassen zugunsten einer Differenzierung nach der Infiltrationstiefe (mehr oder weniger als die Hälfte des Myometriums). Dabei wird die $E/ap \times 100$-Berechnung jedoch nachweislich nicht nur durch Infiltrationsprozesse, sondern auch durch Ausdünnungseffekte beeinflußt!

Mit der Kombination der beiden Biometrieparameter scheint nun ein Screeningeinsatz der Vaginalsonographie zur Früherkennung von Endometriumkarzinomen doch noch realisierbar zu sein unter Verwendung des statistisch ermittelten

$$E/ap \times 100 \text{ cut-off level} \geqq 30\%$$

Damit wird erstmals eine 100%ige Sensitivität[1] gekoppelt mit einem 100%igen negativen Vorhersagewert, einem hohen positiven Vorhersagewert und einer akzeptablen Spezifität. Dies ist für ein Screening unabdingbar, um den potentiellen Nutzen nicht durch eine fehlende Effektivität zu gefährden.

Erste prospektive Screeningtests an symptom-, d. h. blutungsfreien postmenopausalen Patientinnen scheinen diese Hoffnungen zu bestätigen, bedürfen aber noch umfangreicherer Erfahrungen.

Literatur

1. Klug PW, Leitner G (1989) Die Gegenüberstellung vaginalsonographischer und histologischer Befunde am Endometrium. Geburtsh Frauenheilk 49:797–802
2. Merz E, Macchiella D, Mitze M (1990) Die Vaginosonographie als nichtinvasives Hilfsmittel bei der Abklärung von Blutungen in der Postmenopause. Ultraschall Klinik Praxis 5:1–7
3. Osmers R, Völksen M, Schauer A (1990) Vaginosonography for early detection of endometrial carcinoma. Lancet 335:1569–1571
4. Weigel M, Schmitt W, Lieder HJ, Inthraphuvasak J (1990) Die Wertigkeit verschiedener Parameter zur sonographischen Beurteilung des postmenopausalen Endometriums hinsichtlich benigner und maligner Neoplasien. Geburtsh Frauenheilk 50:870–876

[1] Zur Erfassung aller malignen und prämalignen (= adenomatöse Hyperplasie Grad I–III) Endometriumveränderungen.

Der Einsatz der Sonographie bei der intracavitären Strahlentherapie gynäkologischer Carcinome

M. HAIDINGER *, A. STAUDACH, D. SPITZER, M.-G. BRANDIS, H. RAHIM

* Landesfrauenklinik Salzburg, Hauptstr. 48, A-5020 Salzburg

Einleitung

Die intracavitäre Brachytherapie spielt bei der primären Strahlenbehandlung gynäkologischer Carcinome eine wichtige Rolle. Die seit Jahrzehnten geübte Radiumapplikation wird zunehmend, vor allem aus Gründen des Strahlenschutzes, durch ferngesteuerte Nachladeverfahren abgelöst. Während bei der klassischen Radiumapplikation nur radioaktive Quellen begrenzter Aktivität, mit einer maximalen Dosisleistung von 60 cGy pro Stunde im Tumor appliziert werden konnten, ist es mit dem Afterloadingverfahren möglich, radioaktive Quellen sehr viel höherer Aktivität bis zu 200 cGy pro Stunde zu verabreichen.

Material, Methode und Ergebnisse

Seit Januar 1984 steht an unserer Abteilung für die gynäkologische Brachytherapie das Afterloadinggerät Selectron zur Verfügung. Das Gerät arbeitet im LDR-Verfahren mit Cäsium 137 Quellen. Wir berichten über unsere Erfahrungen mit ultraschallgeleiteten intrauterinen AL-Einlagen bei primär bestrahlten Cervix- und Corpuscarcinompatientinnen. Während im Zeitraum von Januar 1984 bis Februar 1987 ohne sonographische Kontrolle bei insgesamt 67 Patientinnen 55 intrauterine Einlagen (82%) gelegt werden konnten, war es in 12 Fällen (17,9%) nicht möglich, den Cervikalkanal zu sondieren. Von Februar 1987 bis Juni 1990 wurden bei 50 Patientinnen 102 (100%) intrauterine Al-Einlagen unter gleichzeitiger sonographischer Kontrolle gelegt. Das Patientenkollektiv in diesem Zeitraum setzte sich aus 34 Frauen mit inoperablem Cervixcarcinom zusammen, wobei 16 Patientinnen ein Stadium III B aufwiesen, in den restlichen 18 Fällen lagen internistische Kontraindikationen für die sonst übliche Radikaloperation vor. Bei 16 Patientinnen wurde die Bestrahlungsbehandlung wegen eines inoperablen Corpuscarcinoms veranlaßt. Zur intracavitären Brachytherapie wurde überwiegend ein modifiziertes Fletcher-System verwendet. In Allgemeinnarkose wurde vorerst die Portio bei 3 und 9 Uhr mit kleinen Metallstiften gespickt, die Harnblase mit physiologischer Kochsalzlösung aufgefüllt und der Ballon des Foley-Katheters mit Kontrastmittel gefüllt. Sonographisch wurde der Uterus vermessen, dann der Cervicalkanal unter gleichzeitiger Ultraschallsicht vorsichtig bis

Ultraschalldiagnostik '90
Walser u. a. (Hrsg.)

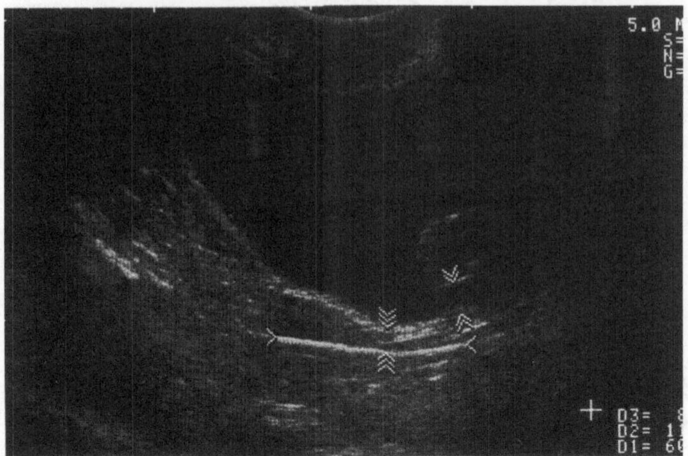

Abb. 1. Intrauterinstift. D1 = Uterussondenlänge, D2 = Abstand Blasenboden – Ballonkatheter, D3 = kleinster Abstand Blasenboden Intrauterinstift

Hegar 7,5 sondiert, der Intrauterinstift in das Corpus uteri vorgeschoben und die Kolpostate in die seitlichen Fornices plaziert (Abb. 1). Die vordere und hintere Vaginalwand wurde mit Streifen abgestopft und abschließend eine Rectalsonde zur genauen Messung der Rectumdosis gelegt. Mittels Ultraschall ist es möglich, den genauen Abstand der intrauterinen Sonde zum Blasenboden zu messen und damit die tatsächliche Dosis im Blasenbodenbereich zu berechnen.

Zusammenfassung

Seit Einführung der Sonographie bei der Applikation der intrauterinen Al-Einlage konnte in allen Fällen der Cervicalkanal sondiert und der Fletcher-Applikator ohne Perforationsgefahr exakt positioniert werden. Mit Hilfe der Sonographie ist die Vermessung und Bestimmung von Organgrößen und damit die individuelle Berechnung von Organdosen möglich. Bei unseren Untersuchungen zeigte sich, daß zwischen der Dosis im Blasenreferenzpunkt nach ICRU Report 38 und der tatsächlich gemessenen Dosis im Blasenbodenbereich bei 39 von 102 Al-Einlagen (38%) eine Abweichung bis zu 100% bestand.

Die Bedeutung von Computertomographie (CT) und Ultraschall (US) in der Diagnostik der puerperalen Ovarialvenenthrombose (POVT)

D. Spitzer, A. Staudach, E. Doringer, H. Steiner

Landesfrauenklinik und Zentralröntgeninstitut, LKH, A-5020 Salzburg

Die POVT stellt wegen ihrer Seltenheit und klinischen Symptomatik ein diagnostisches Problem dar. Die korrekte Diagnose wurde bisher in 80% erst durch die explorative Laparotomie gestellt. Da ein chirurgisches Vorgehen mit einer hohen Komplikationsrate verbunden ist und mit konservativer Therapie (Breitbandantibiotika und Antikoagulation) in unkomplizierten Fällen adäquat behandelt werden kann, ist eine frühzeitige, möglichst nicht invasive Diagnose anzustreben. Einzelne kasuistische Beiträge verweisen auf die Möglichkeit, eine POVT durch Real-time-Ultraschall (US) und Computertomographie (CT) zu erkennen. Anhand unserer eigenen zwei Fälle wird versucht, die Möglichkeit der korrekten präoperativen Diagnosestellung durch diese beiden Methoden aufzuzeigen. Dabei erscheint uns eine tubuläre, ringförmige Struktur mit Ringenhancement nach KM-Applikation im anatomischen Verlauf der Ovarialvene charakteristisch für eine POVT zu sein.

Die Inzidenz der POVT wird mit 1:600–6000 Geburten sehr unterschiedlich angegeben. Frauen nach operativer oder komplizierter vaginaler Entbindung sind besonders gefährdet, eine POVT zu erleiden. Neben Gefäß- und Gewebstraumatisierung stellen Thromboplastineinschwemmung, Hämostase und Hyperkoagulabilität des schwangeren und puerperalen Uterus disponierende Faktoren für die Thromboseentstehung dar. Da der venöse Abfluß des puerperalen Uterus hauptsächlich über die rechte Ovarialvene erfolgt, ist diese in 90% betroffen. Die klinische Symptomatik beginnt meist am 2.–7. Wochenbettag mit Unterbauch- oder Flankenschmerzen, septischem Fieber und Leukozytose. Selten werden Nausea, Erbrechen und Ileus beobachtet. Diese Klinik legt eine Endomyometritis nahe. Bei der vaginalen Untersuchung kann eine walzenförmige Resistenz tastbar und ein Psoas-Druckschmerz auslösbar sein. Die häufigsten präoperativen Fehldiagnosen lauten: Appendicitis, stielgedrehte Ovarialcyste, parametranes Hämatom, Tuboovarialabszeß, Pyelonephritis, Volvolus oder „Peritonitis".

Im intravenösen Pyelogramm werden bei OVT meist nur unspezifische Veränderungen, wie Hydronephrose und ausgeweiteter Ureter, die auch physiologischerweise im Wochenbett auftreten, nachgewiesen. Mittels Phlebographie sind Thromben der Vena cava darstellbar, auf Grund der anatomischen Lage ist ihre Wertigkeit beim Nachweis von Thromben der Vena ovarica umstritten.

Die Sonographie weist durch einfache Anwendbarkeit und fehlende Strahlen- und geringe Patientenbelastung bei der Untersuchung tiefer Körpervenen gewisse Vorteile auf. Nachteilig gegenüber der CT-Untersuchung könnte sich im Ein-

Ultraschalldiagnostik '90
Walser u. a. (Hrsg.)

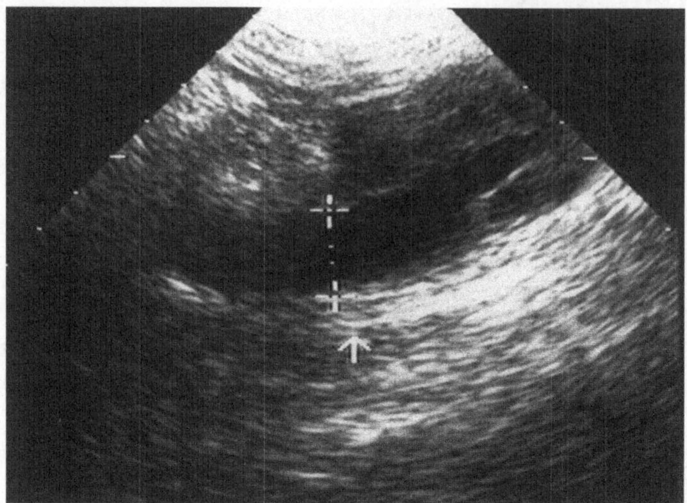

Abb. 1. Ultraschall abdominal (Ultramark 4, Fa. ATL): vom Ovar ausgehende, tubuläre Struktur (+ +), dem Musculus psoas (*Pfeil*) direkt aufliegend

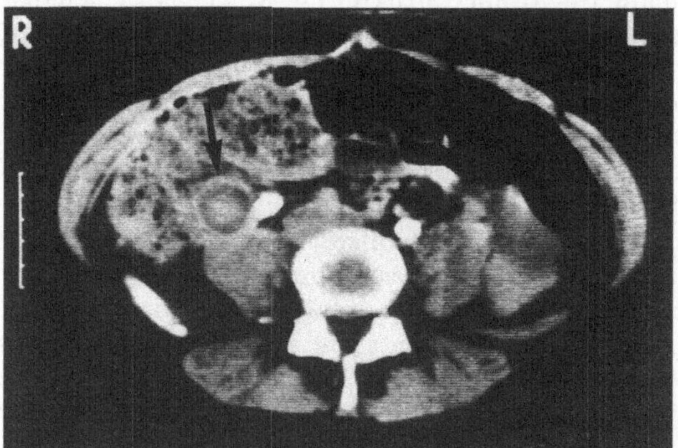

Abb. 2. Computertomographie (Philips Tomoscan 310): typische Ringstruktur im anatomischen Verlauf der Vena ovarica mit hypodensem Zentrum und peripherem KM-Enhancement (*Pfeil*)

zelfall die anatomische Lage und die Überlagerung durch Darmschlingen auswirken. Wir konnten durch transabdominale und -vaginale Sonographie eine vom deutlich vergrößerten, cystischen Ovar ausgehende tubuläre Struktur, die dem Musculus psoas direkt aufsaß, nachweisen (Abb. 1). Dabei dürfte der transvaginale Untersuchungsweg wegen der Nähe zum Organ (Ovar und abgehende V. ovarica) und der geringeren Darmüberlagerung – die bei transabdominalem Zugang die Zuordnung der tubulären Struktur schwierig macht – der geeignetere sein.

Die Kriterien zur CT-Diagnose einer Venenthrombose sind von Zerhouny als: 1. ausgeweitete Vene, 2. hypodenses Zentrum, 3. echodichter Rand definiert.

Vorteile der CT sind die klaren anatomischen Verhältnisse, die gute Reproduzierbarkeit und einfache Durchführung, welchen die höhere Strahlenbelastung gegenüberzustellen ist. Wie unsere Erfahrungen an zwei Patienten sowie die Durchsicht der Literatur zeigt, bestehen die typischen CT-Befunde einer POVT in einer ringförmigen tubulären Struktur, die von der Adnexe bis in Höhe des Nierenstiels zieht und wie eine Venenthrombose an anderer Stelle auch ein deutliches Ringenhancement nach intravenöser Kontrastmittelapplikation aufweist (Abb. 2). Diese Läsion sitzt dem Musculus psoas nur auf, infiltriert ihn aber nicht.

Mit US und CT stehen zwei nicht invasive Untersuchungsmethoden zur korrekten präoperativen Diagnose einer POVT zur Verfügung.

Literatur

1. Huber DJ (1984) Die puerperale Thrombophlebitis der Ovarialvenen – Diagnose mittels CT. Fortschr Röntgenstr 140, 6:665–681
2. Loos W, von Hugo R, Rath W, Muck BR, Albrecht M, Graeff H, Kuhn W, Zander J (1988) Die puerperale Ovarialvenenthrombophlebitis (POVT) – eine seltene Wochenbettkomplikation. Geburtsh Frauenheilk 48:483–488
3. Schaffer PB, Johnson JC, Bryan D, Fabri PJ (1981) Diagnosis of ovarian vein thrombophlebitis by computed tomography. J Comput Assist Tomogr 5, 3:436–439
4. Warhit JM, Fagelman D, Goldman MA, Weiss LM, Sachs L (1984) Ovarian vein thrombophlebitis: diagnosis by ultrasound an CT. J Clin Ultrasound 12:301–303
5. Wilson PC, Lerner RM (1983) Diagnosis of ovarian vein thrombophlebitis by ultrasonography. J Ultrasound Med 2:187–190

Vergleichende Untersuchung zwischen UCG und Vaginal-US bei Frauen vor und nach Streßinkontinenzoperationen

H. Enzelsberger, W. D. Skodler, G. Wolf, E. Reinold

I. Universitäts-Frauenklinik, Spitalgasse 23, A-1090 Wien

Patientinnen und Methodik

Bei der Aufgabe, das diagnostische Konzept zur Abklärung der weiblichen Harninkontinenz zu verbessern, stellt die Introitussonographie neben der Urodynamik und dem lateralen Urethrozystogramm eine wesentliche Hilfe dar. Ziel der vorliegenden prospektiven Studie war es, morphologische Blasenparameter bei Frauen vor und nach Streßinkontinenzoperationen anhand der Introitussonographie und des lateralen Urethrozystogrammes zu vergleichen. Untersucht wurden 30 Patientinnen im Alter von 42 bis 65 Jahren, wobei 18 Patientinnen eine Rezidivstreßinkontinenz und 12 Patientinnen eine Primärstreßinkontinenz aufwiesen. Die Blasendarstellung mittels UCG und Introitussonographie erfolgte ohne Kenntnis der Befunde der jeweils anderen Methode.

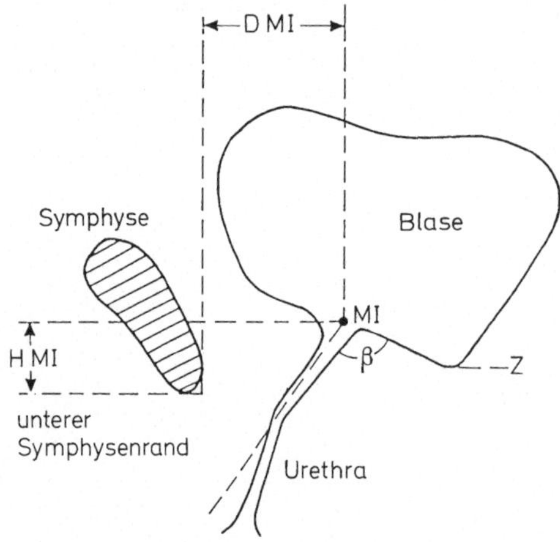

β Winkel β
MI Meatus urethrae internus
H MI Höhe zum unteren Symphysenrand
D MI Distanz zum hinteren Symphysenrand
Z Zystozele (tiefste Stelle der Blase)

Abb. 1. Fixpunkte und Winkel β bei der Introitussonographie und im lateralen Urethrozystogramm

Ultraschalldiagnostik '90
Walser u. a. (Hrsg.)

Die Ultraschalluntersuchung wurde mit einem Gerät der Firma Kretz (Combison 320-5) unter Verwendung einer 240° Panorama-Transvaginalsonde durchgeführt. Der Schallkopf wurde mit einem Kondom überzogen und im Introitusbereich ohne Druck suburethral positioniert, um Blase, Urethra und Symphysenregion sonographisch zur Darstellung zu bringen.

Bei der Röntgenmethode wird ein Foleykatheter unter aseptischen Bedingungen in Harnröhre und Blase eingeführt und sein Ballon mit 5 ccm Aqua dext. gefüllt. Über den liegenden Katheter erfolgt nun die Infusion von 250 ml wäßrigem jodhaltigem Kontrastmittel.

Die Nachuntersuchung der Patientinnen erfolgte neun Monate (Range 6–12) nach den oben angeführten Operationen. Die für beide bildgebenden Verfahren gemeinsamen Kriterien – Darstellung des Meatus urethrae internus (MUI) in Ruhe und im Pressen, sowie des vesiko-urethralen Winkels β werden vergleichend analysiert. Die statistische Aufarbeitung der Befunde erfolgte nach dem Mann-Whitney-U-Test (Abb. 1).

Bei 30 Patientinnen lag eine komplette Dokumentation prae- und postoperativer Befunde vor.

Beide Untersuchungsmethoden (Introitussonographie und laterales Urethrozystogramm) wurden als bildgebende Verfahren ergänzend zu den urodynamischen Messungen durchgeführt.

Ergebnisse und Diskussion

Bei 12 Patientinnen wurde eine vordere Kolporrhaphie wegen Primärstreßinkontinenz und bei 18 Patientinnen eine Kolposuspension nach Burch wegen Rezidivstreßinkontinenz durchgeführt. Als Ausdruck der normalen anatomischen Korrelation zwischen Blase, Urethra und Symphyse beträgt der hintere urethrovesikale Winkel β zwischen 90° und 110°.

Praeoperativ lag der Meatus urethrae internus bei den Frauen mit Rezidivinkontinenz beim UCG im Durchschnitt $4{,}5 \pm 2{,}1$ mm unterhalb des unteren Symphysenrandes und bei der Introitussonographie $5{,}1 \pm 2{,}9$ mm. Die Ergebnisse beim Preßversuch ergaben erwartungsgemäß ein weiteres Absinken unter den unteren Symphysenrand.

Tabelle 1 zeigt die sonographischen und röntgenologischen Veränderungen bei der Nachuntersuchung nach durchschnittlich neun Monaten. Postoperativ konnte bei den Patientinnen mit einer Kolporrhaphia anterior eine nur mäßige Rückverlagerung des Meatus urethrae in den intra-abdominellen Druckbereich festgestellt werden; bei den Frauen mit einer Kolposuspension nach Burch konnte eine kraniale Verlagerung des Meatus urethrae internus um durchschnittlich 2 cm festgestellt werden. Bei beiden Operationsverfahren tritt sowohl sonographisch als auch röntgenologisch eine nachweisbare Verbesserung des Winkels β auf. Die Ergebnisse der Winkelmessungen zwischen beiden Methoden unterscheiden sich nicht signifikant.

Zusammenfassend kann gesagt werden, daß die Winkelmessungen zwischen Urethrozystogramm und Introitussonographie gleichwertig sind; die Abstands-

Tabelle 1. Postoperative Darstellung des Meatus urethrae internus (MUI) und Winkel β mit UCG und US. Meßwerte in mm und Graden (Mittelwert ± Standardabweichung); N.S. ($p < 0{,}05$)

		Streßinkont. II° Kolporrhaph. ant.		Rezidivinkont. II° Burch-Op.
N		12		18
MUI-UCG	Ruhe	+6,0±3,0		+19,2±5,1
	Pressen	+2,5±3,1		+17,2±2,4
			N.S.	
MUI-US	Ruhe	+5,0±3,1		+16,0±3,9
	Pressen	−1,8±1,9		15,0±2,9
Winkel β-UCG	Ruhe	130,3°±12,9		110,7°±10,3
	Pressen	143,1°±10,5		121,2°±13,4
			N.S.	
Winkel β-US	Ruhe	128,2°±15,4		118,9°±18,7
	Pressen	140,1°±14,3		130,1°±12,3

messungen zur Symphyse gestalten sich bei der US-Methode schwieriger. Von großem Vorteil bei der Introitussonographie ist aber zum einen die fehlende Strahlenbelastung und gute Akzeptanz seitens der Patientinnen und zum anderen die ausgezeichnete Erkennbarkeit der dynamischen Veränderungen prae- und posttherapeutisch im vesiko-urethralen Bereich.

Literatur

1. Gordon D, Pearce M, Norton P, Stanton StL (1989) Comparison of ultrasound and lateral chain urethrocystography in the determination of bladder neck descent. Am J Obstet Gynecol 160:182–185
2. Kölbl H, Bernaschek G (1990) Introitussonographie – eine neue Methode in der Blasenfunktionsdiagnostik. Geburtsh u Frauenheilk 50:295–298

Sonographie – Mammographie: eine komplementäre Untersuchung

G. Marwik *, R. C. Otto

* Diagnostisches Röntgeninstitut, Museumstr. 37, CH-9000 St. Gallen

Einleitung

Der Brustkrebs steht heute an erster Stelle von Inzidenz und Mortalität der Frau mit wachsender Tendenz [2, 4]. Dieser Herausforderung versucht ein neues kombiniertes diagnostisches Konzept zu begegnen.

Material und Methoden

Für die *Mammographien* wird ein Gerät Senograph (General Electric CGR) mit zusätzlicher Rastertechnik eingesetzt. In der *Mammasonographie* finden Linearsonden mit einer Frequenz von 7,5 MHz Verwendung. Ein „Wasservorlauf" zur verbesserten Auflösung und Dokumentation mit Zentralisierung der „region of interest" in Bildmitte ist bei Schallköpfen unter 5 MHz unabdingbar. Die ultraschallgeführte Feinnadelpunktion wird bei tiefen und brustwandnahe gelegenen Herden mit einem speziellen Punktionsschallkopf mit zentraler Perforation und einem optischen Leitsystem; bei oberflächennahen Prozessen in freier Nadelführung unter ständiger Sicht durchgeführt. Wir punktieren in der Regel auch palpable Herde sonographisch kontrolliert, wobei das Material mehrfach zentral und peripher durch einen leichten mit der Spritze erzeugten Unterdruck und fächerförmige Nadelbewegungen aspiriert, auf einem Objektträger ausgestrichen und fixiert wird. Flüssiges Punktat wird nativ in einem Reagenzglas gesammelt und unmittelbar danach vom Zytologen beurteilt. Die Untersuchung ist erst bei sicher vorliegendem zytologischen Ergebnis abgeschlossen. Bei negativem Resultat oder störender Blutzellenüberlagerung wird die Punktion sofort wiederholt. Dieses Schema wird bei uns bereits bei jeder 3. zur Mammographie überwiesenen Patientin angewandt. Die bildgebenden Verfahren wie Mammographie und Sonographie werden also mit der sonographisch kontrollierten FNP (SFNP) zu einer *differenzierten Mehrschrittdiagnostik (DMD)* kombiniert (Abb. 1). Zu dem Konzept gehört auch der Einsatz der stereotaktischen mammographisch geführten FNP (MFNP) bei suspekten Mikrokalzifikationen und fokalen Läsionen unter 5 mm, die sich dem sonographischen Nachweis meist entziehen und somit auch nicht durch SFNP punktiert werden können. Eine weitere Ergänzung stellt die Galaktographie dar, die bei unklaren intraduktalen Mikrokalzifikationen eine intrakanalikuläre Raumforderung exakt zu lokalisieren hilft. Von speziellem In-

Ultraschalldiagnostik '90
Walser u. a. (Hrsg.)

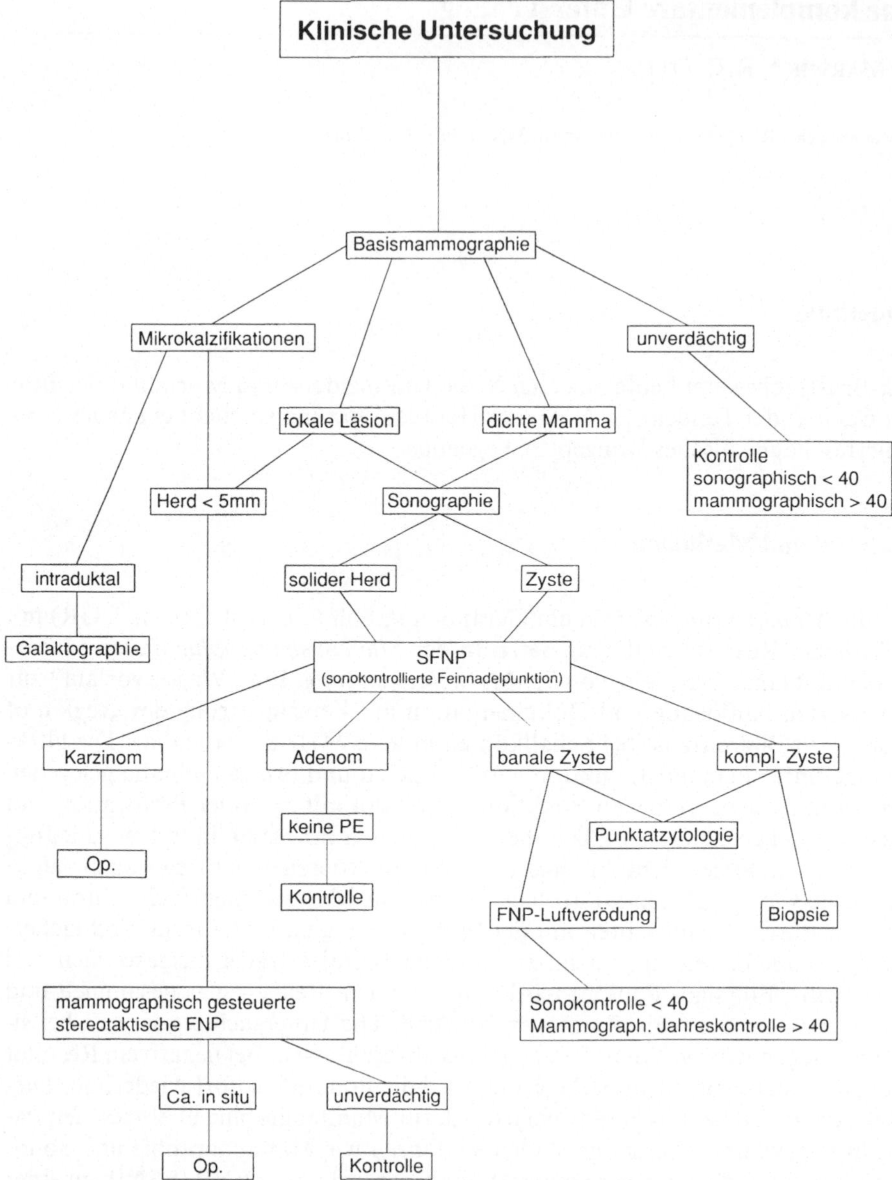

Abb. 1. Untersuchungsschema der differenzierten Mehrschrittdiagnostik (DMD) der Brustdrüse. Eine gezielte Kombination bildgebender und invasiver Verfahren

teresse ist dabei die bereits bei der Erstuntersuchung anzustrebende Zytodiagnose einer fokalen Läsion, die mittels SFNP oder MFNP jeden mammo-echographischen Herdbefund solider oder zystischer Art von unter 5 mm bis zu beliebiger Größe weiter abklärt. Auch nichtfokale mastopathische Verdichtungen sind dabei einer SFNP zur weiteren Zelltypisierung zugänglich. Als Beispiele sind

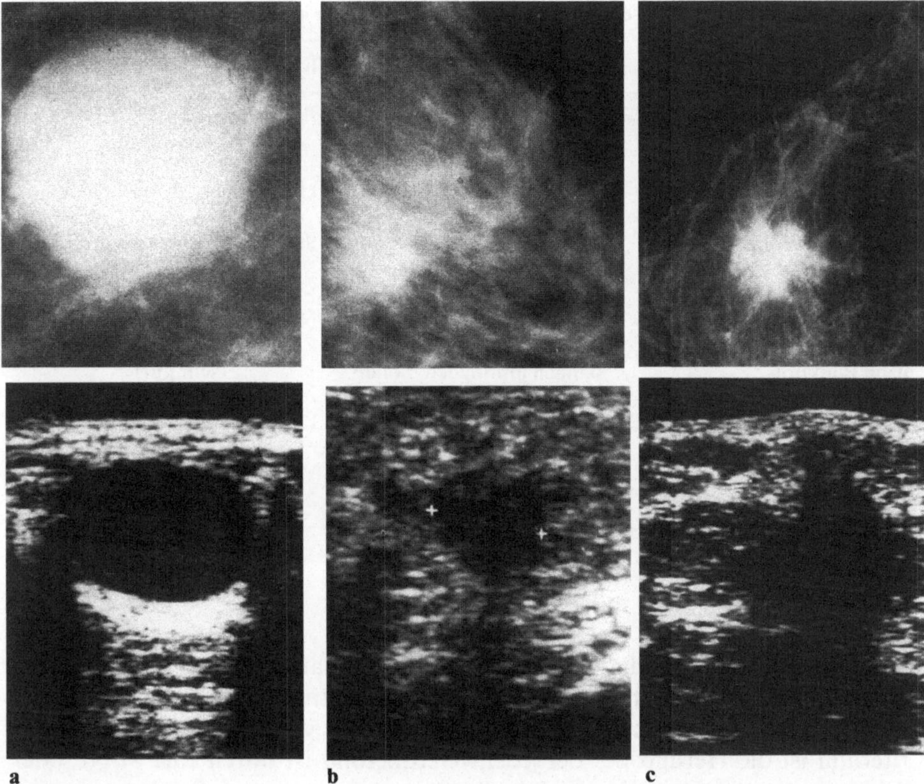

Abb. 2. 1. Reihe Mammographie; 2. Reihe Sonographie. **a** Zyste; **b** Fibroadenom; **c** Karzinom

in Abb. 2 unterschiedliche fokale Läsionen mammographisch mit den dazugehörigen Sonogrammen mit zwei typischen benignen und einem malignen Beispiel angeführt. Die Indikationen zur Erstanwendung eines dieser Verfahren lassen sich aus Abb. 1 entnehmen. Dabei sollte der Basismammographie in der Regel der Vorrang zukommen. Sie kann nur in der Schwangerschaft durch die Sonographie vorläufig ersetzt und auf einen postgravitären Zeitpunkt verschoben werden. Die Übergänge zwischen malignen und benignen Kriterien sind bei beiden bildgebenden Methoden in Abhängigkeit vom histologischen Gewebsaufbau fließend. Während ein großer szirrhöser Anteil bei beiden Methoden eine meist richtige Zuordnung erlaubt (Herd mit „Krebsfüßchen"), machen die Karzinome mit überwiegend medullärem Anteil mehr Schwierigkeiten bezüglich einer Dignitätsaussage. Medulläre Karzinome können auch Fibroadenome mammosonographisch imitieren. Eine Artdiagnose aus den bildgebenden Verfahren allein ist daher nicht möglich. Die hohe Auflösung der Mammographie läßt auch Mikrokalzifikationen sichtbar werden, die sich der Sonographie meist entziehen. Sie sind daher auch naturgemäß mit der SFNP nicht diagnostizierbar. Hier sollte die stereotaktische mammographisch geführte FNP eingesetzt werden. Das Konzept dieser differenzierten Mehrschrittdiagnostik richtet sich u. a. nach der Gewebsdichte, die bei einer „drüsenleeren" Involutionsmamma bereits mit der

Tabelle 1. Stellenwert der ultraschallgeführten Mammapunktion im Vergleich zu Röntgen

	Ultraschall	Röntgen
Beurteilung eines Tumors vor Punktion	Unter Ultraschall Differenzierung in: zystisch o. solide, Berandung	Berandung oder Mikroverkalkung
Beurteilung eines Tumors unter Punktion	Gut möglich	Unmöglich
Nadellagekontrolle	Dynamisch, direkt ohne Beeinflussung der Nadellage, schmerzlos	Statisch, die Punktion verzögernd, oft die Nadellage verändernd, nicht schmerzhaft
Nadellagekorrektur	Direkt möglich	Nur konsekutiv möglich
Beurteilung eines Tumors nach Punktion	Zysten vor Luftfüllung gut, danach unmöglich. Solide Tumoren gut	Zysten: Pneumozystographie (sehr gut) solide Tumoren gut
Punktion nicht palpabler Tumoren	Problemlos	Unsicher
Strahlenbelastung	Nicht gegeben	Vorhanden
Dokumentationskosten	1–2 Sonogramme	2–4 Röntgenaufnahmen

Basismammographie als diagnostischem „Goldstandard" abgeschlossen werden kann oder im Falle einer dichten und schlecht transparenten Mamma mit der Sonographie als einer zusätzlichen „Lesehilfe" ergänzt werden muß. Ein weiteres Kriterium ist die Herdgröße. Bei jedem Herdbefund ist durch eine SFNP oder MFNP eine Artdiagnose anzustreben. So steigert nach unseren Erfahrungen eine konsequente Anwendung der DMD die Trefferquote und senkt die negative Biopsierate. Dieses Konzept strebt auch eine Früherkennung des Brustdrüsenkrebses an, was durch eine Erfassung der Risikogruppe allein nicht erreicht werden kann. Hier sollte ein zusätzliches screening-Programm eingesetzt werden. In Tabelle 1 sind die Grenzbereiche mit Vor- und Nachteilen von Mammographie und Sonographie gegenübergestellt.

Vorläufige Ergebnisse

Unsere ersten noch nicht repräsentativen Ergebnisse zeigen eine Trefferquote der DMD von etwa 96%. In Übereinstimmung mit dem Schrifttum verfügt die Mammographie allein über ein Resultat von etwas über 90% gegenüber der Sonographie von etwas unter 90%. Die SFNP allein vermag die Trefferquote nicht zu steigern; ohne Herdbefund ist keine Punktion unter Sicht möglich. Hingegen besteht bei einem unklaren Tastbefund und einem negativen mammoechographischen Ergebnis keine Indikation zu einer SFNP oder gar Biopsie. So ist eine weitere Verbesserung der Ergebnisse nur durch eine systematische Durchuntersuchung einer ganzen Population im Sinne eines screening möglich. Ist ein Herd erst tastbar, liegt kein Frühstadium mehr vor.

Zusammenfassung

Es wird ein Konzept in der Brustdrüsendiagnostik vorgestellt, das die anerkannten bildgebenden Verfahren mit der gering invasiven und wenig belastenden Punktionsdiagnostik entweder mittels ultraschallgeleiteter (SFNP) oder mammographisch-stereotaktisch gesteuerter Punktion (MFNP) kombiniert. Vorteile und Grenzen von Mammographie und Sonographie werden diskutiert und ihre Überschneidungen aufgezeigt. Die Auswahlkriterien sind in Abb. 1 zusammengestellt.

Literatur

1. Hackeloer BJ, Duda V, Lauth G (1986) Ultraschall – Mammographie. Springer, Berlin Heidelberg New York Tokyo
2. Loch E-G, Frank K, Bielke G, v Seelen W (1986) Stellenwert der sonographischen Beurteilung der Mamma in der Praxis. Chir Prax 35(4):569–580
3. Marwik G, Otto RCh (1990) Die Ultraschalluntersuchung der Brustdrüse: Kriterien der Diagnostik – Ergebnisse. Gemeinsamer Deutscher und Österreichischer Röntgenkongreß in Karlsruhe 23.–26.05.1990. Zbl Röntgenstr 141:3–4, 217
4. Otto RCh (1980) Aktuelle Röntgendiagnostik im Kampf gegen den Brustkrebs. Huber, Bern
5. Otto RCh, Wellauer J (1985) Ultraschallgeführte Biopsie. Springer, Berlin Heidelberg New York Tokyo

Neurologie

Kontinuierliche dopplersonographische Registrierung intrakranieller Flußgeschwindigkeiten während epileptischer Entladungen im EEG *

H. Bode

Universitäts-Kinderspital, Römergasse 8, CH-4005 Basel

Einleitung

Bei Patienten mit Epilepsie sind iktal und interiktal längerfristige Störungen der Hirndurchblutung mit der PET- oder SPECT-Technik nachgewiesen worden. Demgegenüber mißt die transkranielle Dopplersonographie on-line intrakranielle Blutflußgeschwindigkeiten und erfaßt damit auch während kurzzeitiger Phänomene die Dynamik der Hirndurchblutung.

Methodik

Eine EEG-Ableitung von etwa 30 min wurde bei 42 Kindern mit einem Siemens Mingograf EEG 21 (Siemens, Erlangen, BRD) durchgeführt. Die Elektroden wurden nach dem 10-20-System positioniert. Simultan zur EEG-Ableitung erfolgte transkraniell eine kontinuierliche Registrierung der Blutflußgeschwindigkeiten in einer A. cerebri media mit einem EME TC 2000 S Gerät (EME, Überlingen, BRD). Einzelheiten der Meßtechnik wurden andernorts dargestellt [1]. Die Fixierung der Dopplersonde am Temporalknochen erfolgte mit einer speziellen Halterung (Abb. 1). Die Trendkurve der zeitgemittelten Spitzengeschwindigkeiten wurde ausgewertet. Die Flußgeschwindigkeiten während eines epileptischen Anfalles bzw. epileptischer Entladungen im EEG wurden in Prozent der Basiswerte des Individuums im Intervall berechnet.

Ergebnisse

Bei 17 Kindern wurden 30 epileptische Anfälle registriert. Bei 5 tonischen Anfällen stiegen die Flußgeschwindigkeiten auf 133–191% (Mittelwert 163%) an. Der Geschwindigkeitsanstieg setzte zeitgleich mit dem Beginn der Anfälle ein und erreichte sein Maximum nach 5 s. Wenige Sekunden nach Anfallsende erreichten die Geschwindigkeiten wieder die Werte vor dem Anfall. Bei 3 tonisch-klonischen Anfällen stiegen die Geschwindigkeiten ebenfalls deutlich. Aufgrund

* Mit Unterstützung des Schweizer Nationalfonds, NF 32-26178.89

Ultraschalldiagnostik '90
Walser u. a. (Hrsg.)

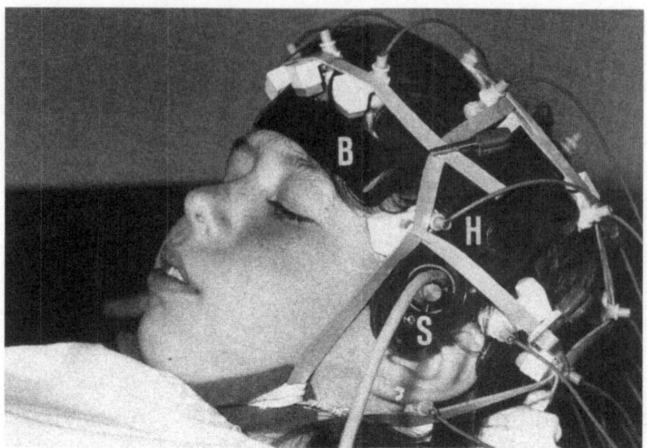

Abb. 1. Spezielle Halterung (*H*) und Fixierung mittels elastischer Bänder (*B*) der Sonde (*S*) für die kontinuierliche transkranielle Dopplersonographie

von Bewegungsartefakten waren die Messungen nicht quantifizierbar. Die Dauer der tonischen und tonisch-klonischen Anfälle betrug jeweils weniger als 2 min. Bei 4 Kindern wurden 18 Absenzen erfaßt. Die Geschwindigkeiten fielen auf 46–82% (Mittel 72%) der individuellen Basiswerte. Der Abfall der Geschwindigkeiten begann zeitgleich mit oder spätestens 1–2 s nach Beginn der Absenz, erreichte sein Minimum nach 5–10 s und überdauerte die Absenz maximal 5 s. Die Dauer der Absenzen betrug 8–15 s. Bei 2 Kindern im epileptischen Dämmerzustand und 2 Kindern mit bioelektrischem Status im EEG entsprachen die Geschwindigkeiten im Anfall den individuellen Basiswerten. Bei 25 Kindern wurden, meist mehrfach, im EEG generalisierte epileptische Entladungen von maximal 5 s Dauer ohne klinische Aequivalente registriert. Bei keinem Kind wurden während dieser Entladungen signifikante Änderungen der Geschwindigkeiten beobachtet.

Diskussion

Techniken der quantitativen Messung der Hirndurchblutung zeigen in einem Krampffokus im Anfall einen Anstieg der Durchblutung, im Intervall eine Verminderung [2]. Die räumliche Auflösung der transkraniellen Dopplersonographie ist im Vergleich zu diesen Techniken geringer. Durchblutungsänderungen bei fokalen epileptischen Anfällen würden nur erfaßt, wenn sie ein ausgedehntes Gehirnareal betreffen. Derartige Befunde konnten wir bislang nicht erheben. Auch während langanhaltender generalisierter Anfälle nimmt die Hirndurchblutung zu [3]. Ein Vorteil der Dopplersonographie ist die hohe zeitliche Auflösung, die es ermöglicht, rasche Änderung der Hirndurchblutung ohne zeitliche Verzögerung zu erfassen. Unsere Messungen zeigen eine Zunahme intrakranieller Flußgeschwindigkeiten auch bei kurzen tonischen und tonisch-klonischen Anfällen. Ein Anstieg des CO_2-Partialdrucks infolge einer Apnoe während des Anfalls kommt als Ursache nicht in Frage, da diese Effekte erst mit einer längeren Verzögerung einsetzen. Gegen eine alleinige Hirnarterienkonstriktion sprechen quantitative Studien, die einen Anstieg des zerebralen Blutflusses zeigten. Die zerebrale Mehrdurchblutung im Anfall könnte bei gestörter Autoregulation infolge eines Blutdruckanstiegs sowie aufgrund eines verstärkten Hirnmetabolismus entstehen. Der Abfall intrakranieller Flußgeschwindigkeiten bei Absenzen ist bislang erst einmal beschrieben worden [4]. Als Ursache vermuten wir einen Blutdruckabfall und eine gestörte Autoregulation. Es muß offen bleiben, ob bei einer verminderten Gefäßtonisierung auch eine Dilatation der Hirnarterien erfolgt. Petit-mal-Staten zeigten keinen Einfluß auf die intrakraniellen Flußgeschwindigkeiten. Die Kinder waren deutlich zerebral vorgeschädigt und hatten im Intervall niedrige Flußgeschwindigkeiten, was auf eine verminderte Hirndurchblutung hinweist. Die Befunde bei bioelektrischem Status und generalisierten epileptischen Entladungen im EEG ohne manifeste Anfälle zeigen eine andere Wertigkeit dieser Phänomene im Vergleich zu klinisch manifesten Anfällen. Neben der zeitlichen Dynamik der Hirndurchblutung bei kurzdauernden epileptischen Anfällen ist auch dies eine neue Erkenntnis, die Messungen mit der transkraniellen Dopplersonographie möglich gemacht haben.

Literatur

1. Bode H, Wais U (1988) Age dependence of flow velocities in basal cerebral arteries. Arch Dis Childh 63:606–611
2. Franck G, Sadzot B, Salmon E et al. (1986) Regional cerebral blood flow and metabolic rates in human focal epilepsy and status epilepticus. Adv Neurol 44:935–948
3. Kuhl DE, Engel J, Phelps ME, Selin C (1980) Epileptic patterns of local cerebral metabolism and perfusion in humans determined by emission computed tomography of 18FDG and 13NH3. Ann Neurol 8:348–360
4. Sanada S, Murakami N, Ohtahara S (1988) Changes in blood flow of the middle cerebral artery during absence seizures. Pediatr Neurol (United States) 4:158–161

Transkranielle dopplersonographische Untersuchung der zerebrovaskulären CO_2-Reaktivität bei Migräne

C. HARER, R. VON KUMMER

Neurologische Univ.-Klinik Heidelberg, Im Neuenheimer Feld 400, D-6900 Heidelberg

Nach dem vaskulären Konzept geht die Migräne mit Störungen extra- und intrakranieller Arterien einher. Wir stellten uns die Frage, ob der transkranielle Doppler (TCD)-CO_2-Test geeignet ist, Veränderungen der zerebralen Vasoreaktivität bei Migräne zu erfassen.

Wir untersuchten 30 Patienten mit klinisch einfacher oder klassischer Migräne. Extrakranielle Karotis-Obstruktionen wurden dopplersonographisch ausgeschlossen.

Bei 5 Patienten wurde der TCD-CO_2-Test im Anfall durchgeführt. 25 Patienten untersuchten wir im Intervall. Jeder A. cerebri media der Seite, wo der Kopfschmerz vorwiegend lokalisiert war, ordneten wir das Untersuchungsergebnis einer gleichaltrigen und gleichgeschlechtlichen Kontrollperson zu. Je 7 Arterien im Anfall und 32 im Intervall wurden mit dem Kontrollkollektiv verglichen.

Der CO_2-Test wurde mit 2 Messungen, jeweils des endexspiratorischen pCO_2 und der systolischen und enddiastolischen Dopplerfrequenzen der A. cerebri media bei Normokapnie sowie einer Messung bei Hyperkapnie durchgeführt. Unser Reaktivitätsindex (Ix_R)ist definiert als relativer Frequenzanstieg während eines pCO_2-Anstiegs um 5 mm Hg.

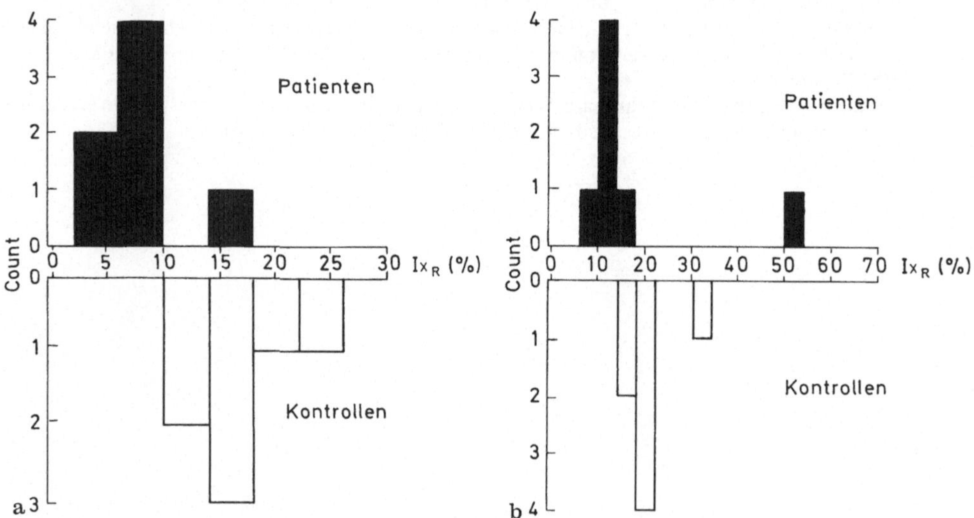

Abb. 1. Vergleich der CO_2-Reaktivität bei Migränepatienten im Anfall mit Kontrollpersonen; n = 7. **a** Systolisch; **b** diastolisch

Ultraschalldiagnostik '90
Walser u. a. (Hrsg.)

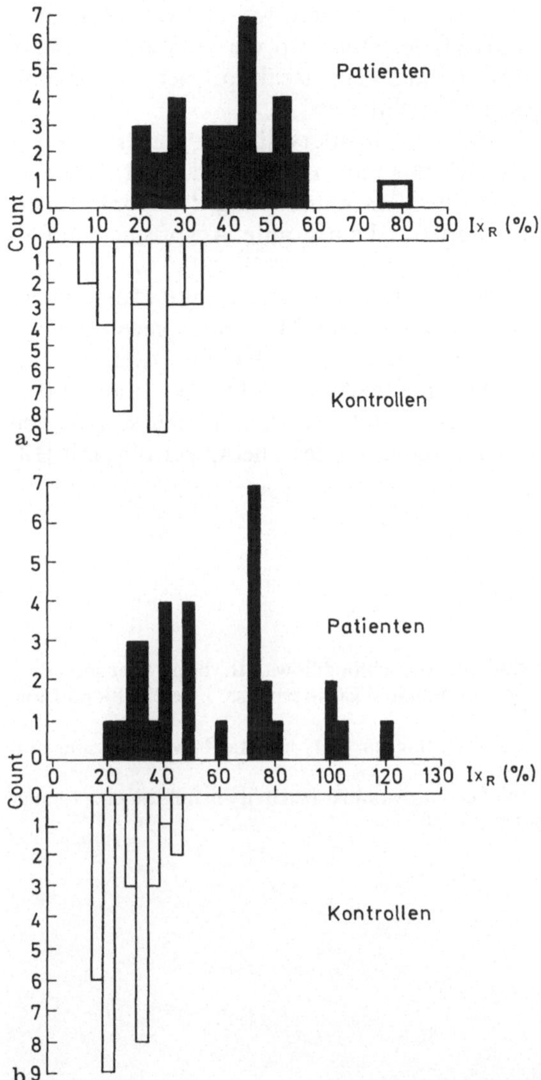

Abb. 2. Vergleich der CO_2-Reaktivität bei Migränepatienten im Anfallsintervall mit Kontrollpersonen; n = 32. **a** Systolisch; **b** diastolisch

Während des Anfalls war die CO_2-Reaktivität der betroffenen Seite im Vergleich zu Normalpersonen erniedrigt, statistisch signifikant ($p < 0{,}05$; Wilcoxon) für die aus systolischen Frequenzen berechneten Werte. Abbildung 1 zeigt eine Häufigkeitsverteilung, auf der X-Achse die Reaktivität.

Sollte das vaskuläre Konzept der Migräne zutreffen, sind auch im Intervall Befunde zu erwarten. Wir stellten eine hochsignifikante systolisch und diastolisch höhere CO_2-Reaktivität der betroffenen Seite fest, sowohl im Vergleich zu Normalpersonen als auch im Vergleich zu kontralateral (Abb. 2).

Die erniedrigte Reaktivität im Anfall interpretieren wir als Ausdruck einer Dilatation intrakranieller Widerstandsgefäße. Dort, wo die Dilatationsreserve schon krankheitsbedingt ausgeschöpft ist, kann keine Reaktion mehr auf vasodilatatorische Stimuli, z. B. Anstieg des $paCO_2$, eintreten.

Wir glauben, daß die erhöhte Reaktivität im Intervall auch Ausdruck einer Regulationsstörung und ein gemeinsames Phänomen der Migräne ist. Für eine Regulationsstörung sprechen auch z. B. die Verschlimmerung der Kopfschmerzen während der Hyperkapniephase und das häufig gute Ansprechen auf β-Blocker.

Nach diesen ersten Befunden ist der TCD-CO_2-Test eine gute Möglichkeit, um weitere Erkenntnisse über die Pathophysiologie der Migräne zu gewinnen.

Die Untersuchung kann im Einzelfall die Differentialdiagnose zwischen Migräne und anders bedingten Kopfschmerzen erleichtern. Sollte eine Intervalltherapie eine frühere Besserung der CO_2-Reaktivität bewirken als des subjektiven Krankheitsempfindens, wäre eine Vorhersagbarkeit des Therapieerfolgs mit Hilfe des TCD-CO_2-Tests denkbar.

Literatur

1. Lauritzen M (1984) Long-lasting reduction of cortical blood flow of the brain after spreading depression with preserved autoregulation and impaired CO_2-response. J Cerebr Blood Flow Metab 4:546–554
2. Sakai F, Meyer J (1979) Abnormal cerebrovascular reactivity in patients with migraine and cluster headache. Headache 19:257–266
3. Thomas D, Harpold G (1988) Alteration of cerebrovascular reactivity in migraineurs treated with propranolol. Neurology 38 (Suppl 1):108

Der Einfluß gefäßwirksamer Pharmaka auf die Strömungsgeschwindigkeit in der Arteria cerebri media am Beispiel von Etilefrin und Dihydroergotamin

C. Pape, T. Briebach, P.-A. Fischer

Abteilung für Neurologie, Klinikum der Johann-Wolfgang-Goethe-Universität Frankfurt, Schleusenweg 2–16, D-6000 Frankfurt 71

Einleitung

Etilefrin ist ein direkt wirkendes Sympathomimetikum. Aufgrund seiner vorwiegenden Alpha-Rezeptorenaktivität führt es peripher zu einer Vasokonstriktion im arteriellen Gefäßsystem. Klinische Anwendung findet es in der Behandlung der essentiellen Hypotonie und von orthostatischen Regulationsstörungen (Abb. 1).

Dihydroergotamin gehört zur Gruppe der Mutterkornalkaloide, welche sowohl alpha-rezeptorvermittelt zu einer Vasokonstriktion als auch zu einer Vasodilatation führen können. Für DHE ist eine den arteriellen und venösen Schenkel betreffende vasokonstriktorische Wirkung beschrieben [4]. DHE dient wie Etilefrin der Behandlung der Hypotonie, darüber hinaus wird es zur Anfallskupierung und in der Intervalltherapie der Migränebehandlung sowie in der Thromboseprophylaxe eingesetzt (Abb. 2).

Während die peripheren Gefäßwirkungen beider Pharmaka weitgehend geklärt sind, gibt es bisher keine gesicherten Erkenntnisse über die Wirkungen auf das intrakranielle Gefäßsystem. In unserer Untersuchung haben wir nichtinvasiv den Einfluß beider Substanzen auf die Strömungsgeschwindigkeit in der

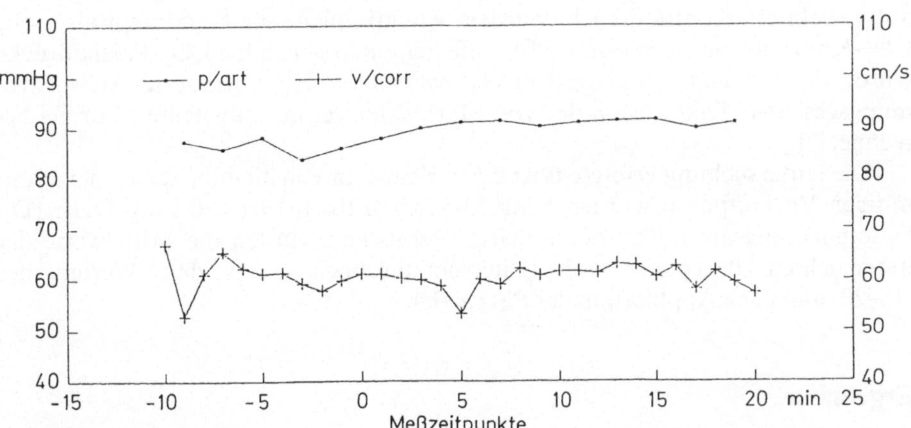

Abb. 1. Arterieller Mitteldruck und korrigierte mittlere maximale Flußgeschwindigkeit in der A. cerebri media vor und nach Gabe von 5 mg Etilefrin

Ultraschalldiagnostik '90
Walser u. a. (Hrsg.)

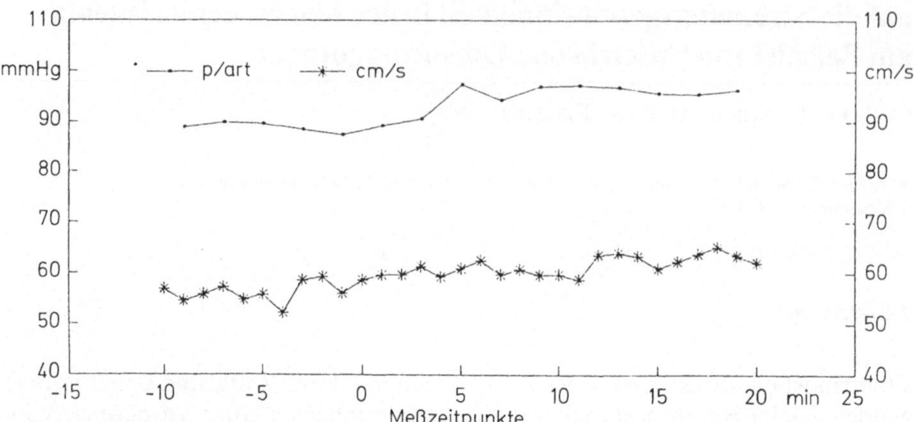

Abb. 2. Arterieller Mitteldruck und korrigierte mittlere maximale Flußgeschwindigkeit in der A. cerebri media vor und nach Gabe von 0,5 mg Dihydroergotamin

A. cerebri med. untersucht, um Aufschluß über die mögliche Beeinflussung des Gefäßtonus der großen cerebralen Arterien zu erhalten.

Material und Methode

Untersucht wurden 5 bzw. 6 herz- und kreislaufgesunde Probanden im Alter von 26–33 Jahren. Mit einer temporal fixierten Flachsonde wurden die mittlere maximale Strömungsgeschwindigkeit und der Pulsatilitätsindex im proximalen Abschnitt der A. cerebri media in 55 mm Tiefe abgeleitet und in einminütigen Abständen registriert. Systolischer und diastolischer Blutdruck sowie die Herzfrequenz wurden mit einer automatischen Meßeinheit in zweiminütigen Abständen aufgezeichnet. Kontinuierlich wurden Atemfrequenz und endexspiratorische CO_2-Konzentration gemessen. Mit Hilfe der entsprechenden CO_2-Partialdrücke wurde die auf einen Standard-PCO_2 von 40 mm Hg korrigierte ACM-Strömungsgeschwindigkeit nach der von Markwalder et al. mitgeteilten Formel berechnet [3].

Die Untersuchung erfolgte über einen Zeitraum von 30 min, nach einer 10minütigen Vorlaufphase wurden 5 mg Etilefrin (Effortil) bzw. 0,5 mg DHE (Dihydergot) langsam intravenös injiziert. Verglichen wurden die Mittelwerte der untersuchten Parameter vor Untersuchungsbeginn mit den Werten der 10.–20. min nach Applikation der Pharmaka.

Ergebnisse

Bei den 6 Probanden, die Etilefrin erhielten, kam es zu einem Anstieg des arteriellen Mitteldrucks von durchschnittlich 86 ± 7 auf 91 ± 6 mm Hg (+6%). Die Herzfrequenz nahm im Mittel von 69 ± 8 auf 73 ± 5 Schläge/min zu (+6%). Die

Tabelle 1. Arterieller Mitteldruck, korrigierte mittlere maximale ACM-Strömungsgeschwindigkeit, Herzfrequenz und Pulsatilitätsindex vor und nach Gabe von 5 mg Etilefrin bzw. 0,5 mg Dihydroergotamin

	5 mg Etilefrin (n=6)			0,5 mg Dihydroegotamin (n=5)		
	Vor	Nach		Vor	Nach	
p/art	86 ± 7	91 ± 6	(+6%)	89 ± 6	96 ± 7	(+8%)
HF	69 ± 8	73 ± 5	(+6%)	63 ± 8	63 ± 9	(±0%)
v/corr	61 ±14	61 ±13	(±0%)	55 ±14	62 ±12	(+13%)
PI	0,84± 0,12	0,89± 0,16	(+6%)	0,84± 0,16	0,74± 0,13	(−12%)

auf einen Standard-PCO_2 von 40 mm Hg korrigierte Strömungsgeschwindigkeit in der A. cerebri media blieb mit 61 ± 14 cm/s stabil. Der mittlere Pulsatilitätsindex stieg von 0,84 ± 0,12 auf 0,89 ± 0,16 (+6%). (Tabelle 1).

Bei den 5 Probanden, die DHE erhielten, stieg der arterielle Mitteldruck von 89 ± 6 auf 96 ± 7 mm Hg (+8%) an. Die Herzfrequenz blieb mit 63 ± 8 Schlägen/min unverändert. Die korrigierte mittlere maximale ACM-Strömungsgeschwindigkeit stieg deutlich von 55 ± 14 auf 62 ± 12 cm/s (+13%). Der Pulsatilitätsindex nahm von 0,84 ± 0,16 auf 0,74 ± 0,13 (−12%) ab.

Die intravenöse Gabe von Etilefrin wurde von allen Probanden beschwerdefrei toleriert. Demgegenüber klagte ein Proband nach DHE über ca. 2 h anhaltende Übelkeit.

Diskussion

Nach Gabe von Etilefrin kam es erwartungsgemäß zu einem deutlichen alpharezeptorvermittelten Anstieg des arteriellen Mitteldrucks. Der leichte Anstieg der Herzfrequenz findet seine Erklärung in der zusätzlichen Betarezeptorenaktivität. Trotz Anstiegs des arteriellen Mitteldrucks blieb die ACM-Strömungsgeschwindigkeit konstant, wahrscheinlich aufgrund cerebraler Autoregulationsmechanismen. Der registrierte Anstieg des Pulsatilitätsindexes spricht im Zusammenhang mit der systemischen Blutdruckerhöhung für eine autoregulatorische Konstriktion der kleinen cerebralen Gefäße.

Unter DHE wurde ein dem Etilefrin quantitativ vergleichbarer Anstieg des arteriellen Mitteldrucks registriert, während die Herzfrequenz konstant blieb. Im Gegensatz zu den Befunden bei Etilefrin stieg jedoch die korrigierte ACM-Strömungsgeschwindigkeit unter DHE deutlich um durchschnittlich 7 cm/s oder 13% an.

Bei einer dem Etilefrin vergleichbaren peripheren Gefäßwirkung führte allein DHE zu einer relevanten und statistisch signifikanten Erhöhung der ACM-Strömungsgeschwindigkeit. Dieser Anstieg läßt auf eine Vasokonstriktion am dopplersonographischen Meßort der proximalen ACM schließen. Die deutliche

Abnahme des Pulsatilitätsindexes unter DHE spricht für eine überwiegende Wirkung auf die großen cerebralen Gefäße. Im Gegensatz zu einigen rCBF-Untersuchungen, die 15 min bzw. 3 ½ Stunden nach Applikation von Ergotamin und DHE keine Änderungen der hemisphärischen und regionalen Hirndurchblutung fanden [1, 2], sprechen die Ergebnisse unserer Untersuchung für einen relevanten cerebralen vasoaktiven Effekt von DHE. Demgegenüber scheint DHE keine cerebrale Gefäßwirksamkeit zu besitzen.

Literatur

1. Anderson AR, Tfelt-Hansen P (1985) The effect of ergotamine and dihydroergotamine on cerebral blood flow in man. Cephalgia 5 (Suppl 3):50–51
2. Hachinski V, Norris JW, Edmeads J, Cooper PW (1978) Ergotamine and cerebral blood flow. Stroke 9:594–596
3. Markwalder Th-M, Grolimund P, Seiler RW (1984) Dependency of blood flow velocity in the middle cerebral artery on end-tidal carbon dioxide partial pressure. A transcranial Doppler study. J Cerbr Blood Flow Metab 4:368–372
4. Mellander S, Nordenfelt I (1970) Comparative effects of dihydroergotamin and noradrenaline on resistance, exchange and capacitance functions in the peripheral circulation. Clinical Science 39:183–201

Erste Erfahrungen mit der transdiscalen Sonographie des cervicothorakalen Rückenmarkabschnitts

B. SCHNEIDER *, J. IGLOFFSTEIN

* Allgemeines Krankenhaus St. Georg, II. Medizinische und Neurologische Abteilung, Lohmühlenstraße 5, D-2000 Hamburg 1

Im Ösophagus ermöglicht es die Nähe zur unteren Hals- und oberen Brustwirbelsäule, den Spinalkanal sonographisch durch die Bandscheibe hindurch darzustellen. Benutzt wurde ein für die transösophageale Echokardiographie verwandter phased array-Schallkopf aus 64 Kristallen mit einer Sendefrequenz von 5 MHz, der auf die Spitze eines Gastroskopes montiert ist. Die Untersuchung erfolgte nach Rachenanästhesie am wachen, sedierten Patienten in schräger Seitenlage mit leicht angehobenem Oberkörper. Über Positionen der Sondenspitze zwischen 10 und 23 cm ab Zahnreihe war die beste Abbildung möglich. In einer konsekutiven Serie konnten bei 44 von 50 Patienten im Mittel 5 Segmente dargestellt werden. Nebenwirkungen wurden bei der als nicht sehr belastend empfundenen, maximal 10 min dauernden Untersuchung nicht beobachtet. In Abhängigkeit von der erreichten Parallelität des Schallstrahls zur Bandscheibenebene, der Dicke des Intervertebralraums, dem Vorhandensein von Spondylophyten und degenerativen Veränderungen der Bandscheibe schwankte die Bildqualität. Mit der ge-

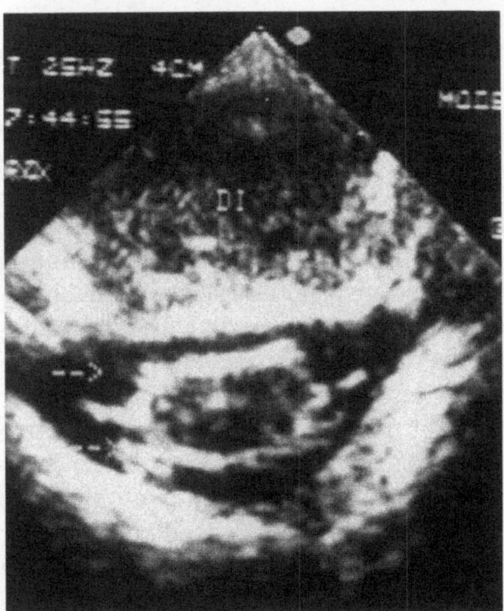

Abb. 1. Transdiscale Sonographie des cervicalen Rückenmarks: Normalbefund. *DI* Discus intervertebralis, *Pfeile* Vorder- und Hinterwurzeln

Ultraschalldiagnostik '90
Walser u. a. (Hrsg.)

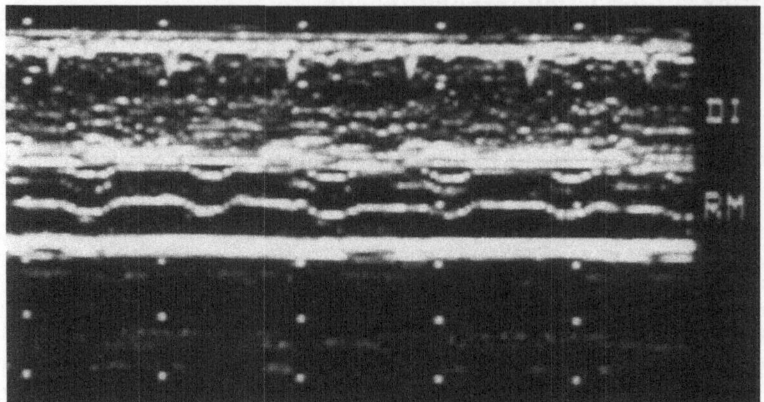

Abb. 2. M-Mode-Registrierung von pulssynchronen Rückenmarksschwingungen bei Aorteninsuffizienz. *DI* Discus intervertebralis, *RM* Rückenmark

nannten Technik konnten die Befunde intraoperativer Sonographien am freigelegten Durasack [3] bestätigt werden (Abb. 1): Das Rückenmark ist im Innern bis auf den zentralen Echokomplex echoarm, seine Oberfläche erzeugt ein echoreiches Band. Nach lateral ziehen beidseits die echoreichen ligg. denticulata, davor und dahinter stellen sich inkonstant Vorder- und Hinterwurzeln im echofreien Liquor dar. Dura und Arachnoidea bilden ein einheitliches echoreiches Band, das nach außen in das ebenfalls echoreiche epidurale Fettgewebe übergeht; die intakte Bandscheibe ist homogen echoarm.

Ein hervorstechender Befund sind im Pulsrhythmus ablaufende kurze, meist nach dorsal gerichtete Auslenkungen des Rückenmarks aus seiner Ruhelage, die durch sein Ausgespanntsein zwischen den frontal verlaufenden ligg. denticulata definiert erscheint. Bei einer Beschallung unterhalb einer traumatischen Spinalkanalverlegung konnten wir nur minimale Schwingungen feststellen. Bei 2 Patienten mit Aortenklappeninsuffizienz waren die Schwingungen so ausgeprägt, daß Auswertungen im M-Mode (Abb. 2) möglich wurden: Die Dorsalauslenkung begann ca. 90 ms nach R-Zackengipfel, die dorsalste Position wurde nach ca. 280 ms erreicht. Ein Anstieg des Liquordrucks im Seitenventrikel und des thalamischen Gewebsdrucks wurde beim Menschen ca. 90 ms nach R-Zackengipfel beschrieben [2]; eine eigene transkranielle dopplersonographische Messung in der proximalen A. cerebri media ergab, daß das Ende der spätdiastolischen Strömungsentschleunigung ebenfalls nach ca. 90 ms, die schnellste systolische Strömungsgeschwindigkeit nach ca. 270 ms erreicht wurden. Wir deuten die Befunde so, daß zwar das während der Systole intrakraniell einfließende Blut am Ende der Diastole venös wieder abgeführt ist, daß aber auf dem Höhepunkt der Systole ein kurzes Ungleichgewicht zwischen Ein- und Ausstrom entsteht, das zu einer Kaudalbewegung des intraventrikulären Liquors und besonders des zisternalen Liquors in den cervicalen Spinalkanal führt. Solche Liquorbewegungen wurden kernspintomographisch beobachtet [1] und werden von uns als Ursache der beobachteten Rückenmarksschwingungen angesehen.

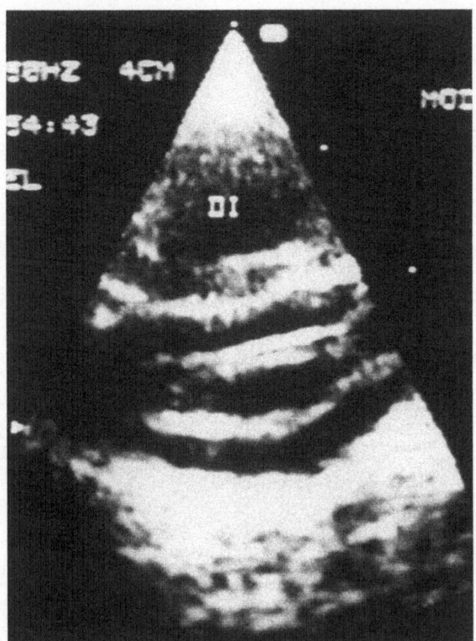

Abb. 3. Transdiscale Sonographie bei Syringomyelie: Darstellung einer zentralen echofreien Höhle

Mit Eintritt des intrakraniellen Kreislaufstillstandes beim Hirntod müßte diese Schwingung sistieren. Dies konnten wir bei allen 5 Patienten bestätigen, die wir nach klinischer Feststellung des Hirntodes untersuchten. Wir beschallten während einer kurzen Unterbrechung der Beatmung das Halsmark: Es wies keine Oszillationen auf. Weitere Überprüfungen müssen zeigen, ob dieser Befund nach Ausschluß einer Verlegung der Liquorwege in der hinteren Schädelgrube und im obersten Zervikalkanal adjuvant bei der Hirntodbestimmung eingesetzt werden kann.

Als wertvolle Ergänzung und als diagnostische Alternative bei Kontraindikationen zur MR und als geeignet für Verlaufsuntersuchungen erscheint die Sonographie bei intramedullären Hohlraumbildungen. Bei allen 6 untersuchten, kernspintomographisch gesicherten Syringomyelien gelang es, die Syrinx darzustellen (Abb. 3), wobei aus klinischem oder kernspintomographischem Befund abzuleitende Asymmetrien immer auch sonographisch nachweisbar waren, ebenso kernspintomographisch aufgedeckte Markatrophien. Eine echoreiche Begrenzung der Syrinxwand haben wir nur bei 2 Patienten mit vorangehender Symptomprogredienz gesehen, bei einem war diese in einer Zweituntersuchung nach Syringopleurostomie schmaler geworden. Von 4 Patienten mit einer Arnold-Chiari-Mißbildung I wiesen 2 septierte Syringen ohne Pulsationen auf, 2 Syringen waren unseptiert und zeigten Pulsationen mit systolischen Aufweitungen. Weitere Studien müssen klären, ob Vorhandensein oder Fehlen von Syrinxpulsationen eine Einteilung in kommunizierende und nicht kommunizierende Syringomyelien [4] erlauben und ob dieses Merkmal, der Nachweis von Septen und die Echobeschaffenheit der Syrinxwand mit dem klinischen Verlauf korrelieren und bei differentialtherapeutischen Entscheidungen helfen.

Literatur

1. Edelman RR, Wedeen VJ, Davis KR et al. (1986) Multiphasic MR imaging: a new method for direct imaging of pulsatile CSF flow. Radiology 161:779–783
2. Laitinen L (1968) Origin of arterial pulsation of cerebrospinal fluid. Acta Neurol Scand 44:168–176
3. Montalvo BM, Quencer RM (1986) Intraoperative sonography in spinal surgery: current state of the art. Neuroradiology 28:551–590
4. Nogués MA (1987) Syringomyelia and syringobulbia. In: Vinken PJ, Bruyn GW (eds) Handbook of clinical neurology 50:443–464

Grenzen und Möglichkeiten der Duplex-Sonographie der Vertebralarterien

E. Bartels *, S.-O. Rodiek, H.-H. Fuchs, K. A. Flügel

* Abteilung für Neurologie und Klinische Neurophysiologie, Städt. Krankenhaus München-Bogenhausen, Englschalkinger Str. 77, D-8000 München 81

Einleitung

Die Duplex-Sonographie der extrakraniellen Karotisabschnitte hat als ein nicht invasives Verfahren entscheidend zur Verbesserung der Diagnostik und Therapie zerebraler Durchblutungsstörungen beigetragen. Im Vergleich dazu wird die Duplex-Methode bei der Untersuchung der Vertebralarterien nur selten angewandt. Am ehesten hängt dies mit der ungünstigen Beschallungskonstellation, apparativen Schwierigkeiten und der anatomischen Lage der Gefäße zusammen [1, 4, 5].

In unserem Ultraschall-Labor wird die Duplex-Sonographie seit 1986 routinemäßig durchgeführt. Im folgenden soll die Methode der Duplex-Untersuchung der Vertebralarterien vorgestellt und ihre Möglichkeiten bzw. Grenzen anhand unserer Erfahrungen besprochen werden.

Für die Duplex-Methode ist der V0–V2-Abschnitt der Arteria vertebralis zugänglich [2]. Am einfachsten kann man das Gefäß im mittleren Halsabschnitt (V2) untersuchen, weil man sich auf dem Bildschirm gut durch die entsprechende Schallauslöschung der Processus transversi der 2.–6. Halswirbel orientieren kann (Abb. 1). Ventrolateral von der Arterie verläuft die Vena vertebralis. Um Ver-

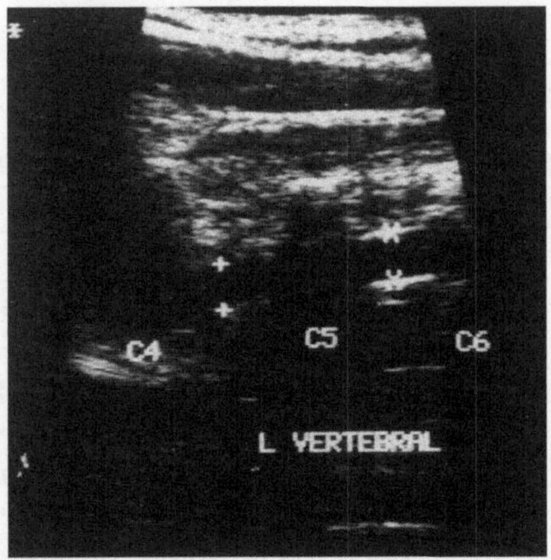

Abb. 1. Darstellung der A. vertebralis im intertransversalen Abschnitt. Der Verlauf wird durch die Querfortsätze der HWK 4–HWK 6 unterbrochen

Ultraschalldiagnostik '90
Walser u. a. (Hrsg.)

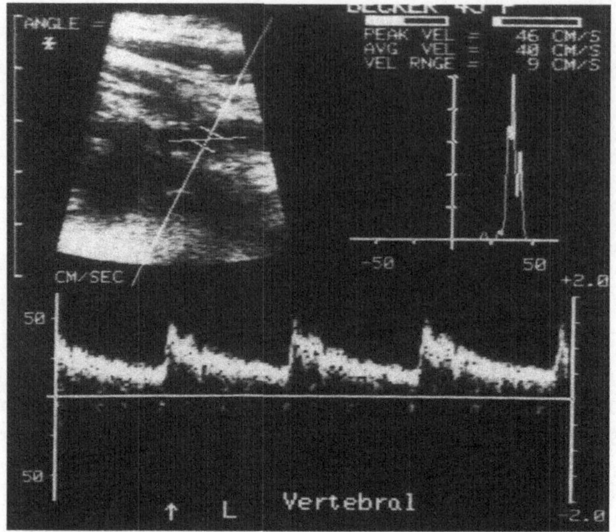

Abb. 2. Strömungspulskurve der A. vertebralis im prävertebralen Abschnitt

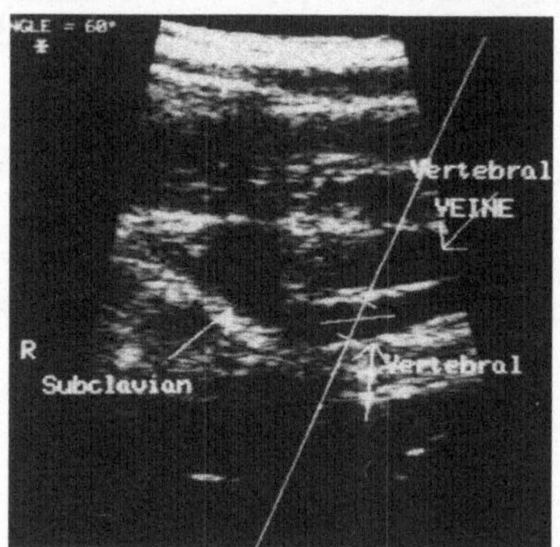

Abb. 3. Darstellung des Abgangs der A. vertebralis (die A. subclavia wird in der transversalen Ebene, die A. vertebralis im Längsschnitt dargestellt)

wechslungen zu vermeiden, muß im dargestellten Gefäß unbedingt die entsprechende arterielle Strömungspulskurve nachgewiesen werden (Abb. 2).

Schwierigkeiten können sich bei der Darstellung des Abgangs ergeben. Nach unseren Erfahrungen ist der Abgang auf der rechten Seite in 81%, links nur in 65% erkennbar [3]. Um den Abgang aufzufinden, wird der Schallkopf in der paramedianen Linie etwas medial von der Supraklavikulargrube plaziert. Bei dieser Lage der Sonde wird die A. subclavia in der transversalen Ebene, die A. vertebralis im Längsschnitt dargestellt (Abb. 3).

Patienten und Methodik

Bei 20 Patienten mit einem zerebralen Gefäßprozeß in der hinteren Schädelgrube wurden die mit Duplexscanner diagnostizierten Befunde der A. vertebralis mittels DSA überprüft. Die Schwere der Erkrankung variierte zwischen TIA und komplettem Schlaganfall.

Die Untersuchungen wurden durchgeführt mit dem Duplexscanner Diasonics DRF 400 mit der 7,5 MHz- bzw. 10 MHz-Sonde.

Ergebnisse und Diskussion

Bei 80% der Patienten mit dem darstellbaren Abgang der A. vertebralis stimmten die Ergebnisse der Duplex-Methode mit der DSA überein (Tabelle 1). Die Beurteilung der Kaliberschwankungen (Hypo-, Hyperplasie) machte keine Schwierigkeiten. Der direkte Nachweis bzw. die Beschreibung von Abgangsstenosen wiesen die größte Fehlerquelle (4 falsche Ergebnisse) auf.

Die Überprüfung der pathologischen Duplex-Befunde mittels DSA bestätigt unsere bisherigen Erfahrungen bei der Untersuchung der Vertebralarterien: Die Beurteilung des Verlaufs der Vertebralarterie im mittleren Halsabschnitt macht bei Patienten mit einem relativ schlanken Hals keine Probleme. Schwierigkeiten können sich hauptsächlich bei der Untersuchung pathologischer Veränderungen am Abgang ergeben. Auf der linken Seite ist der Ursprung der A. vertebralis mehr proximal gelegen als auf der Gegenseite, dadurch ist die Möglichkeit ihn aufzufinden, eingeschränkt. Zusätzliche Schwierigkeiten können bei einer dorsal bzw. kaudal abgehenden Vertebralarterie auftreten. Die Beurteilung kann auch durch vermehrte Schlingenbildung, Knickbildung am Abgang sowie beim Ursprung des Gefäßes aus dem Aortenbogen erschwert werden [2].

Trotz dieser Einschränkungen kann die Duplex-Sonographie bei der Beurteilung von pathologischen Befunden an den Vertebralarterien (z. B. von Verschlüssen, Abgangsstenosen, subclavian-steal-Effekt) einen wertvollen Beitrag leisten.

Tabelle 1. Vergleich der Untersuchungsergebnisse der DSA mit denen der Duplex-Sonographie bei 40 Vertebralarterien

Befunde	DSA (n = 40)	Duplex (n = 40)	
		Richtig	Falsch
Stenose am Abgang	5	3	2 (Normalbefund)
Verschluß am Abgang	4	3	1 (Stenose)
Hypoplasie	8	8	0
Hyperplasie	1	1	0
Kinking	2	2	0
Unauffällig	20	19	1 (Stenose)
	40	36	4

Durch die Bestimmung des Gefäßdurchmessers bei der auf dem B-Bild dargestellten Arterie lassen sich Kalibervarianten (Hypo-, Hyperplasie) nachweisen. Anhand dieser Kriterien wird die Unterscheidung einer Hypoplasie von einer intrakraniellen Strömungsbehinderung ermöglicht. Mit der cw-Doppler-Methode allein konnte diese Frage bisher nicht mit Sicherheit beantwortet werden.

Die Duplex-Methode kann zusätzlich zur DSA ergänzende Aussagen bei der Differenzierung zwischen einer Vertebralisaplasie und einem Verschluß am Abgang liefern. Gelegentlich, insbesondere bei einem frischen proximalen Verschluß, lassen sich die Konturen des verschlossenen Gefäßes verfolgen. Durch den typischen Verlauf im mittleren Halsabschnitt und aufgrund der dorsomedialen Lage zur Vena vertebralis kann die Vertebralarterie gut identifiziert und eine Vertebralisaplasie ausgeschlossen werden.

Mit der Duplex-Sonographie steht uns eine wertvolle nicht invasive Methode zur Verfügung, welche nicht nur für die Routineuntersuchung der Vertebralarterien sehr gut geeignet ist, sondern bei bestimmten Fragestellungen zusätzlich auch ergänzende Informationen zu der DSA ermöglicht.

Literatur

1. Ackerstaff RGA, Hoeneveld H, Slowikowski JM, Moll FL, Eikelboom BC, Ludwig JW (1984) Ultrasonic duplex scanning in atherosclerotic disease of the innominate, subclavian and vertebral arteries. A comparative study with angiography. Ultrasound Med Biol 10:409–418
2. Bartels E (1991) Duplex-Sonographie der Vertebralarterien. Ultraschall in Med 2:53–69
3. Bartels E, Fuchs H-H, Flügel KA (1991) Duplex-ultrasonography of vertebral arteries; Examination technique, normal values and clinical applications. Angiology (im Druck)
4. Bendick PJ, Jackson VP (1986) Evaluation of the vertebral arteries with duplex sonography. J Vasc Surg 3:523–530
5. Bluth EI, Merritt CRB, Sullivan MA, Bernhardt St, Darnell B (1989) Usefulness of duplex ultrasound in evaluating vertebral arteries. J Ultrasound Med 8:229–235

Bringt die farbkodierte Duplex-Sonographie Vorteile in der Diagnostik subtotaler Carotisstenosen?

K. Niederkorn, S. Horner, M. Duft

Neurologische Klinik, Karl Franzens Universität Graz, Auenbruggerplatz 22, A-8036 Graz

Einleitung

Die Einführung der farbkodierten Duplex-Sonographie bietet die Möglichkeit, den Blutfluß im Gefäß direkt optisch darzustellen [1]. Mit der herkömmlichen Duplex-Sonographie d.h. mit der Kombination von hochauflösendem B-Bild und einkanaligem gepulsten Doppler ergeben sich bei hochgradigen Carotisstenosen – insbesondere bei stark echogenen Plaquestrukturen und schwierigen anatomischen Verhältnissen – Probleme bei der raschen Auffindung des Stenosekanals und damit der die Diagnose sichernden Ableitung der maximalen Dopplerfrequenzen. Weiter ist bei subtotalen Stenosen davon auszugehen, daß nicht nur stark erhöhte Dopplerfrequenzen zu erwarten sind, sondern daß bei einem höchstgradig reduzierten Restlumen [4] auch wieder mit einem Abfall der maximalen Dopplerfrequenzen in einer solchen Stenose zu rechnen ist. In einem solchen Fall ist die genaue Zuordnung eines solchen Restflusses in das stenosierte Gefäß von entscheidender diagnostischer Bedeutung und mit der herkömmlichen Duplex-Sonographie durch physikalische Limitationen (z.B. Tropfenform des Meßvolumens mit Meßüberschneidungen in angrenzende Gefäße) nur beschränkt möglich.

Das Ziel der vorliegenden Studie ist zu prüfen, inwieweit sich durch die zusätzliche Option der Farbflußdarstellung diagnostische Fortschritte gegenüber der Duplex-Sonographie allein bei der Untersuchung höchstgradiger Carotisstenosen, vor allem im Rahmen der oben beschriebenen Problematik, erzielen lassen.

Patienten und Methodik

Es wurden 16 konsekutiv wegen akuter Schlaganfälle stationär aufgenommene Patienten (5 Frauen, 11 Männer, Durchschnittsalter 68 Jahre), bei denen die sonographische Diagnose einer höchstgradigen Carotis-Interna-Stenose gestellt wurde, in die Auswertung aufgenommen. Bei allen Patienten wurde zunächst eine handgehaltene Dopplersonographie der extracraniellen Hirnarterien durchgeführt (Trans-scan, EME, Überlingen; 4 MHz gepulster Doppler mit Spektralanalyse). Unmittelbar danach wurden die Patienten mit dem Triplex-System Ving-

Ultraschalldiagnostik '90
Walser u. a. (Hrsg.)

med CFM 700 (Vingmend, Horten, Norwegen) untersucht, wobei die B-Mode Frequenz 7,5 MHz (annular phased array Technik), die des einkanaligen gepulsten Dopplers und auch des mehrkanaligen Farb-Dopplers 6 MHz betrug. Dabei wurden nach einem B-Bild Übersichts-Untersuchungsgang die einkanaligen Dopplermessungen durchgeführt. Anschließend wurde der Farb-Doppler-Sektor über alle Abschnitte der untersuchten Gefäße gelegt und danach nochmals gezielt prästenotisch, in der Stenose und poststenotisch mit dem gepulsten Doppler die Dopplerfrequenzen abgeleitet.

Als Auswertungskriterium wurde herangezogen, ob durch die zusätzliche Durchführung der farbkodierten Dopplersonographie wesentliche Vorteile bei der Diagnose der Carotisstenose erzielt werden konnten.

Ergebnisse

Bei den untersuchten 16 Patienten wurden insgesamt 20 hoch bis höchstgradige Carotis-interna-Abgangsstenosen gefunden. In 3 Fällen wurde auch eine intraarterielle digitale Subtraktionsangiographie durchgeführt, deren Ergebnis in allen Fällen mit der sonographischen Diagnose übereinstimmte.

Die zusätzlich durchgeführte Farb-Doppler Sonographie brachte in 4/20 Stenosen (20%) entscheidende diagnostische Vorteile gegenüber der normalen Duplex-Sonographie.

Dabei handelte es sich in 3 Fällen um subtotale Stenosen mit bereits wieder reduzierten maximalen Dopplerfrequenzen, bei denen mittels der Farb-Doppler Komponente diese z. T. sehr langsamen Restflüsse der Arteria carotis interna zugeordnet werden konnten.

Dazu das Beispiel einer 72jährigen Patientin mit rezidivierenden transtorisch-ischämischen Attacken im Versorgungsbereich der A. cerebri media links. Die Doppler- und Duplexsonographie der Carotis rechts ergab eine hochgradige Stenose der A. carotis interna knapp nach dem Abgang. Links zeigten sich hochgradig reduzierte systolische und diastolische Dopplerfrequenzen im Bereich der A. carotis communis bei gleichzeitiger Dilatation dieses Gefäßes. Im Abgangsbereich der A. carotis interna hingegen wurde eine systolische Spitzengeschwindigkeit (nicht winkelkorrigiert) von ca. 0,7 m/s, d. h. im Normalbereich gelegen, gemessen. Nachdem die Strömungsrichtung in der A. ophtalmica links retrograd und das Lumen der A. carotis interna durch sehr schwach echogene Strukturen diffus verschattet war, wurde aufgrund der indirekten Kriterien vorerst ein Verschluß der A. carotis interna angenommen und das fragliche Interna-Dopplersignal Ästen der A. carotis externa zugeschrieben. Erst durch den zusätzlichen Einsatz der Farb-Doppler-Komponente konnte eine subtotale Internastenose diagnostiziert werden, nachdem das beschriebene Dopplersignal optisch eindeutig in Längs- und Querschnitt dem noch offenen Restlumen der stenosierten A. carotis interna zugeordnet werden konnte (Abb. 1 a, b).

Die sonographische Diagnose wurde bei der anschließend durchgeführten Angiographie bestätigt (Abb. 2 a, b).

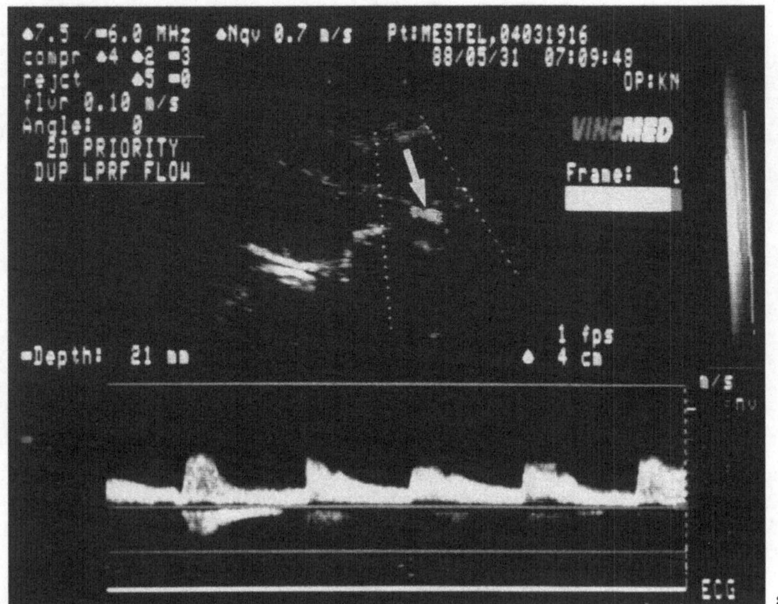

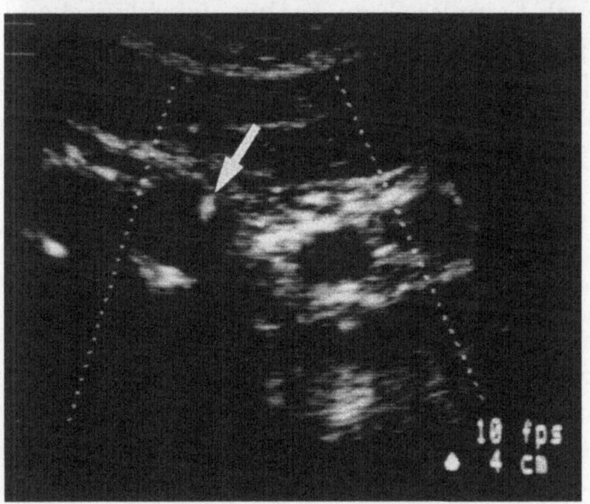

Abb. 1. a Triplex-mode-Aufnahme der A. carotis links einer 72jährigen Patientin mit rezidivierenden TIA's in diesem Gefäßgebiet. Das B-Bild zeigt nur diskrete, stark echogene Plaquestrukturen am Übergang zwischen A. carotis communis und -interna sowie eine sehr schwach echogene Verschattung des Interna-Lumens (in der Abb. nicht erkennbar). Die Farb-Doppler-Sonographie markiert ein Gebiet hirnwärts gerichteter Strömung innerhalb der Interna (*Pfeil*), die gepulste Doppler-Sonographie zeigt in diesem Areal eine systolische Spitzengeschwindigkeit (nicht winkelkorrigiert) von 0,7 m/s; **b** dasselbe, noch durchgängige Areal der A. carotis interna links, identifiziert durch die Farb-Doppler-Sonographie (*heller Fleck, markiert durch Pfeil*) in einer transversalen Schnittführung

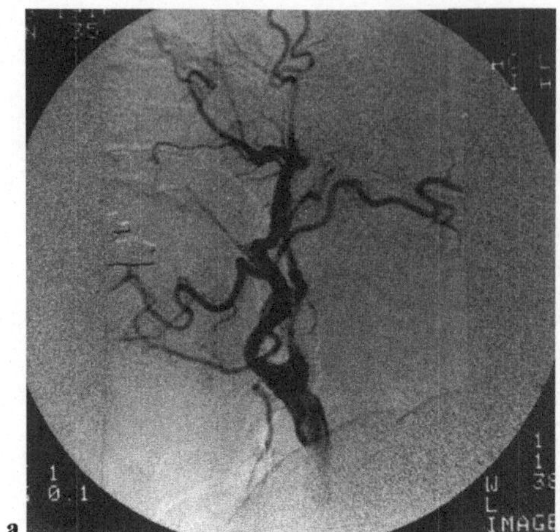

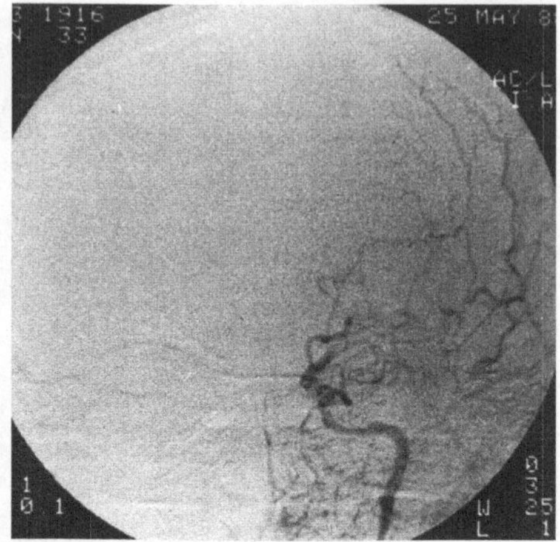

Abb. 2. a Angiographische Darstellung der subtotalen Internastenose links mit poststenotischem Teil-Kollaps des Gefäßes; **b** schwache intracranielle Füllung der linken A. carotis interna poststenotisch mit Abbruch der Kontrastmittelsäule supraclinoidal durch die kollaterale Füllung der linken A. cerebri media über die retrograde A. cerebri anterior links

In einem weiteren Fall war die Farb-Doppler-Sonographie ausschlaggebend für die genaue topographische Abklärung einer Stenose, die ca. 2 cm nach dem Internaabgang gelegen war. Bei allen anderen Stenosen erlaubte die Farb-Doppler-Sonographie die rasche Auffindung und Darstellung des Stenosekanals, wodurch sich in der Mehrheit der Fälle eine beträchtliche Zeitersparnis ergab.

Diskussion

Es konnte gezeigt werden, daß die zusätzliche Verwendung der Farb-Doppler-Sonographie im kritischen Grenzbereich der Differenzierung zwischen subtotaler Carotis-Stenose und Verschluß dieses Gefäßes einen beträchtlichen Vorteil gegenüber der herkömmlichen Duplex-Sonographie allein aufweist. Dies vor allem bei Stenosen, die durch den hochgradig reduzierten Perfusionsdruck bei minimalen Restlumen bereits wieder reduzierte – z. T. sogar wie in dem angeführten Beispiel im Normbereich gelegene – Doppler-Frequenzen aufweisen können. Dies steht teilweise im Widerspruch zur Serie von Steinke et al. [5] bei der gerade im Bereich der subtotalen Internastenosen bzw. „Pseudoocclusionen“ eine Schwäche der Farb-Doppler-Sonographie beschrieben wird, während die cw-Dopplersonographie diese Läsionen sehr wohl identifizierte. Diese Diskrepanz könnte durch verschiedene technische Parameter der verwendeten Systeme erklärt werden. Weiters ist auch anzuführen, daß mittels der derzeit verfügbaren Farb-Doppler-Systeme sehr hohe Blutflußgeschwindigkeiten nicht dargestellt werden können – eine Limitation, die allen gepulsten Doppler-Systemen in verschiedenem Ausmaß gemein ist. Bei dem in der vorliegenden Studie verwendeten System Vingmed CFM 700 beträgt das Nyquist Limit des Farb-Dopplers

0,7 m/s, höhere Geschwindigkeiten bzw. Doppler-Frequenzen werden in Grün dargestellt, ebenso wie Zonen ausgeprägter Turbulenz. Dies bedingt, daß die Farb-Doppler-Sonographie sinnvollerweise nur zur Markierung von Zonen abnormer Strömungsverhältnisse eingesetzt werden kann, in denen dann unter Beurteilung der B-Bild-Information gezielt die einkanalige, gepulste Doppler-Komponente des Duplex-Systems eingesetzt werden kann. Der Einsatz der Farb-Doppler-Sonographie als zuverlässige Methode zur Auffindung des Punktes maximaler Stenosierung wird auch in der Studie von Polak et al. beschrieben [2].

Die klinische Bedeutung der Zusatzinformation bei der sonographischen Diagnostizierung subtotaler Carotisstenosen durch den additiven Einsatz der Farb-Doppler-Sonographie liegt vor allem darin, daß es sich bei diesen Läsionen oft um nur kurzzeitige Vorstufen zu einem kompletten Verschluß des Gefäßes mit möglicher vorheriger massiver Embolisierung handelt und eine sofortige chirurgische Intervention indiziert und erfolgreich sein kann [3]. Dabei ist eine möglichst rasche, nichtinvasive und zuverlässige Abklärung mittels Ultraschall essentiell. Diese wird durch die Farb-Doppler-Sonographie als Zusatz zur herkömmlichen Duplex-Sonographie signifikant verbessert.

Zusammenfassung

Durch die zusätzliche Anwendung der Farb-Doppler-Sonographie im Rahmen der farbcodierten Duplex-Sonographie konnte bei 20 hochgradigen Carotisstenosen in 4 Fällen (20%) ein signifikanter diagnostischer Vorteil gegenüber der herkömmlichen Duplex-Sonographie erzielt werden. Dabei handelte es sich vor allem um subtotale Stenosen mit z.T. bereits wieder reduzierten maximalen Dopplerfrequenzen.

Literatur

1. Middleton WD, Foley WD, Lawson T (1988) Color-flow doppler imaging of carotid artery abnormalities. AJR 150:419–425
2. Polak JF, Dobkin GR, O'Leary DH, Ay-Ming W, Cutler SS (1989) Internal carotid artery stenosis: accuracy and reproducibility of color-doppler-assisted duplex imaging. Radiology 173:793–798
3. Ringelstein EB, Zeumer H, Angelou D (1983) The pathogenesis of strokes from internal carotid artery occlusion. Diagnostic and Therapeutical Implications. Stroke 14:867–875
4. Spencer MP, Reid JM (1979) Quantification of carotid stenosis with continous-wave (C-W) doppler ultrasound. Stroke 10:326–330
5. Steinke W, Kloetzsch C, Hennerici M (1990) Carotid artery disease assessed by color doppler flow imaging: correlation with standard doppler sonography and angiography. AJNR 11:259–266

Plaquedarstellung mit konventioneller und farbkodierter Duplexsonographie in A. carotis bei Patienten nach Karotisthrombendarterektomie

F.-S. MÜLLER, U. KRÜNES, C. NORDEN

Institut für Herz-Kreislauf-Forschung, Abt. Angiologie, Wiltbergstr. 50, D-1115 Berlin

Einleitung

Die Duplexsonographie etablierte sich nicht zuletzt aufgrund ihres angiographisch gesicherten hohen Aussagewertes bezüglich der Plaquedarstellung. Fraglich bleibt, inwieweit sich diese hämodynamisch nicht wirksamen Läsionen auch der duplexsonographischen Diagnostik entziehen. Mit der vorliegenden Arbeit sollte die Reproduzierbarkeit der Plaqueerfassung bei der unabhängigen Beurteilung der extracraniellen Strombahn der A. carotis mit konventioneller und farbkodierter Duplexsonographie getestet werden. Insbesondere interessierte der Einfluß einer Karotisthrombendarterektomie auf die Darstellbarkeit der Plaques mit den beiden Duplexsystemen.

Methode

Bei Kontrolluntersuchungen nach Thrombendarterektomie der A. carotis wurden 34 operierte und 26 kontralaterale Karotiden mittels konventioneller und farbkodierter Duplexsonographie (DRV 300, Fa. Diasonic, CFM 700, Fa. Ving-Med) unabhängig voneinander befundet. Die dargestellten Plaques ohne dopplersonographisch nachweisbare stenosierende Wirksamkeit wurden für den späteren Vergleich graphisch und als Videoprint festgehalten. Sie wurden in ihrer Ausdehnung, Echogenität und Oberfläche beurteilt.

Resultate

Es wurden 29 Plaques mit beiden Gerätesystemen, 22 nur mit dem CFM 700 und 21 nur mit dem DRV 300 erkannt. Im Bereich der Aa. carotides internae et communes beträgt der Anteil der mit beiden Gerätesystemen erfaßten Plaques fast 50% (Abb. 1). Deutlich geringer ist dieser Anteil für A. carotis externa, in deren Abschnitten auch insgesamt weniger Plaques detekiert werden. Weiterhin fällt auf, daß bei vergleichbarer Wahrscheinlichkeit für das Auftreten von Plaques (43/34 = 1,26 Plaques pro Karotisstrombahn nach TEA, 29/26 = 1,11 kontrala-

Ultraschalldiagnostik '90
Walser u. a. (Hrsg.)

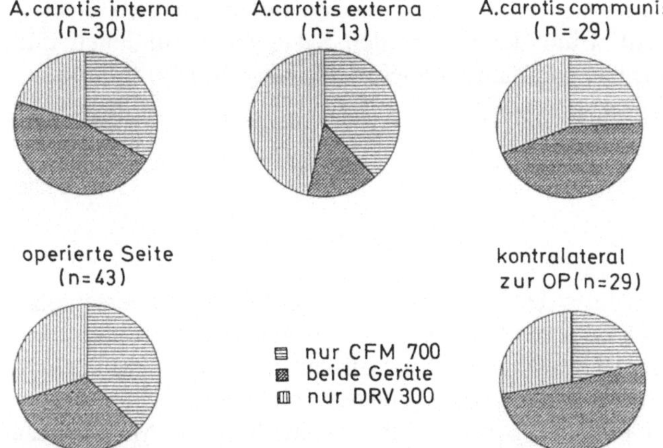

Abb. 1. Darstellung atherosklerotischer Plaques mit konventioneller (DRV 300) und farbkodierter (CFM 700) Duplexsonographie in Aa. carotides internae, externae, communes bzw. nach Thrombendarterektomie und kontralateral zur operierten Seite

Tabelle 1. Längen und Höhen der Plaques, die mit den verschiedenen Gerätesystemen dargestellt wurden

Erfassendes Gerät		Länge (mm)	Höhe (mm)
DRV 300 u.	CFM 700		
	DRV 300	15,5 ± 1,8	2,3 ± 1,5
	CFM 700	13,8 ± 1,5	2,2 ± 1,4
Nur DRV 300		14,0 ± 2,1	2,4 ± 3,8
Nur CFM 700		8,9 ± 1,2 [a]	2,2 ± 2,3

[a] $p < 0{,}01$

teral zur OP) auf der operierten Seite der Anteil der mit beiden Geräten dargestellten Plaques nur etwa die Hälfte von dem der operativ nicht manipulierten A. carotis beträgt.

Die mit DRV 300 und CFM 700 bestimmten Plaqueausdehnungen korrelieren signifikant miteinander ($r = 0{,}94$, $p < 0{,}01$). Die nur mit dem CFM 700 erfaßten Plaques sind hoch signifikant kürzer als diejenigen, die auch vom DRV 300 abgebildet werden (Tabelle 1). Zwischen den Höhenwerten können keine signifikanten Unterschiede nachgewiesen werden.

Gemeinsam mit beiden Geräten wurden eine Plaque als echoarm, 13 als leicht echogen, vier als echostark mit Schallschatten und drei als heterogen beurteilt. Bei insgesamt sechs Plaques wurden mit einem Gerät als heterogen charakterisierte Läsionen mit dem anderen Gerät entweder nur leicht oder nur stark echogene Zonen erkannt.

Die Oberfläche der Plaques wurde in 10 Fällen von beiden Untersuchern als glatt, in sieben als unregelmäßig eingeschätzt. Nur mit dem DRV 300 wurde eine unregelmäßige Begrenzung bei fünf, nur mit dem CFM 700 bei einer diagnostiziert.

Direkt in Plaquenähe auftretende Blutseparationen fallen mit dem farbkodierten Blutflußmapping auf. Fünf der mit beiden Systemen gefundenen und sechs nur vom CFM 700 dargestellte Plaques wiesen derartige Blutflußphänomene auf.

Diskussion

Bei der unabhängigen Beurteilung der Karotisstrombahn durch zwei verschiedene Untersucher mit unterschiedlichen Duplexsystemen wird ein Großteil atherosklerotischer Plaques ohne stenosierende Wirksamkeit nur mit einem der beiden Geräte erfaßt. Die Treffsicherheit der konventionellen und farbkodierten Duplexsonographie bei der Plaqueauffindung ist vergleichbar. Als Maß für die Plaquesensitivität kann der Anteil der Plaques, die mit beiden Systemen erkannt werden, genutzt werden. Demzufolge werden Plaques in Aa. carotides interna und communis sicherer als in A. carotis externa erfaßt. Nach Karotisthrombendarterektomie wird die Plaquedarstellbarkeit schlechter. Mit der farbkodierten Methode blickdiagnostisch erkennbare Unregelmäßigkeiten im Strömungsprofil des Blutes, gegebenenfalls Blutseparationen, scheinen stärker bei kurzen, weniger flach auslaufenden Plaques ins Gewicht zu fallen. Bezüglich der Echogenität werden mit beiden Gerätesystemen weitgehend übereinstimmende Aussagen getroffen, mit der Ausnahme, daß bei einigen heterogenen Plaques teilweise nur die echostarken oder nur die echoarmen Regionen abgebildet werden. Dieser Parameter hängt entscheidend von der Schnittebene ab. Die genaue Charakterisierung der Plaqueoberfläche erfordert eine hohe Auflösung des B-Bildes, die u. a. durch die Sendefrequenz des Schallkopfes bestimmt wird.

Sonomorphologische Kriterien in der Beurteilung der Entwicklung und Prognose von Karotisstenosen

B. Kleiser, B. Widder, H. Krapf, G. Reuchlin

Neurologische Universitätsklinik Ulm, Steinhövelstr. 9, D-7900 Ulm

Karotisstenosen zeigen einen relativ günstigen Spontanverlauf, weswegen die chirurgische Desobliteration zunehmend in Frage gestellt wird. Trotzdem verursachen sie etwa ein Drittel aller Schlaganfälle. Ein operatives Vorgehen könnte daher sinnvoll sein, wenn eine Untergruppe mit erhöhtem Risiko zu erkennen wäre. Eine erhöhte Schlaganfallrate ist bei rasch progredienten Karotisstenosen beschrieben, eine drohende Progredienz läßt sich jedoch bisher nicht sicher vorhersagen.

Methodik

143 Patienten mit insgesamt 179 Karotisstenosen, die eine Lumeneinengung von mindestens 40% aufwiesen, wurden in sechsmonatigen Intervallen sonographisch und klinisch untersucht. Als Endpunkte wurden Tod, das Auftreten von ipsilateralen neurologischen Symptomen sowie eine Progredienz der Stenose auf >80% festgelegt. Bei Auftreten einer TIA oder eines minimalen Schlaganfalls sowie bei einer Zunahme des Einengungsgrades >80% erfolgte eine operative Desobliteration der Stenose.

Die sonographische Untersuchung erfolgte mit der CW-Doppler-Sonde und dem Duplex-Scan. Eine Progredienz wurde dann angenommen, wenn die Dopplerfrequenz um mindestens 2 kHz oder die sichtbare Lumeneinengung um mehr als 10% zunahm. Die Beurteilung der Plaquemorphologie erfolgte nach vier Kriterien (Abb. 1): In die Gruppe 1 wurden echoreiche, homogene Plaques mit einer durchgehenden Oberfläche einbezogen, in die Gruppe 2 vorwiegend echoreiche Plaques mit einer teilweise unterbrochenen Oberfläche, in die Gruppe 3 nicht

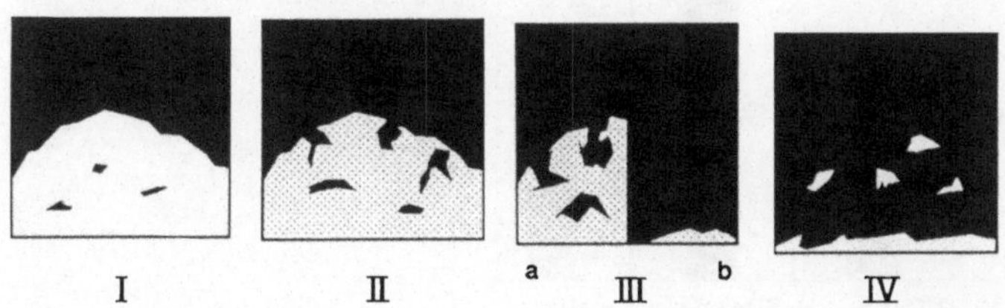

Abb. 1. Sonomorphologische Einteilung der Plaques nach Echogenität, Struktur und Oberfläche in vier Gruppen

Ultraschalldiagnostik '90
Walser u. a. (Hrsg.)

sichtbare Plaques oder Plaques mit einer deutlich unterbrochenen Oberfläche und in die Gruppe 4 echoarme, heterogene Plaques mit einzelnen echoreichen Bezirken („echogenic spots").

Ergebnisse

Bei der Auswertung nach einer mittleren Beobachtungszeit von 46 Monaten standen 127 Patienten zur Verfügung, 41 von ihnen hatten bereits den Endpunkt erreicht. Von 44 Stenosen mit Progredienz entwickelten 17 eine Lumeneinengung >80%. Aus dieser Gruppe wurden 14 operiert, postoperativ blieben 12 Patienten asymptomatisch, einer erlitt perioperativ einen Schlaganfall. In 8 Fällen mit progredienten Stenosen (18%) trat eine ipsilaterale Symptomatik auf (4 TIA, 4 Schlaganfälle). In der Gruppe mit stabilen Stenosen hatten dagegen nur 3 Patienten eine ipsilaterale TIA (3,6%), keiner einen Schlaganfall.

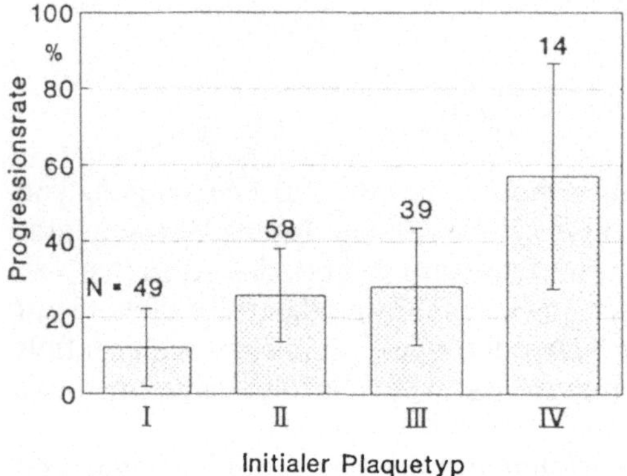

Abb. 2. Progessionsrate der Karotisstenosen im Langzeitverlauf in Abhängigkeit vom initialen Plaquetyp

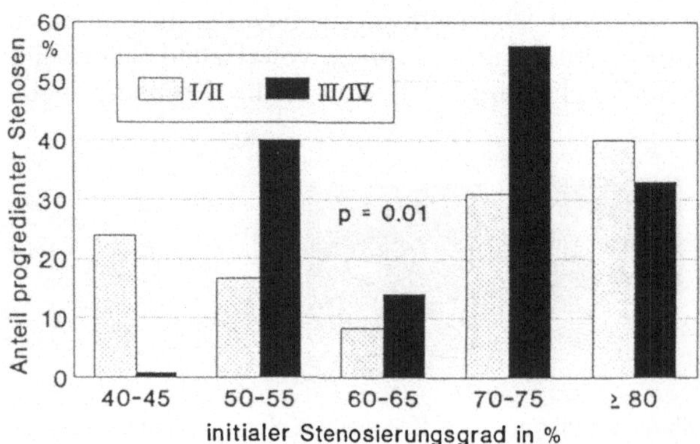

Abb. 3. Anteil progredienter Stenosen im Langzeitverlauf in Abhängigkeit vom initialen Stenosierungsgrad

Die Beurteilung der Sonomorphologie ergab einen Zusammenhang mit der beobachteten Progredienz im Langzeitverlauf: Verglichen mit den echoreichen Plaques der Gruppe I zeigten echoarme Plaque der Gruppe IV eine signifikant häufigere Zunahme der Lumeneinengung (Abb. 2). Dabei spielte der initiale Stenosierungsgrad keine Rolle (Abb. 3). Zusätzlich trat bei Änderungen der Sonomorphologie von den Gruppen I und II zu den Gruppen III und IV ebenfalls signifikant häufiger eine Progredienz auf.

Diskussion

Die vorliegenden Ergebnisse stehen in Übereinstimmung mit eigenen retrospektiven Studien [4] und unlängst berichteten prospektiven Untersuchungen [1, 2]. Im Vergleich zu anderen Verlaufsuntersuchungen wiesen die Patienten in unserer Studie einen relativ geringen Anteil an Schlaganfällen auf. Dieses Ergebnis ist am ehesten auf das chirurgische Vorgehen bei einer Progredienz zu hochgradigen Stenosen zurückzuführen.

Regelmäßige sonographische Verlaufsuntersuchungen scheinen daher eine brauchbare Methode zu sein, um ein erhöhtes Progressions- und damit auch Schlaganfallrisiko zu erfassen. Kontrollen im zeitlichen Abstand von 3–9–15–27 Monaten nach der ersten Erfassung einer Karotisstenose erscheinen sinnvoll, um Änderungen von Stenosegrad und Plaquestruktur mit möglichst geringem Aufwand frühzeitig festzustellen. Einschränkend ist zu beachten, daß sichere Aussagen zur Prognose nur in den sonographischen Gruppen I und IV sowie bei Morphologieänderungen von echoreich zu echoarm möglich sind. Diese Charakteristika liegen lediglich in 40–50% der Fälle vor. Außerdem ist die Reproduzierbarkeit dieser subjektiven Methode auch bei erfahrenen Untersuchern begrenzt [3].

Literatur

1. Langsfeld M, Gray-Weale RJ, Lusby RJ (1989) The role of plaque morphology and diameter reduction in the development of new symptoms in asymptomatic carotid arteries. J Vasc Surg 9:548–557
2. Weiller C, Meier T, Ringelstein EB (1990) Development of carotid artery plaque morphology. J Neurol 237:138–139
3. Widder B, Berger G, Hackspacher J, Horz R, Nippe A, Paulat H, Schäfer H, Weiller C, Willeit J (1990) Reproduzierbarkeit sonographischer Kriterien zur Charakterisierung von Karotisstenosen. Ultraschall 11:56–61
4. Widder B, Paulat K, Hackspacher J, Hamann H, Hutschenreiter S, Kreutzer C, Ott F, Vollmar J (1990) Morphological characterization of carotid artery stenoses by ultrasound duplex scanning. Ultrasound Med Biol 16:349–354

Die Relevanz der hochauflösenden Duplexsonographie bei der Diagnostik früher arteriosklerotischer Gefäßwandveränderungen am Beispiel der A. carotis communis post mortem

M. Ludwig *, E. Günther, U. Jörger, A. Müller

* Medizinische Poliklinik der Universität Bonn, Wilhelmstr. 35/37, D-5300 Bonn 1

Einleitung

Im Gegensatz zur Angiographie läßt sich mit Hilfe der Duplexsonographie nichtinvasiv die Arterienwand darstellen [3]. Sie ist im hochauflösenden Ultraschallbild unter Verwendung von geeigneten Ultraschallsonden (z. B. 7,5 MHz, 10 MHz) an ihrer typischen Doppelkontur zu erkennen [1, 2].

Die vorliegende Arbeit untersucht in vitro die Korrelation zwischen sonographischen und morphometrischen Meßparametern der Arterienwand am Beispiel von 54 humanen arteriosklerotisch veränderten Carotispräparaten.

Material und Methode

Von 28 nicht selektionierten Obduktionsfällen wurde beidseits die A. carotis communis sowie die A. carotis interna und externa in ihrem extrakraniellen Verlauf präparatorisch dargestellt. Nach Ligatur der proximalen Gefäßstümpfe wurden die Gefäße mit einer 8%igen, gepufferten Formalinlösung mittels einer Spritze gefüllt und anschließend im druckfixierten Zustand über mindestens 24 Stunden in Formalinlösung belassen. Die Arterien wurden danach im fixierten Zustand bei einer Raumtemperatur von ca. 23 °C in einer mit isotonischer Kochsalzlösung versehenen Plexiglaswanne der Ultraschalluntersuchung zugeführt. Der Abstand der Ultraschallsonde zum Gefäß betrug 1,5 cm. Zur Sonographie wurde das Gerät der Fa. Diasonics DRF 300 (Sonotron GmbH, 6501 Klein-Winternheim/Mainz) mit einer 10-MHz-Sonde verwendet. Das vom Gerätehersteller für diese Sonde geprüfte axiale Auflösungsvermögen betrug 0,15 mm, das laterale Auflösungsvermögen 0,5 mm. Mittels positionierbarer Marker wurde computergestützt am zweifach vergrößerten Ultraschallbild die Dicke der lumenseitigen hyperreflektierenden Linie, die Breite der hyporeflektierenden Linie und der Abstand der beiden hyperreflektierenden Linien der jeweils schallkopffernen bifurkationsnahen Arterienwand ausgemessen (Abb. 1).

Der Mittelpunkt des ausgewerteten Abschnittes der sondenfernen Arterienwand wurde dann durch einen an der gegenüberliegenden Wandseite angebrachten Fadenknoten markiert. Zur weiteren morphometrischen Aufarbeitung wurden die Carotiden nach Farbstoffmarkierung der vormals schallkopffernen Arterienaußenwand (Adventitia) in orthograde, fortlaufende Ringe von 4 mm Dicke

Ultraschalldiagnostik '90
Walser u. a. (Hrsg.)

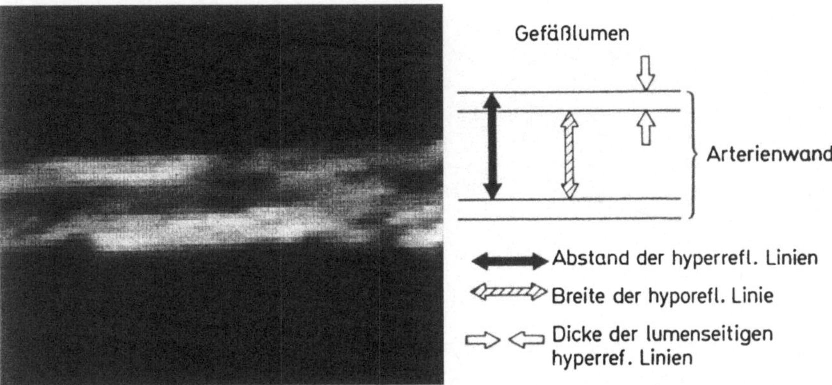

Abb. 1. Das Ultraschallbild der Arterienwand der A. carotis communis in Bifurkationsnähe (*links*) zeigt die typische Doppelkontur mit ihren sonographischen Meßparametern (*rechts*)

zerteilt. Nach Entkalkung und Paraffineinbettung wurden hiervon 4 μ dicke Serienschnitte angefertigt. Alle Präparate wurden Haematoxylin-Eosin sowie Elastica-van-Gieson zur besseren Darstellung der Mm. elasticae externae und internae gefärbt. Nach computergestützter digitaler Bildanalyse mittels einer Dreiröhren-Farbvideokamera (JVC/By 110) und einem Bildanalyseprogramm (MITEC GmbH Neubiberg und Schmidt-Software, Attendorn) erfolgte „Maus"-gesteuert am Monitor (JVC/TM-150 PSN) die morphometrische Dikkenmessung der Intima und Media am auf das 230fache vergrößerten Präparat. Zur Bestimmung der durch die histologische Aufarbeitung bedingten prozentualen Gewebeschrumpfung wurde von neun gesonderten Carotisquerschnitten – jeweils vor und nach Entkalkung und Paraffineinbettung – der Gefäßinnenumfang und die Lumenfläche bestimmt. Hieraus errechnete sich eine mittlere relative Schrumpfung von 20,2%.

Zur Multivarianzanalyse kam das statistische Auswertungsprogramm „SAS Regression Procedures" mit seinen Unterroutinen zur Anwendung. Für die Korrelation wurde die lineare Regressionsgrade bestimmt und der Korrelationskoeffizient (r) errechnet. Zur statistischen Auswertung wurde der χ^2-Test und der zweiseitige Student-t-Test angewendet. Das Signifikanzniveau lag bei $p < 0{,}05$.

Ergebnisse

Bei allen untersuchten Carotiden ließ sich sonographisch die Arterienwand als Doppelkontur (Abb. 1) darstellen und vermessen. Von den 56 Gefäßquerschnitten kamen 54 zur statistischen Auswertung (rechte Seite: 26; linke Seite: 28), da sich auf Grund histotechnischer Schwierigkeiten in 2 Fällen nur das Carotispräparat der linken Seite morphometrisch auswerten ließ.

In allen Fällen einer Verbreiterung des Abstandes der beiden hyperreflektierenden Linien ließen sich histologisch arteriosklerotische Wandveränderungen nachweisen. Die sonographische Dicke der hyperreflektierenden, lumenseitigen

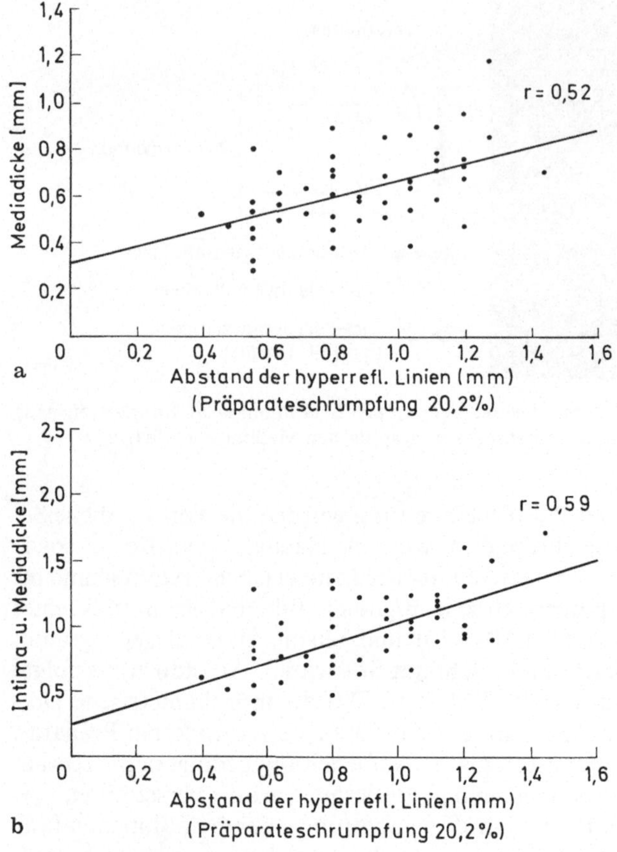

Abb. 2a. Signifikante Korrelation zwischen sonographischem Abstand der hyperreflektierenden Linien und morphometrisch bestimmter Mediadicke ($n=54$; $r=0{,}52$; $p<0{,}01$); **b** hochsignifikante Korrelation zwischen sonographisch gemessenem Abstand der beiden hyperreflektierenden Linien und morphometrisch gemessener Intima- und Mediadicke ($n=54$; $r=0{,}59$; $p<0{,}0001$)

Linie der Gefäßwand korrelierte nicht mit ihrer morphometrisch bestimmten Intimadicke ($r=0{,}2$; $p>0{,}11$).

Ebenso konnte keine Korrelation ($r=0{,}46$) zwischen der Breite der echoarmen Linie (mittlere Dicke: 0,54 mm 0,17 mm) und der morphometrisch bestimmten Mediadicke der A. carotis (mittel: 0,63 mm 0,16 mm) nachgewiesen werden.

Wurden die Abstände der hyperreflektierenden Linien aller Carotiden (Mittel: 0,88 mm $\pm$ 0,23 mm) mit der morphometrisch bestimmten Mediadicke verglichen, so errechnete sich ein signifikanter Korrelationskoeffizient ($r=0{,}52$; $p<0{,}01$; Abb. 2a). Hochsignifikant korrelierte der Abstand der beiden hyperreflektierenden Linien mit der morphometrisch ermittelten Summe aus Intima- und Mediadicke ($r=0{,}59$; $p<0{,}0001$; Abb. 2b).

Zusammenfassung

Die vorliegenden Untersuchungen an menschlichen formalinfixierten arteriosklerotisch veränderten Carotiden erbrachten im Bereich der Arterienwand eine hochsignifikante Korrelation des Abstandes der sonographisch registrierten hyperreflektierenden Linien mit der morphometrisch ermittelten Summe aus Intima- und Mediadicke. Diese Ergebnisse sind vergleichbar mit denen von Pignoli [2]. Auch hier fand sich die beste Korrelation bei der Betrachtung des Abstandes beider hyperreflektierenden Linien und der morphometrischen Intima- und Mediadicke ($r = 0,79$; $p < 0,001$).

Mit der hochauflösenden Duplexsonographie steht somit eine exzellente nicht invasive Meßmethode zur Verfügung, die es erlaubt, Hinweise auf frühe Arterienwandveränderungen im Bereich der Intima und Media zum Beispiel im Rahmen der Arteriosklerose [4] zu erhalten.

Besonderer Dank gilt den Herren Dr. E. Günther und A. Müller des Pathologischen Instituts der Universität Bonn (Direktor: Prof. Dr. U. Pfeifer) für die Gefäßpräparationen und die morphometrischen Auswertungen.

Literatur

1. Ludwig M, Kraft K, Rücker W, Hüther AM (1989) Die Diagnose sehr früher arteriosklerotischer Gefäßwandveränderungen mit Hilfe der Duplexsonographie. Klin Wochenschr 67:442–446
2. Pignoli P, Tremoli E, Poli A, Oreste PL, Paoletti R (1986) Intimal plus medial thickness of arterial wall: a direct measurement with ultrasound imaging. Circulation 74:1399–1406
3. Riley WA Jr (1990) Ultrasonic evaluation of arterial wall dynamics. In: Glagov S, Newman WP III, Schaffer SA (eds) Pathobiology of the human atherosclerotic plaque. Springer, New York
4. Ross R (1986) The pathogenesis of atherosclerosis – an update. N Engl J Med 314:488–500

Doppler-Gefäße

Farbtachygramme – Dopplersonographische Befunddarstellungen im Color-M-Mode

G. Sümer, G. Schneider

St. Josefskrankenhaus Paderborn, Abteilung Innere Medizin, Husener Str. 46, D-4790 Paderborn

Das Color-Realtimeverfahren gestattet aufgrund der ablaufenden Farbsequenzen die Identifizierung arterieller und venöser Flows und Beurteilung des jeweiligen Funktionszustandes. Da Pulsatilität und Atemmodulationen nur zeitlich abgelenkt dargestellt werden können, lassen sich nicht alle Aussagen der Colordopplersonographie in Color-2-D-Bildern dokumentieren. In den mit Farbdopplergeräten erstellten Duplexbefunden werden die unterschiedlichen Flußeigenschaften der konventionellen Dopplerkurve (Hämotachygramm HTG) entnommen, nicht dem Color-B-Bild.

Die in der kardiologischen Farbdopplerdiagnostik verwandten Color-M-Mode-Registrierungen lassen sich auch in der Angiologie zur Aufzeichnung physiologischer und pathologischer hämodynamischer Abläufe nutzen. Diese zeitlich abgelenkten Farbtachygramme FTG stellen dynamische Geschwindigkeitsprofile über die gesamte Dopplerachse dar mit einer höheren zeitlichen Auflösung als B-Bild-Sequenzen. Auch bei nachträglicher Betrachtung sind eine exakte Beurteilung und Interpretation der aufgezeichneten Colorprofile möglich, entsprechend den qualitativen Aussagen frequenzanalysierter Dopplerkurven; dieses wird besonders in Simultanregistrierungen von Dopplerkurve und FTG im D/M-Mode deutlich (Abb. 3). Die FTG lassen z. B. Kontinuität, Flußintervalle, Nulldurchgänge, Pulsatilität, Atemmodulationen, Beschleunigungen, provozierte Flußintensivierungen oder -umkehrungen sowie die für das gepulste Dopplerverfahren typischen Aliasingphänomene, laminar oder turbulent, fortlaufend registrieren.

Arterien unterscheiden sich im FTG je nach Widerstandsverhalten durch Qualität bzw. Fehlen einer auch diastolischen Farbkodierung; Nulldurchgänge bedingen Farbumschläge; Akzeleration und Dezelerationen imponieren als beat-to-beat sich wiederholende zu- und abnehmende Colorslopes, analog den qualitativen Veränderungen und Intervallen der konventionellen Dopplerkurven. Auf der M-Mode-Achse simultan registrierte Arterien lassen aus den dokumentierten Colorsequenzen systolische und diastolische Farbamplituden vergleichen (Abb. 1). Hierbei lassen sich aus den dargestellten Slopes mit raschen bzw. allmählicheren Änderungen der Farbsättigung bzw. des Aliasings auch die Beschleunigungen qualitativ beurteilen (Abb. 2).

Die FTG von Venen sind nicht nur geeignet, An- oder Abwesenheit der Atemmodulation nachzuweisen, sondern auch die funktionellen Venenmanöver analog den qualitativen Aussagen konventioneller Dopplerkurven im Colorverfahren zu dokumentieren (Abb. 3). Sogar die arterielle Modulation venöser Ru-

Ultraschalldiagnostik '90
Walser u. a. (Hrsg.)

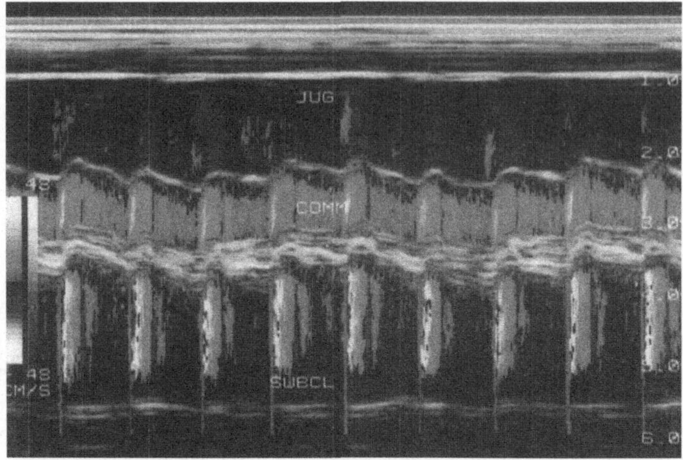

Abb. 1. Die Color-M-Mode-Registrierung der Communis und der Subclavia läßt sowohl die unterschiedlichen *systolischen* Geschwindigkeitsmaxima wie auch die unterschiedlichen *diastolischen* Flußqualitäten ablesen. US-Frequenz 5 MHz; Color-PRF 5 kHz; Color-Wandfilter 300 Hz

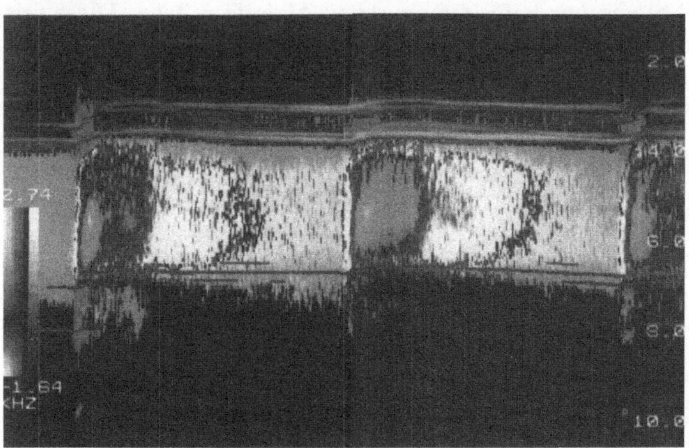

Abb. 2. Farbtachygramm einer *parenchymversorgenden* Arterie; rascher systolischer Steilanstieg, deutlicher Geschwindigkeitsabfall zu Ende der Systole und weitere allmähliche Geschwindigkeitsreduktion über die gesamte Diastole (Truncus coeliacus); geringe systolisch-diastolische Turbulenzen. US-Frequenz 3 MHz; PRF 4,4 kHz; WF 200 Hz

heflows läßt sich im FTG belegen. Ebenso anschaulich sind die Farbintervalle während eines Valsalva-Manövers, die Farbintensivierungen durch distal ausgelöste Flußspitzen und die refluxbedingten Farbumkehrungen bei Venenklappeninsuffizienz. Die hohe zeitliche Auflösung der FTG gestattet auch die Colorregistrierung von Klappenbewegungen. Hierdurch läßt sich die gesamte venöse Funktionsdiagnostik mit den für die Interpretation nur qualitativ entscheidenden Geschwindigkeitsänderungen, Flußintervallen einschließlich evtl. Richtungs-

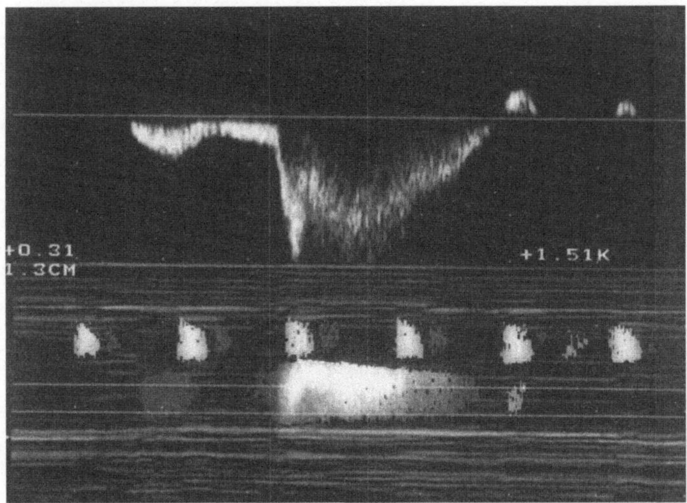

Abb. 3. *A-Signal* der Vena femoralis; Simultanregistrierung der Dopplerkurve und des FTG im D/M-Mode; zeitsynchron die *Amplitudenzunahme* in der Dopplerkurve und im Color-M-Mode; typisches Widerstandsprofil der mitregistrierten Arteria femoralis mit nur systolischer bidirektionaler Farbkodierung. US-Frequenz 5 MHz; PRF 3 kHz; WF 24 Hz

wechsel als Colordokumentation für die spätere Betrachtung und Interpretation in anschaulicher Form fixieren.

Systemarterielle, systemvenöse und portalvenöse Flußcharakteristiken der abdominellen Gefäße lassen sich im FTG innerhalb der Lumenänderungen und Wandpulsationen des S/W-M-Modes registrieren. Die bei Duplexuntersuchungen des Abdomens störenden Atembewegungen werden als dynamische Verlagerungen und Verschiebungen in der M-Mode-Darstellung erkennbar und lassen die durch Achsenverschiebungen und Lumenauslenkungen bedingten Flußformen sicherer von pathologischen Amplituden- oder auch Richtungsänderungen differenzieren. Darüber hinaus gelingen in der Regel M-Mode-Registrierungen von Abdominalgefäßen kontinuierlicher als Duplexableitungen in der durch das Sample-Volume definierten Tiefe [1].

Insgesamt lassen sich in Form von Farbtachygrammen hervorragend hämodynamische Abläufe arterieller und venöser Funktionszustände darstellen. Die qualitativen Aussagen entsprechen denen frequenzanalysierter Dopplerkurven mit dem Vorteil der Information über die gesamte Dopplerachse, vergleichbar den Eindrücken der Color-Realtimebetrachtung. Aufgrund der Anschaulichkeit ergibt sich eine Vielzahl didaktischer Ansatzmöglichkeiten zum Verständnis der Colordopplersonographie. Auch wenn in M-Mode-Registrierungen exakte Quantifizierungen – z. B. der Maximalfrequenzen in Stenosebereichen – nicht erfolgen können, bieten die FTG nicht nur zusätzliche attraktive Dokumentationsmöglichkeiten von Farbdopplerbefunden, sondern auch exakte Analysemöglichkeiten komplexer Abläufe, die lokal aufgrund der höheren örtlichen und insbesondere zeitlichen Auflösung den B-Bildsequenzen des Color-Realtime überlegen sind.

Literatur

1. Schneider G, Sümer G (1990) Dopplerdarstellungen abdomineller Gefäße im Color-M-Mode. In: Ultraschall in Klinik und Praxis, Bd 5, Heft 3. Springer, Berlin Heidelberg New York Tokyo, S 186

Farbkodierte Duplexsonographie der A. poplitea und der Unterschenkelarterien

J. LANGHOLZ, H. HEIDRICH, O. STOLKE

Franziskus Krankenhaus, Innere Abteilung, Budapester Str. 15/19, D-1000 Berlin 30

Die Arteriographie stellt die allgemein anerkannte Grundlage einer detaillierten angiologischen Diagnostik dar und ist die Voraussetzung für invasive therapeutische Maßnahmen. Ihre Nebenwirkungen, u. a.: punktionsbedingte Auslösung von Aneurysmata spuria, ausgedehnte Hämatome, Dissektionen mit nachfolgenden Gefäßverschlüssen und die Verzögerung therapeutischer Lysen durch die vorausgegangene Punktionsläsion lassen ein zuverlässiges, nichtinvasives Alternativverfahren für wünschenswert erscheinen [1–5]. Wir haben daher den Stellenwert der farbkodierten Duplexsonographie im Vergleich zur konventionellen Katheterangiographie bzw. im Vergleich zur i.a.-DSA nach Feinnadelpunktion der A. femoralis in einer prospektiven Studie untersucht und berichten über die bisherigen Ergebnisse an 47 Patienten mit 67 beurteilten Gefäßsegmenten im Bereich der A. poplitea und der Unterschenkelarterien (A. tibialis anterior und posterior) sowie von den Ergebnissen bei 36 dieser 47 Patienten im Bereich der A. fibularis.

Material und Methoden

Die Untersuchungen wurden mit dem Sonographiegerät der Firma Acuson: Acuson 128 durchgeführt. Dabei wurde ein Linearschallkopf der Frequenz 5 MHz im bildgebenden Teil, ausgestattet mit einem gepulsten Doppler der Frequenz von 3 MHz für die Farbkodierung und den PW-Betrieb verwendet. Die zu untersuchenden Gefäße wurden überwiegend im Längsschnitt, in pathologischen Arealen auch im Querschnitt dargestellt. Alle Beurteilungen erfolgten vor der Durchführung der Angiographie, mit einem maximalen Zeitabstand von 24 h. Die angiographische Beurteilung erfolgte durch einen Radiologen, der vom Ergebnis der sonographischen Untersuchung keine Kenntnis hatte. Der Vergleich erfolgte nach den von Jäger [2] erarbeiteten Kriterien mit folgenden Unterscheidungen: Normalbefunde, Plaquebildungen, Stenosen eines Stenosierungsgrades zwischen 25–50%, 50–75%, 75–90% und Verschlüsse.

Ultraschalldiagnostik '90
Walser u. a. (Hrsg.)

Tabelle 1. Farbkodierte Duplexsonographie der A. poplitea und der Unterschenkelarterien (Vergleich zur Kath.-Angio. und i. a.-DSA)

Arterie	Sensit. (%)	Spezif. (%)	Anzahl (n)
Poplitea	92	93	67
Tib. post.	88	100	67
Tib. ant.	77[a]	97	67
Fibularis	92	91	47

[a] Einschränkung der Sensitivität durch radiologisch verschlossene, sonographisch aber offene Gefäße.

Resultate

Die Tabelle 1 zeigt die an den untersuchten Gefäßsegmenten im Vergleich zur Arteriographie ermittelten Sensitivitäten und Spezifitäten der farbkodierten Duplexsonographie.

A. poplitea

Die Spezifität lag bei 93% und in diesem Bereich deshalb nicht höher, weil in einem Teil der Fälle sonographisch dargestellte Plaques röntgenologisch nicht verifiziert werden konnten. Nach einer vorausgehenden, hochgradigen Stenose, z. B. der A. femoralis im Adduktorenkanal, mißlang gelegentlich die sonographische Unterscheidung zwischen einem offenen Gefäß mit poststenotisch geringem Fluß und einem Verschluß der A. poplitea, wenn adipöse Kniekehlen bestanden.

Die Unterschenkeltrifurkation konnte routinemäßig nicht ausreichend erfaßt werden.

Wie in der Tabelle 1 zu erkennen ist, entspricht die Spezifität an den Unterschenkelarterien der im Bereich der A. poplitea.

A. tibialis posterior

Es handelte sich um 42 Normal- und 25 pathologische Befunde (20 Verschlüsse und 5 Stenosen). Eine fehlende Übereinstimmung mit der Arteriographie bestand bei zwei sonographisch nicht erkannten Stenosen. In einem Fall wurde ein röntgenologisch kompletter Verschluß sonographisch als kurzstreckiger Verschluß mit distaler Wiederauffüllung eingeordnet.

A. tibialis anterior

Insgesamt lagen 36 Normalbefunde und 13 pathologische Befunde vor. In vier Fällen diagnostizierten wir sonographisch ein zwar stenosiertes, aber offenes Gefäß, während radiologisch Verschlüsse beschrieben wurden. Wir übersahen zwei Stenosen und einen Verschluß, bei dem es sich radiologisch lediglich um eine Stenose handelte.

A. fibularis

Wir fanden 34 röntgenologische Normalbefunde und 13 pathologische Befunde. Die gegenüber den anderen beiden Unterschenkelarterien geringere Fallzahl resultiert daraus, daß wir anfänglich dieses Gefäß nicht mit untersuchten, weil wir es fälschlicherweise für nicht ausreichend untersuchbar hielten.

Schlußfolgerung

Diese vorläufigen Resultate mit einer insgesamt noch kleinen Patientenzahl zeigen eine hervorragende Übereinstimmung zwischen farbkodierter Duplexsonographie und Arteriographie sowohl für die A. poplitea als auch für den Bereich der Unterschenkelarterien. Unsere Ergebnisse entsprechen damit den Befunden anderer Autoren, wobei explizite Angaben zur A. fibularis fehlen [3–5]. Die Unterschenkelarterien lassen sich farbkodiert zuverlässig und ohne großen Zeitaufwand darstellen. Die Farbkodierung ist allerdings die Voraussetzung zur praktikablen Anwendung der Duplexsonographie in diesem Bereich. Liegen entsprechende apparative Voraussetzungen vor, kann die sonographische Darstellung von Unterschenkelarterien zum Routineverfahren werden. Die Indikationen zur Arteriographie werden in Zukunft neu überdacht werden müssen.

Literatur

1. Hendrickx Ph, Roth U, Brassel F, Wagner H-H (1988) Stellenwert der farbkodierten Dopplersonographie bei der Darstellung von Stenosen und Verschlüssen der Oberschenkel- und Knie-Etage. VASA Suppl 27:350–352
2. Jäger KA, Bollinger A, Siegenthaler W (1986) Duplexsonographie in der Gefäßdiagnostik. Dtsch Med Wochenschr 111:1608
3. Koennecke H-C, Fobbe G, Hamed MM, Wolf K-J (1989) Diagnostik arterieller Gefäßerkrankungen der unteren Extremitäten mit der farbkodierten Duplexsonographie. Fortschr Röntgenstr 151,1:42–46
4. Landwehr P, Tschammler A, Höhmann M (1990) Gefäßdiagnostik mit der farbkodierten Duplexsonographie. Dtsch Med Wochenschr 115:343–351
5. Metz V, Braunsteiner A, Grabenwöger F, Dock W, Hübsch P (1988) Farbcodierte Doppler-Sonographie der Becken-Beinarterien: Überprüfung der Wertigkeit der Methode im Vergleich zur Angiographie. Fortschr Röntgenstr 149,3:314–316

Erste Erfahrungen mit dem intravaskulären Ultraschall in der Beurteilung und Planung interventioneller Eingriffe

D. VORWERK, R. W. GÜNTHER, J. NEUERBURG, P. KEULERS

Klinik für Radiologische Diagnostik der RWTH Aachen, Pauwelsstraße, D-5100 Aachen

Die digitale oder konventionelle Kontrastmittelangiographie ist das Standardverfahren in der Überwachung und Beurteilung interventionell-radiologischer Eingriffe des Gefäßsystems. Ihr wesentlicher Nachteil ist die Beschränkung der Darstellung nur auf die innere Oberfläche des Gefäßes, ohne eine Information über die Struktur der Gefäßwand zu geben. Auch von den neueren bildgebenden Verfahren der Gefäße – MR-Angiographie, Angioskopie und intravaskulärer Ultraschall (IVUS) – ist nur der Ultraschall in der Lage, eine über die Innenoberfläche hinausgehende Information bereitzustellen. In einem ersten Patientengut wurde untersucht, welche zusätzlichen Informationen durch IVUS erhalten werden.

Material und Methode

Der intravaskuläre Ultraschall wurde mit einer IVUS-Einheit (Diasonics Inc., Klein-Winternheim) und 6–9F Ultraschallkathetern (BSIC, Hilden) durchgeführt. Innerhalb der Katheter rotiert ein mechanisch getriebener Transducer mit einer Arbeitsfrequenz von 20 MHz. Zum Betrieb im arteriellen Gefäßsystem wurden immer 6F-Side-Saddle-Katheter verwendet, die über einen 0,025 in Führungsdraht geführt und über eine 8F Einführungsschleuse in das Gefäß eingebracht werden können. Für venöse Untersuchungen wurde dreimal ein nicht steuerbarer 9F-Katheter, sonst ein 6F-Katheter verwendet. Bei 36 Patienten wurde IVUS in Ergänzung zur Angiographie – wenn möglich – vor und nach dem interventionellen Eingriff durchgeführt. Bei 5 Patienten erfolgte die Untersuchung im venösen Gefäßsystem und bei 31 Patienten im arteriellen System. Die arteriellen Läsionen waren in der Aorta (n = 4), den Aa. iliacae (n = 20) und den Femoropoplitealarterien (n = 7) lokalisiert. An Interventionen wurden im venösen System eine Atherektomie, eine Stentimplantation, eine Fremdkörperextraktion und zwei Cavafilterimplantationen durchgeführt. Im arteriellen System wurden Ballondilatation (n = 17) ggf. mit Stentimplantation (n = 14), Simpson-Atherektomie (n = 9) und Thrombektomien (n = 5) durchgeführt.

Ultraschalldiagnostik '90
Walser u. a. (Hrsg.)

Ergebnisse

Bei 36 Untersuchungen ergaben sich in 25 Fällen Informationen im Ultraschall, die den angiographischen Befund ergänzten. Hierbei wurden in 12 Fällen geringfügige Veränderungen festgestellt, in 13 Fällen jedoch wurde die Information als so wesentlich eingestuft, daß aus ihr therapeutische Konsequenzen gezogen wurden, d. h. der interventionelle Eingriff erweitert oder das Verfahren geändert wurde. In 5 Fällen wurde IVUS nur aus therapeutischen Überlegungen eingesetzt. Hierbei handelte es sich ausnahmslos um Patienten vor endovaskulären Stents zur exakten Lokalisation wichtiger Strukturen (z. B. Aortenbifurkation). In 6 Fällen war keine ausreichende Information zu erlangen.

Cavafilterimplantation

Bei der Implantierung von Kavafiltern werden durch IVUS keine wesentlichen Zusatzinformationen geliefert. Nachteilig war die ausschließliche Querschnittsdarstellung der Filter.

Aortendilatation

Bei 3 Patienten wurde eine Aortenerweiterung bei Stenosen durchgeführt. Hierbei war die vorherige Identifizierung der Wandstruktur durch IVUS entscheidend für die Art des Eingriffes. In je einem Falle wurde aufgrund erheblicher intramuraler und intraluminaler Verkalkungen bzw. einer tiefen Wanddissektion eine Stentimplantation vorgenommen, während im dritten Falle aufgrund fehlender Wandverkalkungen eine Ballondilatation ohne Stent durchgeführt wurde (Abb. 1 a, b).

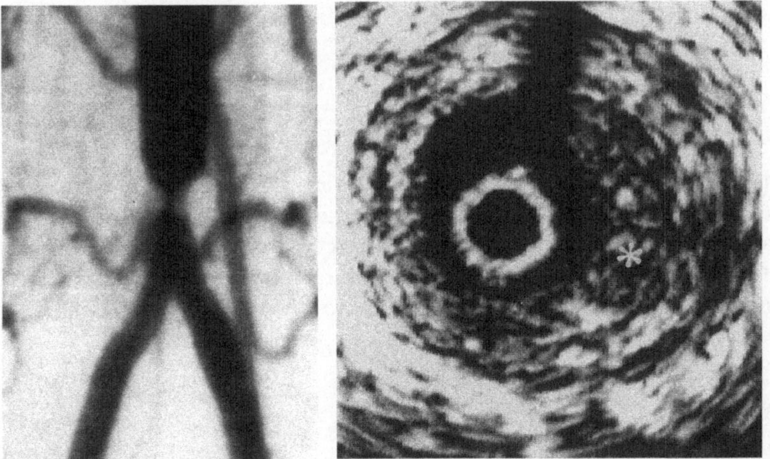

Abb. 1 a, b. Aortendilatation. **a** Angiographisch hochgradige infrarenale Aortenstenose unmittelbar proximal der Bifurkation; **b** IVUS weist eine ausgedehnte Plaquebildung (*) ohne intramurale Verkalkungen nach

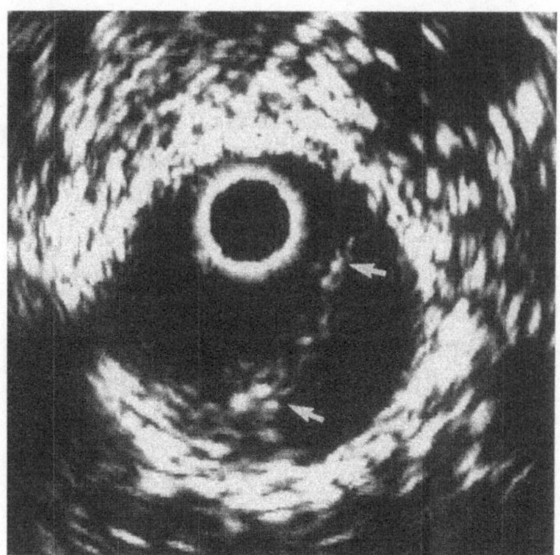

Abb. 2. Segelförmige Dissektionsmembran (*Pfeil*), im Lumen flottierend

Dilatation und Atherektomie

Kalzifikationsgrad und Form der Stenose waren im IVUS genauer zu identifizieren. Insbesondere exzentrische Stenosen konnten im Ultraschall ohne den bei der Angiographie zu berücksichtigenden Projektionsfehler dargestellt werden. Das primär geplante Vorgehen (Atherektomie oder Ballondilatation) wurde in nur wenigen Fällen durch IVUS beeinflußt oder geändert; allerdings wurden nach Dilatation oder Atherektomie wesentlich häufiger Reststenosen oder Dissektionen (Abb. 2) im Ultraschall als in der Angiographie festgestellt. Insbesondere tiefe Dissektionen wurden angiographisch unterschätzt, waren im Ultraschall deutlich zu sehen und führten zur zusätzlichen Stentimplantation in 5 Fällen.

Stentimplantation

Der durch den schrägen Verlauf der Iliakalarterien bedingte radiographische Projektionsfehler in der Längenbeurteilung von Läsionen ließ sich durch IVUS ausgleichen, der eine Lokalisierung wichtiger Strukturen wie der Aortenbifurkation oder Gefäßabgänge in Kombination mit der Röntgendurchleuchtung zuließ, die für eine genaue Positionierung der Endoprothese wesentlich waren.

Thrombektomie

Wesentliche Vorteile des Ultraschalls bei der Thrombektomie fanden sich nicht, da eine Anwendung des Systems vor oder während der Thrombektomie nicht möglich war, ohne eine Embolisation von Verschlußmaterial zu riskieren.

Diskussion

Die klinische Anwendung des intravaskulären Ultraschalls stellt während interventioneller Eingriffe keine zusätzliche Belastung dar. Dies gilt allerdings nicht gleichermaßen für seine Anwendung während diagnostischer Angiographien, da der erforderliche 8F-Zugang deutlich über den angiographisch üblichen Durchmessern liegt. Aufgrund der transmuralen Bildgebung ermöglicht IVUS Informationen über morphologische Veränderungen nach interventionellen Eingriffen, die häufig angiographisch nicht evident werden [3]. Auch wenn diese Informationen nur zu einem kleineren Teil direkt therapeutisch relevant sind, so bieten sie die Chance, Zusatzinformationen über die individuellen Verhältnisse nach Interventionen zu erhalten, die möglicherweise Bedeutung bei der Entwicklung von Reststenosen und Frühverschlüssen haben können. Verläßliche diesbezügliche Ergebnisse liegen allerdings noch nicht vor. Dreidimensionale Rekonstruktionstechniken, Phased-Array und Integration von Ballon oder Laser mit Ultraschall sind Entwicklungen, deren Stellenwert abzuwarten bleibt [1, 2].

Literatur

1. Bom N, tenHoff H, Lancee C et al. (1989) Early and recent intraluminal ultrasound devices. Int J Card Imaging 4:79–88
2. Burrell C, Kitney R, Rothman M (1990) Intravascular ultrasound imaging and three-dimensional modeling of arteries. Echocardiography 7:475–484
3. Isner J, Rosenfield K, Losordo D et al. (1990) Percutaneous intravascular ultrasound as an adjunct to catheter-based interventions. Radiology 175:61–70

Diagnose von Lymphknotenmetastasen mit der farbkodierten Duplexsonographie

A. Tschammler, E. Reinhart, D. Höhmann, A. C. Feller,
P. Landwehr, K. Lackner

Institut für Röntgendiagnostik der Universität Würzburg, Luitpoldkrankenhaus, Josef-Schneider-Str. 2, D-8700 Würzburg

Einleitung

Der Nachweis oberflächennah gelegener vergrößerter Lymphknoten (LK) gelingt sonografisch mit einer Sensitivität über 90%. Die klinische Bedeutung sonografisch nachgewiesener LK ist jedoch gering, weil in der Regel keine sichere sonografische Differenzierung zwischen benignen LK-Vergrößerungen und LK-Metastasen möglich ist. Mit der farbkodierten Duplex-Sonographie (FDS) ist im B-Bild-Sonogramm zusätzlich eine farbige Darstellung perfundierter Gefäße möglich, wobei die Farbe Strömungsrichtung und -geschwindigkeit kodiert.

Ziel unserer prospektiven Studie war die qualitative und semiquantitative Analyse der Perfusion in oberflächennahen LK mit der FDS. Daraus sollten Kriterien erarbeitet werden, die zur Differenzierung zwischen LK-Metastasen und benignen LK-Vergrößerungen dienen können. Die mit der FDS erzielbaren Ergebnisse wurden mit der Dignitätsbeurteilung im B-Bild-Sonogramm verglichen.

Patienten und Methode

Ausgewertet wurden 169 cervicale, axilläre und inguinale LK bei 76 Patienten. Bei den 105 entzündlichen LK lagen 78 akut und 27 chronisch entzündliche LK-Veränderungen vor. Bei den 64 LK-Metastasen waren die Primärtumoren Plattenepithelkarzinome im Kopf-Hals-Bereich ($n = 50$), Bronchialkarzinome ($n = 7$), maligne Melanome ($n = 6$) und ein Mammakarzinom. Die Größe der entzündlichen LK lag zwischen 5 und 32 mm, die der LK-Metastasen zwischen 9 und 60 mm.

Untersucht wurden maximal 4 LK je Patient mit dem 7,5 MHz-Schallkopf des Angiodynograph (Quantum/Philips) im Slow-Flow-Modus. Bei größeren LK (> 3 cm) wurde zusätzlich ein 5 MHz-Schallkopf eingesetzt. Um Artefakte auszuschließen wurden LK nur dann als perfundiert eingestuft, wenn in zwei Ebenen gefäßtypische Doppler-Spektren aus intranodalen Farbpixeln ableitbar waren. Aus diesen Spektren wurden dann der Pulsatilitäts- (PI) und Resistance-Index (RI) als Maßzahlen des peripheren Gefäßwiderstands [1] bestimmt. Bei mehreren intranodal auswertbaren Gefäßen wurde der Maximalwert gewählt. Die Diagnose wurde durch Histologie ($n = 107$) oder durch einen klinischen Verlauf von mindestens 6 Monaten ($n = 62$) gesichert. In allen LK wurde die Perfu-

Ultraschalldiagnostik '90
Walser u. a. (Hrsg.)

sion subjektiv semiquantitativ im Vergleich zum umgebenden gering perfundierten Fett-, Muskel- und Bindegewebe eingestuft. Es wurden 3 Klassen gebildet:

- Fehlender Perfusionsnachweis oder geringe Perfusion
- Partieller Perfusionsausfall (d.h. fehlender Perfusionsnachweis in mehr als 50% des LK bei kräftiger Perfusion im restlichen LK)
- Hyperperfusion

Wegen der starken Streuung der Meßwerte bei LK-Metastasen erfolgte die statistische Auswertung ausschließlich mit nichtparametrischen Tests.

Ergebnisse

Mit der FDS konnte in 122 LK (72%) Perfusion nachgewiesen werden. 76% der akut entzündlich veränderten LK (n = 78) waren hyperperfundiert. In 97% der chronisch entzündlichen LK (n = 27) wurde keine oder minimale Perfusion nachgewiesen. 28 der 64 LK-Metastasen (44%) waren ebenfalls nicht oder gering perfundiert. In weiteren 15 LK-Metastasen (23%) fanden sich partielle Perfusionsausfälle, die wir bisher nur in LK-Metastasen beobachtet haben. Bei fehlender oder geringer Perfusion kann durch die LK-Größe weiter zwischen akut oder chronisch entzündlichen LK und LK-Metastasen differenziert werden: 49% der nicht oder gering perfundierten entzündlichen LK (n = 45) hatten einen maximalen Durchmesser $< = 10$ mm, dagegen nur 7% der nicht oder gering perfundierten LK-Metastasen (n = 28).

In intranodal nachweisbaren Gefäßen konnte bei 101 LK der PI und bei 113 LK der RI ausgewertet werden. Im Durchschnitt lagen in LK-Metastasen der maximale PI mit 3,67 und der maximale RI mit 0,95 signifikant ($p < 0{,}001$) höher als bei Lymphadenitiden mit 1,27 (PI) bzw. 0,68 (RI). Als oberer Grenzwert entzündlicher LK-Veränderungen wurde aus dem Mittelwert der Lymphadenitiden plus der doppelten Standardabweichung ein $PI < 1{,}8$ und ein $RI < 0{,}9$ errechnet. Die Widerstandsindices PI und RI in 53% der perfundierten LK-Metastasen überschritten mindestens einen dieser Grenzwerte als Ausdruck einer peripheren Widerstandserhöhung, wobei teilweise ein diastolischer Rückfluß auftrat.

In unserem Untersuchungsgut gelang der Metastasennachweis B-Bildsonografisch mit einer Sensitivität von 95%, die Spezifität einer LK-Größe über 1 cm betrug jedoch nur 38%. Zieht man zur Größenbestimmung die semiquantitative Perfusionsbeurteilung hinzu, ließ sich die Spezifität auf 78% steigern bei einer Sensitivität von 64%. In perfundierten LK wiesen unabhängig von der LK-Größe ein $PI > = 1{,}8$ oder ein $RI > = 0{,}9$ mit einer Spezifität von 97% auf LK-Metastasen hin. Waren beide Indices pathologisch, wurden bisher noch keine falsch positiven Ergebnisse beobachtet.

Diskussion

Zum Nachweis von LK-Metastasen bietet die FDS neben der B-Bild-Information hochspezifische Zusatzkriterien durch die semiquantitative Beurteilung der LK-Perfusion und durch die Doppler-Spektralanalyse intranodaler Gefäße. Die niedrige Sensitivität der FDS erlaubt jedoch keinen Ausschluß metastatisch veränderter LK. Die beschriebenen Kriterien lassen sich nicht zur Differenzierung zwischen entzündlichen LK und malignen Lymphomen anwenden. Maligne Lymphome stellen sich meist als multiple, große, stark hyperperfundierte LK mit normalen Widerstandsindices dar [1].

Literatur

1. Tschammler A, Gunzer U, Reinhart E, Höhmann D, Feller AC, Müller W, Lackner K (1991) Dignitätsbeurteilung vergrößerter Lymphknoten durch qualitative und semiquantitative Auswertung der Lymphknotenperfusion mit der farbkodierten Duplexsonografie. RÖFO 154 (im Druck)

Erweiterte phlebologische Diagnostik durch Einsatz der farbcodierten Duplexsonographie

S. Grosser, G. Kreymann, A. Guthoff, A. Kühns, H. Greten

Medizinische Kernklinik und Poliklinik, Universitätskrankenhaus Hamburg Eppendorf, Martinistr. 52, D-2000 Hamburg 20

Einleitung

In der nichtinvasiven phlebologischen Diagnostik gewinnen neben phlethysmographischen Techniken die sonographischen Untersuchungsverfahren seit Jahrend zunehmend an Bedeutung [1, 5]. Sind durch B-mode-Sonographie zuverlässig Phlebothrombosen im Bereich der unteren Extremität zu sichern, liefert dieses Verfahren bei der funktionellen Beurteilung des Venenklappensystems und der oberflächlichen Venen klinisch nicht ausreichende Informationen [1]. Die cw-Dopplersonographie läßt eine weitgehende Beurteilung der Funktion des venösen Klappenapparates sowie der oberflächlich verlaufenden Venen zu, führt jedoch aufgrund der fehlenden morphologischen Informationen zu Unsicherheiten bei der Diagnostik von Phlebothrombosen [4]. Somit konnte bisher auf die Phlebographie als radiologisches invasives Untersuchungsverfahren bei vielen Erkrankungen des venösen Systems nicht verzichtet werden. Durch Duplexsonographie mit farbcodiertem Flußnachweis auch langsamer Blutströmungen scheinen die geschilderten Probleme bei der phlebologischen Diagnostik beherrschbar zu sein [2]. Seit 1987 wurde von uns diese Technik an über 400 Patienten mit klinisch phlebologischen Fragestellungen eingesetzt. Die vorliegende Arbeit versucht, den Stellenwert der farbcodierten Duplexsonographie bei phlebologischen Fragestellungen zu ergründen.

Patienten und Methode

Insgesamt 421 Patienten (Alter: 15–91 Jahre) wurden überwiesen zur Diagnostik bei Verdacht auf akute Phlebothrombose, zur Verlaufsbeurteilung von Thrombosen, zur Klärung einer chronisch venösen Insuffizienz sowie Extremitätenschwellung ungeklärter Ätiologie.

Die farbcodierte Duplexsonographie wurde mit einem handelsüblichen Gerät (Acuson 128), ausgerüstet mit linearen 5- und 7,5-MHz sowie einem 3,5-MHz Sektorschallkopf von zwei erfahrenen Untersuchern durchgeführt. Die Untersuchung erfolgte bei Verdacht auf Phlebothrombose am liegenden Patienten in Rücken-, Seit- oder Bauchlage, zur Diagnostik bei chronisch venöser Insuffizienz zusätzlich in stehender Körperposition. Die Gefäßdarstellung erfolgte in Längs- und Querschnitt. Als Kriterien wurden der farbcodierte Flußnachweis in den un-

Ultraschalldiagnostik '90
Walser u. a. (Hrsg.)

tersuchten Venensegmenten, das Flußverhalten bei Valsalva-Manöver sowie Anwendung von Stautechniken, der Kompressibilität der Vene, der Beurteilung der Venenwand sowie des Klappenapparates und dem Nachweis oberflächlich liegender, Kollateralen entsprechenden Gefäßstrukturen herangezogen. Grundsätzlich erfolgte sowohl die Untersuchung der klinisch suspekten als auch der unauffälligen Extremität. Die Dokumentation erfolgte durch Video-, Kleinbild- sowie Multiformattechnik. Die Untersuchungsdauer betrug je nach Befund und Fragestellung zwischen 15 bis 75, durchschnittlich 35 min.

Ergebnisse

Bei der Diagnostik von Phlebothrombosen ergab sich in einer prospektiven Studie an 196 Patienten mit Verdacht auf Phlebothrombose für die farbcodierte Duplexsonographie, den phlebographisch erhobenen als tatsächlichen Befund annehmend, eine Spezifität von 99% und eine Sensitivität von 94%. Bei Auswertung der Befunddifferenzen zwischen beiden Verfahren erschien es, daß der farbcodiert duplexsonographische venöse Restflußnachweis dem phlebographischen Flußnachweis in einigen Fällen überlegen war. Auch bei angeborenen Venendoppelungen mit Thrombose in nur einem dieser Äste schien die sonographische Technik überlegen zu sein.

Bei dem Methodenvergleich zur Beurteilung des Erfolges einer fibrinolytischen Therapie an insgesamt 51 Patienten lagen Sensitivität und Spezifität für die farbcodierte Duplexsonographie jeweils um 98%, und auch bei detaillierter Analyse dieser Ergebnisse konnte nicht von einer höheren Aussagesicherheit der Phlebographie ausgegangen werden. Die komplette und inkomplette Wiedereröffnungsrate unter der fibrinolytischen Therapie betrug 38% bei einer Rate von 9% schwereren Komplikationen, während sich unter der alleinigen konservativen Therapie mit Heparin im Hemmbereich in einer vergleichbaren Gruppe von 50 Patienten mit Phlebothrombose eine Wiedereröffnungsrate von 18% bei fehlenden Komplikationen ergab. Unter 74 überwiesenen Patienten mit der klinischen Symptomatik einer chronisch venösen Insuffizienz wurden durch farbcodierte Duplexsonographie in 51 Fällen ältere thrombotische Verschlüsse im Bereich des tiefen Venensystems mit fehlender, inkompletter oder kompletter Rekanalisation aber insuffizientem Klappenapparat nachgewiesen.

Bei 18 dieser Patienten zeigte sich das tiefe Venensystem der unteren Extremität als regulär mit funktionsfähigem Klappenapparat, während Mündungsklappeninsuffizienzen der Vena saphena magna oder und parva, zusätzlich nachweisbare varikös veränderte oberflächliche Venen wie auch insuffiziente Perforansvenen nachgewiesen werden konnten. Bei 5 Patienten wurde kein pathologischer, die klinische Symptomatik erklärender Befund im Bereich des Venensystems erhoben. Unter 61 mit der Diagnose unklare Beinschwellung überwiesenen Patienten ergab sich bei 11 Patienten der Befund einer älteren, bei 4 Patienten der Befund einer frischen Phlebothrombose. Bei 22 Patienten ließ bei unauffälligem Venensystem das abgeleitete venöse Flußspektrum eine Trikuspidalinsuffizienz bei Rechtsherzinsuffizienz als wahrscheinliche Ursache der Beinschwellung erscheinen. Bei 4 Patienten wurde durch Nachweis von inguinalen und iliakalen Raumforderungen eine lymphatische Abflußbehinderung vermutet und durch nachfolgende Diagnostik bestätigt.

Seltenere Ursachen wie eine Bakerzyste mit Kompression der Vena poplitea, einen vermutlich angeborenen AV-Shunt im Bereich des proximalen Oberschenkels sowie eine später als Liposarkom identifizierte Raumforderung mit venöser Kompression ließen sich in je einem Fall farbcodiert duplexsonographisch nachweisen. Bei 16 dieser Patienten ergab die sonographische Diagnostik keinen richtungsweisenden Befund.

Diskussion

Die in der klinischen Phlebologie zum Einsatz kommenden nichtinvasiven und invasiven Untersuchungsverfahren führen je nach Fragestellung zu unterschiedlich wertigen Befunden. Steht bei der Diagnostik von akuten Phlebothrombosen die Phlebographie als nicht nebenwirkungsfreies Verfahren als Standardverfahren zur Verfügung, so konkurriert dieses Verfahren bei der Diagnostik der chronisch venösen Insuffizienz als ascendierende Preßphlebographie mit den plethysmographischen Techniken, deren klinischer Wert bei dieser Fragestellung nicht geringer zu sein scheint [4].

Die vorliegenden Untersuchungen bei klinischem Verdacht auf Phlebothrombose zeigen, daß die farbcodierte Duplexsonographie der Phlebographie vergleichbar sichere klinische Befunde liefert. Der Vorteil dieser neuen Technik gegenüber der B-mode-Sonographie besteht in dem Nachweis von Restströmungen in teilthrombosierten Venenabschnitten sowie der funktionellen Beurteilung des Venenklappensystems [2]. Der Nachweis von langsamen Restströmungen schien in unseren Untersuchungen durch farbcodierte Duplexsonographie sogar präzsier als durch Phlebographie zu erfolgen. Die Verlaufsbeurteilung von Phlebothrombosen wird durch Beurteilung des Ausmaßes der Rekanalisation, der Beteiligung des Klappenapparates und deren Funktion durch diese Technik verbessert. Bei chronisch venöser Insuffizienz ermöglicht die farbcodierte Duplexsonographie die funktionelle und morphologische Funktionsbeurteilung der oberflächlichen und tiefen Venensegmente. Die Zuordnung der Patienten zur Gruppe mit sekundärer chronisch venöser Insuffizienz nach abgelaufenen Phlebothrombosen oder zur Gruppe mit primär varikösem Symptomkomplex führt zur Beeinflussung von diagnostischer und therapeutischer Strategie. Bietet sich bei Zuordnung zur ersten Gruppe ein konservatives Vorgehen ohne weitere Diagnostik an, kann bei primärer Varikosis das Ausmaß quantifiziert und lokalisiert werden, wodurch Therapiekonzepte entwickelt werden. Die Möglichkeit, die für die primäre chronisch venöse Insuffizienz unbestritten wichtige Funktion der Mündungsklappen von Saphena magna und parva [3] sicher zu beurteilen, kann bei Patienten mit Kontrastmittelallergie eine operative Intervention auch ohne phlebographische Diagnostik rechtfertigen.

Die direkte Darstellbarkeit von varikös erweiterten oberflächlichen Venen und deren Beziehung zu insuffizienten Perforansvenen bietet dem Phlebologen die Möglichkeit, in diesem Bereich eine Sklerosierungsbehandlung vorzunehmen. Der Therapieerfolg kann im Verlauf nichtinvasiv dokumentiert und beurteilt werden, was erhebliche Vorteile gegenüber früher eingesetzten Methoden bietet.

Bei der großen Gruppe der Patienten mit unklarer Schwellungsneigung im Bereich der unteren Extremität führte die sonographische Diagnostik zu richtungsweisenden Befunden. Ähnlich wie bei der Diagnostik der extrakraniellen Arterien scheint die farbcodierte Duplexsonographie das diagnostische Vorgehen bei venösen Erkrankungen wesentlich zu verändern. Die Indikation zu phlebographischen Verfahren sollte eingegrenzt werden, und bei eindeutig zuzuordnenden Befunden kann auf die Durchführung einer Phlebographie verzichtet werden. Wie bei allen sonographischen Techniken ist auch die farbcodierte Duplexsonographie des Venensystems hochgradig von der Erfahrung des Untersuchers abhängig. Die Anwendung dieses Verfahrens in angiologisch phlebologischen Abteilungen und Ambulanzen führt bei den dargestellten Fragestellungen zu hochvaliden, klinisch relevanten Informationen.

Literatur

1. Cronan JF, Dorfman GS, Scola FH, Schepps B, Alexander J (1987) Deep venous thrombosis: US assessment using vein compression. Radiology 162:191–194
2. Foley WD, Middleton WD, Lawson TJ, Erickson S, Quiroz FA, Macrander S (1989) Color doppler ultrasound imaging of lower-extremity venous disease. Am J Rad 152:371–376
3. O'Donnel TF, Burnand KG, Clemenson G (1977) Doppler examination vs clinical and phlebographic detection of incompetent perforating veins. Arch Surg 112:31–35
4. Porter JM, Claggett PG, Cranley JJ (1988) Reporting standards in venous disease. J Vasc Surg 8(2):172–181
5. Rollins DL, Semrow C, Friedwell ML (1987) Use of ultrasound venography with evaluation of venous valve function. Am J Surg 154:189–191

Das venöse Kompressionssyndrom der unteren Extremität: Vergleich von Phlebographie und FDS

H. Steiner, A. Lederer, H. Rabl, E. Deu

Univ.-Klinik für Radiologie, Auenbruggerplatz 9, A-8036 Graz

Man unterscheidet physiologische Kompressionsphänomene von pathologischen Kompressionssyndromen [1–5].

In der Inguinalregion resultiert ein *physiologisches Kompressionsphänomen* durch den Gullmo Effekt. Beim phlebographischen Gullmo'schen Zeichen handelt es sich um den Druck des Peritonealsackes in der Fovea inguinalis lateralis auf die Lacuna vasorum. In der Poplitealregion kann physiologischerweise die Kontraktion der beiden Gastrognemiusköpfe (sog. Kniekehlenpumpe) zu einer spindelförmigen Einengung der V. poplitea führen.

Pathologische Kompressionssyndrome können durch sehr unterschiedliche Ursachen (Tabelle 1) ausgelöst werden. Während im Beckenbereich relativ häufig maligne Erkrankungen für die Obstruktion ursächlich sind, kommen im Inguinal- und Poplitealbereich meist benigne raumfordernde Prozesse ätiologisch in Frage, wobei bisweilen eine kasuistische Problematik im Vordergrund steht.

Pathologische Kompressionssyndrome können sich entweder subakut entwickeln oder akut durch eine hochgradig hämodynamisch wirksame Gefäßstenose und/oder einen thrombotischen Verschluß imponieren.

Patienten und Methodik

In einem Zeitraum von 2½ Jahren wurden 20 Patienten mit pathologischen Kompressionssyndromen sowohl mittels der farbcodierten Duplexsonographie (FDS) als auch mittels der Phlebographie untersucht. Für die FDS verwendeten wir ein US-Gerät der Marke Acuson 128 Computed sonography mit 7,5 und 5,0

Tabelle 1. Ursachen von pathologisch-venösen Kompressionssyndromen der unteren Extremität

Unterschenkel und Knieregion	Hämatom, Aneurysma, Tumor, Tourniquet-Syndrom, Baker-Zyste, Kniegelenkserguß, zystische Adventitiadegeneration
Oberschenkel und Leistenregion	Aneurysma, Hämatom, path. Lymphknoten, Abszeß, Hernia femoralis, perivask. Lipomatose/Fibrose

Ultraschalldiagnostik '90
Walser u. a. (Hrsg.)

MHz-Linearschallköpfen und einem 3,5 MHz gepulsten Doppler. Sonographische Beurteilungskriterien waren:

- Morphologie des komprimierenden Agens – Größe, Begrenzung, Echogenität
- Einengung des Gefäßlumens – pathologisches Farb- bzw. Flußsignal
- Gefäßokklusion oder sekundäre Thrombose – fehlendes Farbsignal

Ergebnisse

Folgende Ätiologien waren für die pathologischen Kompressionssyndrome (n = 20) ursächlich:

A: Leistenregion

Aneurysma der A. femoralis	3
Pathol. vergrößerte Lymphknoten	4
Rezidiv nach Uteruskarzinom	2
perivaskuläre Lipomatose	1
Hernia femoralis	1
Hämatom nach Hüftendoprothese	1
Abszeß nach Herniotomie	1

B: Knieregion

Baker Zyste (2 × rupturiert)	4
Aneurysma der A. poplitea	1
Hämatom	1
Zystische Adventitiadegeneration	1

In der *Knieregion* konnte mit der FDS in allen Fällen vergleichbar zur Phlebographie die Lumeneinengung der Vena poplitea nachgewiesen und aufgrund des Farbsignales eine Thrombose ausgeschlossen werden. Im Gegensatz zur Phlebographie konnte die Sonographie im Falle der Baker-Zysten, des Aneurysmas der A. poplitea (Abb. 1) und der zystischen Adventitiadegeneration die Ätiologie des Kompressionssyndroms sicher klären. Lediglich die Ursache des Hämatoms wurde nicht erkannt (arterielle Arrosionsblutung durch Exostose an der proximalen Tibiahinterfläche).

In der *Leistenregion* konnte die Gefäßkompression mittels der FDS ebenfalls in vergleichbarer Weise zur Phlebographie dargestellt werden. In den beiden Fällen, in denen die Obstruktionsursache kranial des Leistenbandes lokalisiert war (2 × Beckenwandrezidiv nach Uteruskarzinom), konnte die venöse Kompression sonographisch nur einmal eingesehen werden (Abb. 2). Durch die FDS konnte die definitive Diagnose in allen Fällen eines Aneurysmas der A. femoralis sowie in den Fällen pathologisch vergrößerter Lymphknoten gestellt werden. Im Falle der perivaskulären Lipomatose, der Femoralhernie und des Hämatoms wurde die Kompressionsursache sonographisch richtig suspiziert.

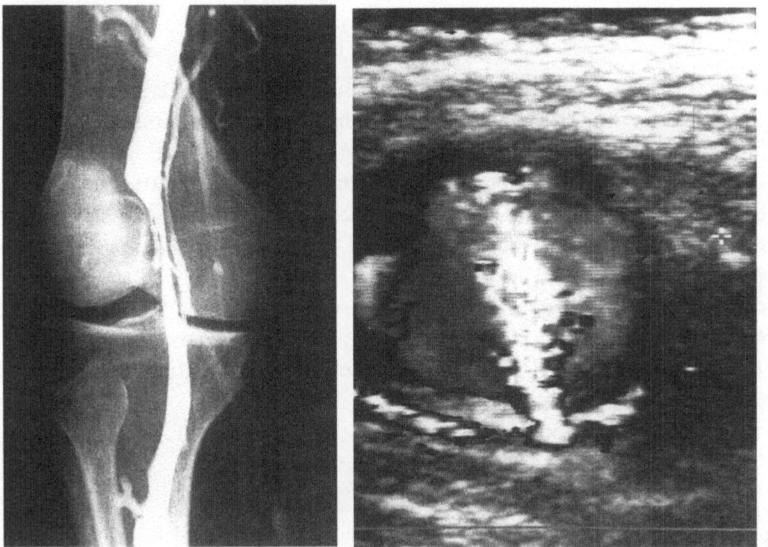

Abb. 1 a, b. Phlebographisch (**a**) bogige Verlagerung und Kompression der V. poplitea. Die FDS (**b**) zeigt als Kompressionsursache ein ausgedehntes Aneurysma der A. poplitea

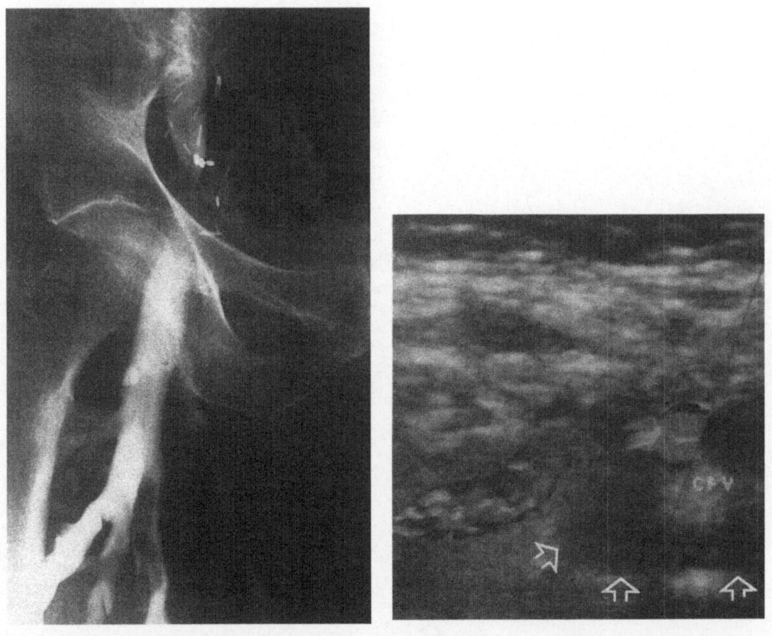

Abb. 2 a, b. Phlebographisch (**a**) subtotale Stenose der V. iliaca externa. Mehrfache Metallklips bei Zustand nach Exstirpation des Uterus und der Adnexe sowie nach iliacaler Lymphonodektomie. Die FDS (**b**) zeigt neben dem typischen Stenosesignal als Obstruktionsursache einen perivaskulären hypoechogenen Prozeß (*Pfeile*) bei Beckenwandrezidiv

Schlußfolgerung

Mit Ausnahme der suprainguinal gelegenen und dadurch fakultativ sonographisch nur partiell oder ungenügend einsehbaren Obstruktionsursachen im Bekkenbereich läßt sich die venöse Obstruktion oder eine sekundäre Thrombose in der Leisten- und Kniekehlenregion sowohl mittels der FDS als auch mittels der Phlebographie sicher nachweisen. Im Gegensatz zur Phlebographie läßt sich jedoch mittels der FDS nicht nur die Obstruktion, sondern auch die Ätiologie des komprimierenden Agens' meist direkt abklären.

Bei der Zuweisungsdiagnose „Suspekte venöse Kompression" sollte daher als erste Untersuchungsmodalität die nichtinvasive FDS eingesetzt und bevorzugt werden. Im Beckenbereich hat die Phlebographie bei dieser Fragestellung jedoch nach wie vor ihren fixen Stellenwert.

Literatur

1. Hach W (1980) Venöse Kompressionssyndrome. Med Welt 31:502
2. Moller IW (1980) The iliac vein compression syndrome. Acta Chir Cand Suppl 502:141
3. Schultze-Bergmann G (1972) Zum Kompressionssyndrom der A. poplitea. Vasa 1:186
4. Steckmeier P (1987) Kompressionssyndrome der Poplitealregion. Orthopäde 16:472
5. Walsh JJ (1988) Vein compression by arterial aneurysms. J Vas Surg 8:465

Urologie

Der „Sternhimmelhoden" – Interpretation eines sonographischen Phänomens und seine mögliche Bedeutung für die Frühdiagnostik testikulärer Keimzellneoplasien

M. WEBER *, G. V. KLINGGRAEFF, H. KASTENDIECK **, K. RODEN

* II. Medizinische Abteilung des Allg. Krankenhauses Hamburg-Harburg, Eissendorfer Pferdeweg 52, D-2100 Hamburg 90
** Abteilung für Pathologie

Einleitung

Bei der sonographischen Nachuntersuchung von Patienten, die wegen eines Keimzelltumors orchiektomiert worden waren, fanden sich, häufig nach vorangegangener Polychemotherapie, auffällige und ganz charakteristische Veränderungen in der Echotextur des belassenen Hodens, deren Genese bisher ungeklärt war.

Es handelt sich dabei um kleine, häufig disseminiert verteilte, sehr echoreiche Reflexe, die bei der Durchmusterung des Parenchyms im Ultraschallbild regelrecht aufzuleuchten scheinen, so daß sich der Begriff des „Sternhimmel-" oder „Schneegestöberhodens" anbietet (Abb. 1).

Auf der Suche nach einer Erklärung dieses Phänomens stellten sich die folgenden Fragen:

- Gibt es ein histomorphologisches Korrelat?
- Stellen diese Veränderungen eine Folge der vorausgegangenen Chemotherapie dar?
- Welche praktischen Konsequenzen können aus der Feststellung dieser disseminierten Hodenparenchymveränderungen gezogen werden?

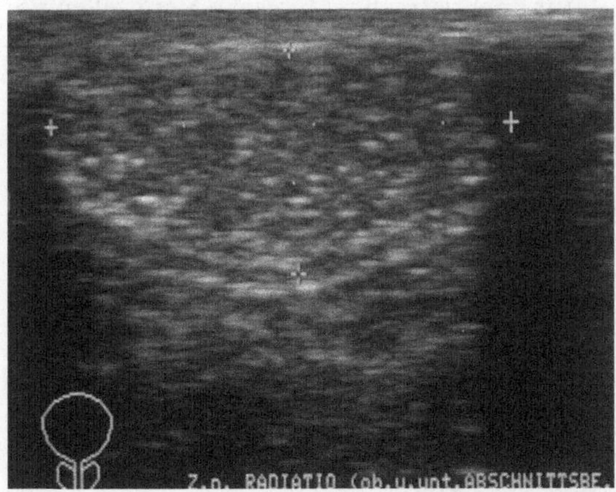

Abb. 1. Über das gesamte Hodenparenchym verteilt diffuse, echoreiche Reflexe (sog. „Sternhimmelhoden") bei einem Pat. nach Polychemotherapie

Ultraschalldiagnostik '90
Walser u. a. (Hrsg.)

Ergebnisse

In einem Kollektiv von ca. 120 Patienten, die in einem Zeitraum von knapp 3 Jahren einer Ultraschalluntersuchung der Hoden unterzogen worden waren, fanden sich in 10 Fällen die beschriebenen Veränderungen. In 8 Fällen handelte es sich um Nachuntersuchungen von Patienten, bei denen wegen eines Hodenteratoms- bzw. -seminoms zuvor die Semikastratio durchgeführt worden war. Von diesen waren 4 zusätzlich mit einer Polychemotherapie behandelt worden.

In 2 Fällen konnten die Hoden histologisch untersucht werden. Das abgebildete Beispiel zeigt die Befunde eines 25jährigen Mannes, bei dem ein Jahr nach linksseitiger Semikastratio und Radiatio des kleinen Beckens bei einem Seminom auch der rechte Hoden wegen eines malignen Tumors entfernt werden mußte. Im tumorfreien Parenchym stellen sich die beschriebenen, multiplen echoreichen Strukturen (Abb. 2) dar. Die Größe der Schallreflexe variiert von 0,2–2 mm, bei den kleineren Reflexen läßt sich keine dorsale Schallauslöschung mehr nachweisen. Die Einzelstrukturen leuchten beim Durchmustern des Hodens aufgrund ihrer Echogenität auf.

Histologisch finden sich im Tumorrandbereich und auch im tumorfreien Parenchym hämatoxyphile Körperchen mit z. T. sphärischer Gestalt und zwiebelschalenähnlich gerichteter Binnenstruktur. In ihrer Verteilung und Häufigkeit scheinen sie den sonomorphologischen Veränderungen zu entsprechen. Allerdings sind sie im histologischen Schnittpräparat mit ca. 50–100 µm kleiner als im sonographischen Bild (0,2–0,5 mm). Diese Diskrepanz könnte auf der häufig zu beobachtenden, scheinbaren Reflexverbreiterung bei sehr echodichten Strukturen (z. B. Gallen- oder Harnwegskonkrementen) beruhen.

Vergleichbare kalkhaltige Partikel werden auch als Psammomkörperchen bezeichnet, wie sie typischerweise beim papillären Schilddrüsen-, Mamma- und Ovarialcarcinom zu finden sind.

Im dargestellten Fall liegen diese hämatoxyphilen Körperchen in Tubuli, in denen die Spermiogenese sistiert, dafür aber vermehrt atypische Keimzellen vor-

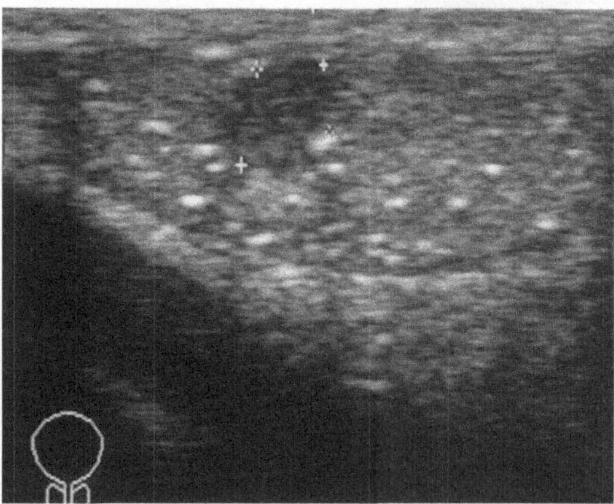

Abb. 2. „Sternhimmelstrukturen" bei Hodenzweittumor, einem malignen Teratom ohne vorangegangene Chemotherapie

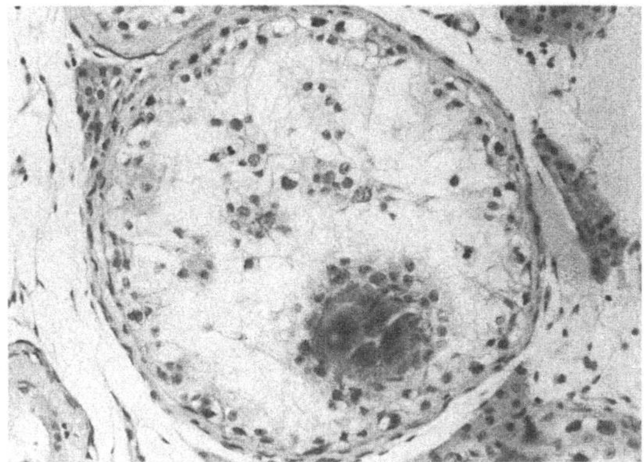

Abb. 3. Regression und Nekrose mit beginnender Kondensation von sog. TIN-Zellen (atypische, präneoplastisch veränderte Keimepithelien, gl. Pat. wie in Abb. 2)

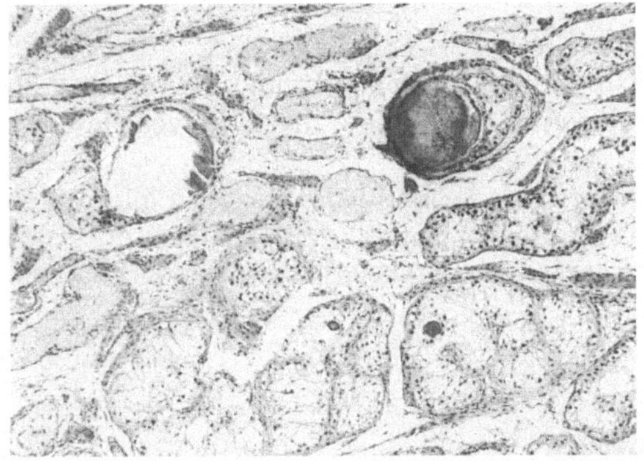

Abb. 4. HE-Körperchen als mögliches Substrat der echoreichen Strukturen in Abb. 2 in tumorfernem Gewebeabschnitt

kommen. Solche atypischen Zellen haben als fakultative Precursorzellen eines testikulären Keimzelltumors zu gelten. Sie werden als CIS- (carcinoma in situ) oder als TIN- (testikuläre intraepitheliale Neoplasie) Zellen bezeichnet.

Möglicherweise entstehen diese scholligen Partikel aus derartigen TIN-Zellen im Rahmen eines spontanen Zelltodes (Abb. 3, 4), der bei Keimzelltumoren häufig zu beobachten ist. Er kann soweit gehen, daß der Tumor einer vollständigen Autoregression unterliegt (ausgebrannter, „burnt out“ Hodentumor, vgl. Abb. 5).

Für die Annahme, es könne sich bei diesen psammomatösen Gebilden um Reste, bzw. Kondensationsprodukte zugrundegegangener, atypischer Keimepithelien handeln, die Calciumphosphat einlagern und somit sonographisch sichtbar werden, spricht, daß in dem dargestellten Fall färberisch identische, allerdings größere und unregelmäßige Ablagerungen in Nekrosezonen des embryonalen Carcinoms vorkommen, die charakteristisch für ausgebrannte Hodentumoren sind.

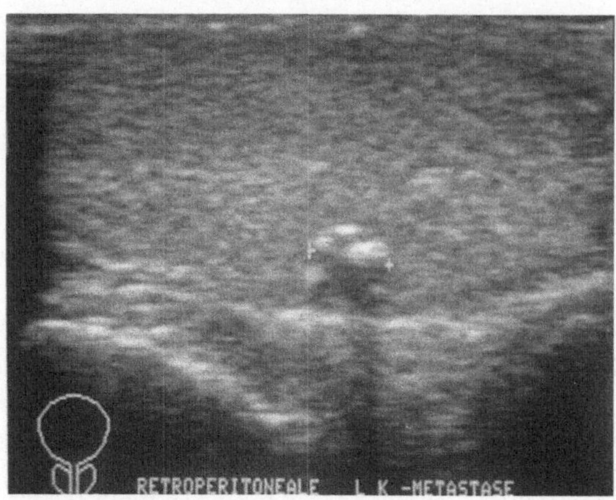

Abb. 5. „Ausgebrannter“ Hodentumor (histologisch kein vitales Tumorgewebe nachweisbar) mit retroperitonealer Lymphknotenmetastase

Es ist zu vermuten, daß ähnliche Veränderungen aufgrund der hohen Empfindlichkeit rasch proliferierenden Keimzellgewebes auch nach Polychemotherapie auftreten.

Da das „Sternhimmel“-Phänomen – wie im Beispiel – auch in Fällen, in denen keine entsprechende Therapie vorausgegangen war, beobachtet wurde, ist zu folgern, daß es sich nicht nur um das Korrelat einer therapiebedingten Parenchymalteration des Hodens handelt.

Zusammenfassung und Konsequenzen

Die gezeigten echoreichen, sternhimmelartigen Parenchymveränderungen im Ultraschallbild des Hodens sind angeblich auch von anderen Untersuchern gesehen, bisher aber in der uns zugänglichen Literatur nicht beschrieben worden.

Als histologisches Substrat kommen schollige Kalksalzniederschläge ähnlich den Psammomkörperchen in Betracht, die nach dem analysierten Fall in Hodentubuli liegen, welche auch TIN-Zellen enthalten. Da dieses Schallphänomen sowohl bei chemotherapierten Patienten als auch im Hoden nicht behandelter Männer zu finden ist, bieten sich als Erklärungsmöglichkeiten an:

1. Es handelt sich um Reste nekrobiotisch alterierter Keimepithelien, die gegenüber aggressiven, medikamentösen Maßnahmen bekanntermaßen besonders sensibel sind.
2. Atypische Keimepithelien (TIN-Zellen) unterliegen einer spontanen Nekrose mit Kondensation zu calciumhaltigen Strukturen (hämatoxyphile Körperchen).

Für die letztere Annahme spricht, daß die beschriebenen sonomorphologischen Veränderungen auch an Hoden, die keiner Therapie unterworfen waren, nachgewiesen wurden.

In Anbetracht der Tatsache, daß bei bis zu 5% aller Hodentumorpatienten ein Hodenzweitneoplasma zu erwarten ist – also ein etwa 1 000fach erhöhtes Risiko gegenüber der Normalbevölkerung besteht – könnte diese Beobachtung große Bedeutung erlangen.

So dürfte der sonographische Befund von „Sternhimmel“strukturen im Hoden das Augenmerk auf eventuell vorliegende präneoplastische Veränderungen (im Sinne eines carcinoma in situ) des Hodens lenken.

Ziel muß es sein, diesen vermuteten Zusammenhang an einem größeren Kollektiv zu überprüfen, basierend auf dem Vergleich sonographischer und histomorphologischer Befunde. Sollte sich die Hypothese bestätigen, daß das beschriebene Schallphänomen Ausdruck eines gehäuften Auftretens alterierter TIN-Zellen ist, muß der betroffene Patient einer Risikogruppe zugeordnet werden, die einer engmaschigen Überwachung zwecks Früherkennung eines erneuten testikulären Keimzelltumors bedarf.

Die Prognose dieser Patienten könnte damit erheblich verbessert werden.

Literatur

Hill GS (1989) Uropathology. Churchill Livingstone, New York, S 1047–1090

Kastendieck H, Hüsselmann H, Bressel M (1978) Klinisch stumme Hodentumoren – ein Beitrag zur Differentialdiagnose unklarer retroperitonealer Geschwülste. Verh Dt Ges Urol 169–173

Reis M, Bürger RA, von Vietsch H (1988) Das im Rahmen engmaschiger Nachsorge aufgespürte Hodenzweitcarcinom. Urologe A 27:93

Sonntag RW (1985) Hodentumoren. In: Brunner KW, Nagel GA (Hrsg) Internistische Krebstherapie. Springer, Berlin, S 439–460

Stadtler F (1984) Männliches Genitale. In: Remmele W (Hrsg) Pathologie. Springer Berlin, S 131–201

Stellenwert der transrektalen Sonographie und ultraschallgezielten Punktion in der Diagnostik des Prostatakarzinoms

A. Hainz, C. Kratzik, M. Eisenmenger, R. Simak

Urologische Universitätsklinik, Allgemeines Krankenhaus, Alser Straße 4, A-1090 Wien

Seit das Prostatakarzinom geheilt werden kann, wenn es in einem frühen Stadium diagnostiziert wird, haben Untersuchungsmethoden an Bedeutung gewonnen, durch die der Nachweis der Erkrankung im Frühstadium gelingt.

Voraussetzung für gute Untersuchungsergebnisse ist eine optimale Technik, wobei Mehrebenensonden mit frequenzoptimierter Fokussierung eine bessere Detailauflösung sichern [3]. Der zusätzliche Einsatz der prostatakorrelierten Laborparameter sowie der ultraschallgezielten Biopsie verbessert die Aufdeckungsrate jener Tumoren, die einer Radikaloperation zugeführt werden können.

Material und Methode

Es wurden 615 transrektale Ultraschalluntersuchungen aufgrund verschiedenster Indikationen durchgeführt und dokumentiert. Die sonographische Bilddokumentation hält Lokalisation und Größe umschriebener intraglandulärer Prozesse fest, während Patientendaten und Zusatzinformationen – wie etwa die Echocharakteristik – computergestützt archiviert werden.

So kann das Echostrukturbild der jeweiligen pathomorphologischen Veränderung sicher zugeordnet werden.

104 transrektal ultraschallgezielte Prostatabiopsien, deren histologische Untersuchung ein Karzinom ergeben hatte, wurden hinsichtlich ihrer Sonomorphologie ausgewertet.

Die ultraschallgezielte Punktion erfolgte transrektal nach Durchführung der Feinnadelbiopsie. Eine speziell entwickelte Punktionshilfe, die auf den Schallkopf montiert wird, gewährleistet eine sichere Nadelführung in der am Bildschirm im Longitudinalscan eingeblendeten Punktionslinie. Dadurch kann die zielgerichtete Gewinnung histologisch verwertbaren Materials kontrolliert werden (Abb. 1 a–d).

Zur Qualitätssicherung des Biopsates sollte der Außendurchmesser der Nadel nicht weniger als 1,2 mm betragen. Durch Hochgeschwindigkeitsbiopsie mittels der dazu zur Verfügung stehenden Geräte ist die Punktion auch für den Patienten problemlos. Da die Stanzzylinder exakt gewonnen werden können, bleiben auch die Randzonen histopathologisch sicher beurteilbar.

Die Sonomorphologie der positiven Biopsien, d. h. der histologisch verifizierten Karzinome zeigte im eigenen Krankengut die im folgenden angeführten Kriterien.

Ultraschalldiagnostik '90
Walser u. a. (Hrsg.)

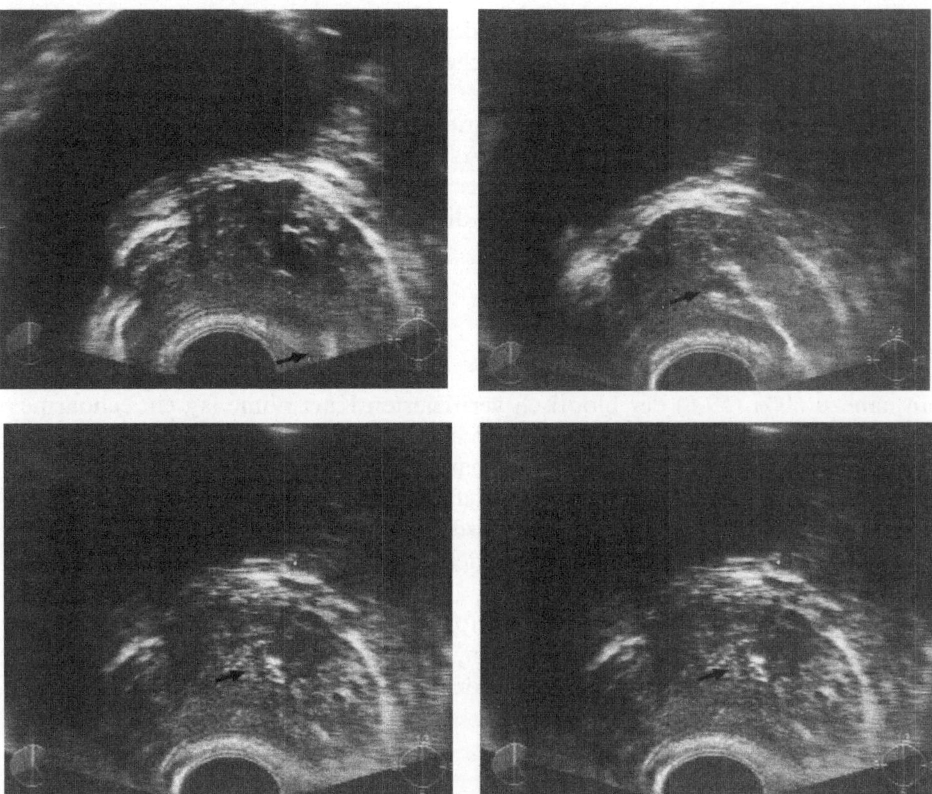

Abb. 1 a–d. Darstellung der ultraschallgezielten transrektalen Hochgeschwindigkeitsbiopsie der Prostata. Zur Verdeutlichung wurde eine cystische Läsion gewählt, deren Biopsie wegen eines suspekten Tastbefundes und erhöhten PSA-Wertes erfolgte. Longitudinalscan, Nadelspitze rechts unten erkennbar (**a**), knapp vor dem Areal (**b**). Die Cyste ist getroffen (**c**) und nach Zurückziehen der Nadel nicht mehr erkennbar. (Detailaufnahmen aus einer Videoaufzeichnung des Punktionsvorganges)

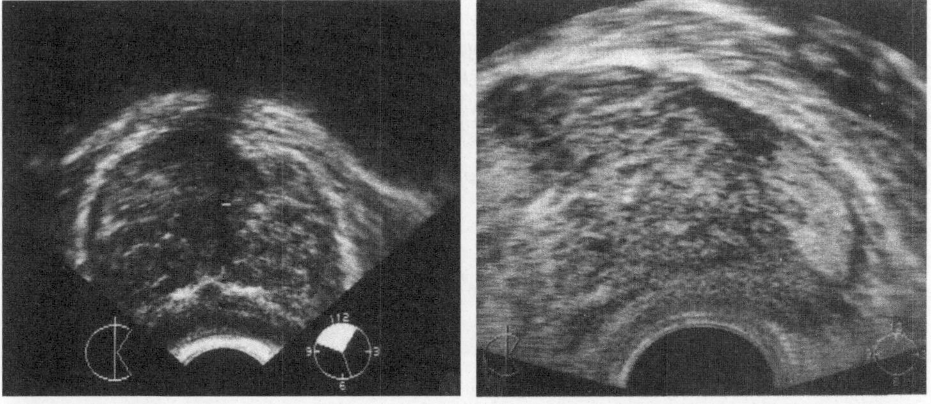

Abb. 2. a Asymmetrische Prostata im Transversalscan. Punktion im Rahmen der Primumsuche bei ossären Metastasen durchgeführt; **b** Circumskripter echoreicher Bezirk im Kapselbereich. Suspekter Tastbefund; Karzinomnachweis durch ultraschallgezielte Biopsie

Bei 62 Patienten handelte es sich bei der biopsierten Läsion um ein echoarmes Areal, nur einmal entsprach ein echoreicher Bezirk histologisch einem Karzinom (Abb. 2b).

41 Punktionen wurden ohne umschriebenes echostrukturelles Korrelat aufgrund anderer Kriterien durchgeführt: Asymmetrie des Organs (Abb. 2a), Inhomogenität und erhöhte Marker, suspekter rektaler Tastbefund oder aber im Rahmen der Primumsuche bei unauffälligem digitalen Palpationsbefund.

Ergebnisse und Diskussion

In nahezu 60% (59,6) der bioptisch verifizierten Karzinome lag ein echoarmes Areal vor. Die kleinste echoarme Läsion hatte einen Durchmesser von 6 mm und befand sich in palpatorisch nicht erfaßbarer peripherer Lokalisation im Kapselbereich. Vor allem kleine Tumoren stellen sich echoarm dar. Diese typische Echocharakteristik erlaubt bei einer umschriebenen echoarmen Läsion $\geqq 15$ mm in entsprechender Lage sonographisch den Karzinomverdacht zu äußern und zu 94% bioptisch zu bestätigen.

Daß nicht metastasierte Prostatakarzinome dieser Größenordnung durch eine Radikaloperation geheilt werden können, läßt den Einsatz der transrektalen Prostatasonographie in Kombination mit der schallgezielten Punktion sinnvoll erscheinen.

Literatur

1. Daehnert WF, Hamper UM, Egglestone JC, Walsh PC, Sanders RC (1986) Prostatic evaluation by transrectal sonography with histopathologic correlation: the echopenic appearance of early carcinoma. Radiology 158:97–102
2. Frentzel-Beyme B, Schwarz J, Aurich B (1982) Das Bild des Prostataadenoms und -karzinoms bei der transrektalen Sonographie. RöFo 137,3:261–268
3. Hainz A, Kratzik CH, Simak R, Eisenmenger M (1990) Polyplane Multifrequenzsonde für die optimierte transrektale Prostatadiagnostik. In: Gebhardt J et al. (Hrsg) Ultraschalldiagnostik '89. Springer, S 477–480
4. Resnick MI (1988) Transrectal ultrasound guided versus digitally directed prostatic biopsy: a comparative study. J Urol 139:754–757
5. Resnick MI (1989) Transrectal ultrasonography in the detection and staging of prostatic cancer. World J Urol 7:2–6

Diagnose eines Phäochromozytoms der Harnblase mit farbkodierter Duplexsonographie (FCDS)

K. E. Hahn, A. Guthoff, J. Langkowski, R. Montz, St. Conrad

Medizinische Kern- und Poliklinik,
Abt. Radiodiagnostik und Abt. Nuklearmedizin der Radiologischen Klinik und Urologischen Klinik,
Universitätskrankenhaus Eppendorf, Martinistr. 52, D-2000 Hamburg 20

Einleitung

Phäochromozytome sind Neoplasien des Nebennierenmarks bzw. Tumoren der chromaffinen Zellen des sympathoadrenalen Systems. Ihre Diagnose in loco typico der Nebennieren ist meist unproblematisch. 10–30% aller Phäochromozytome entstehen jedoch extraadrenal, davon im Halsbereich 10%, im Thorax 30% und im Abdomen 60%, 1% der Phäochromozytome schließlich findet sich in der Harnblase [1].

Kasuistik

44jährige Patientin in gutem Allgemeinzustand mit seit über 13 Jahren anfallsweise auftretenden Kopfschmerzen, Schwindel, Herzrasen und Schweißausbrüchen mit epigastrischen Schmerzen. Die als vegetative Symptomatik gedeuteten Beschwerden führten in den folgenden Jahren zu mehrfachen stationären Aufenthalten in psychosomatischen Kliniken. 1989 erstmals Makrohämaturie. Zunahme der obigen Symptome besonders in Zusammenhang mit der morgendlichen Miktion und gelegentliches Auftreten hypertensiver Blutdruckwerte (bis 220/120 mm Hg). Unter der Verdachtsdiagnose eines Phäochromozytoms erfolgte die erneute stationäre Aufnahme.

Labordiagnostik

Erhöhung von Urin-Metanephrinen, Vanillin-Mandelsäure und Plasma-Noradrenalin.

Lokalisationsdiagnostik

Sonographie (US) und Computertomographie (CT): Unauffällige Befunde an den Nebennieren. ^{123}J-meta-Jod-Benzylguanidin-Szintigraphie (MIBG-SZ) in planarer Technik: Diskrete MIBG-Anreicherung nach Miktion und Defäkation persistierend, in Höhe der Harnblase: Verdacht auf ein Phäochromozytom im Bereich des Zuckerkandlischen Organs (Abb. 1 a, b).

CT des Beckens (entsprechend dieser Fragestellung mit oraler, rectaler und parenteraler Kontrastmittelgabe als langsame Infusion zur besseren Abgrenzung

Ultraschalldiagnostik '90
Walser u. a. (Hrsg.)

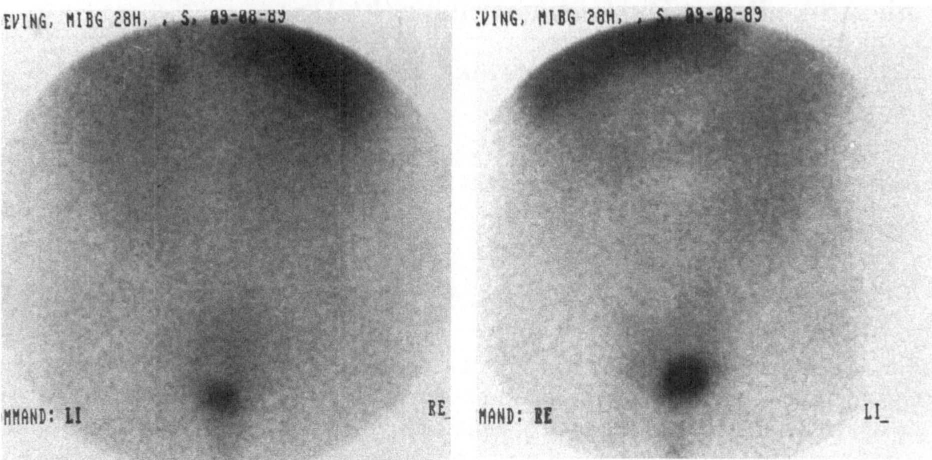

Abb. 1 a, b. 123J-MIBG-SZ: Anreicherung im Beckenbereich, **a** dorsale, **b** ventrale Ansicht nach Miktion

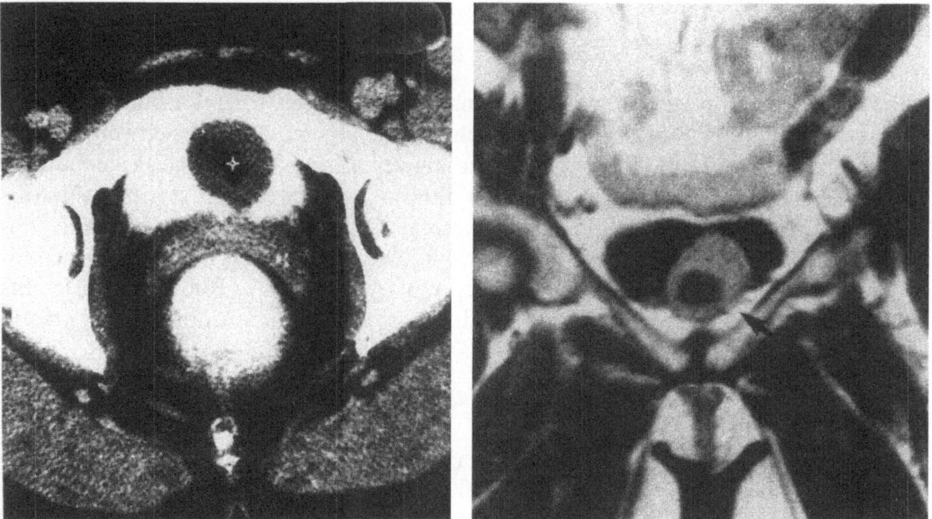

Abb. 2. a CT: Hypodenser 40 mm großer Tumor in der mit KM gefüllten Blase; **b** NMR: T1-gewichteter coronarer Schnitt. Deutliche Anreicherung des Gadoliniums im Tumor mit Ausnahme der zentralen Nekrose. Verdacht auf Wandinfiltration bei Pfeil

des präsacralen bzw. prälumbalen Bereiches). Kein auffälliger Befund im Bereich der Paraganglien, statt dessen Darstellung einer hypodensen, d. h. scheinbar nicht vaskularisierten, 40 mm großen Raumforderung im Bereich des Harnblasenbodens, DD: Koagel bei bekannter Hämaturie (Abb. 2a).

Kernspintomographie (NMR) mit Gadolinium. Intravesikale Raumforderung mit zystisch-nekrotischem Zentrum, zusätzlich Verdacht auf Wandinfiltration der Blase links dorsocaudal (Abb. 2b).

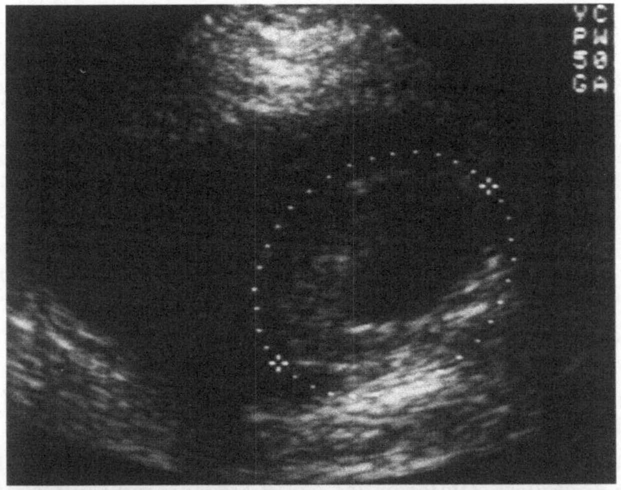

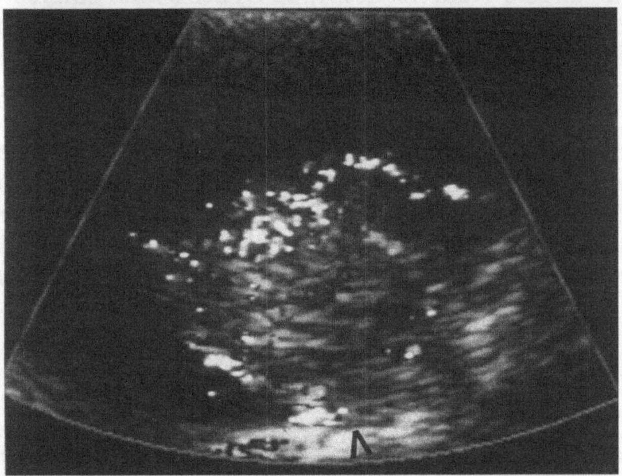

Abb. 3. a US: Glattkonturierter 40 mm großer Tumor des Blasenbodens mit zentraler liquider Zone; **b** FCDS: Deutliche Perfusion des Tumors mit Verdacht auf Infiltration des perivesikalen Gewebes bei Pfeil

Farbkodierte Duplexsonographie. An gleicher Stelle der Blasenwand glatt begrenzte, inhomogen strukturierte, zentral liquide Raumforderung mit starker Vaskularisierung (Abb. 3a und b); auch hier Verdacht auf umschriebene Invasion der Wand. Intraoperativer Befund: Breitbasig aufsitzender, rötlicher, weicher, submucöser Tumor: Infiltration der Blasenwand mit einem ca. haselnußgroßen Anteil.

Histologie. Typischer Befund eines Phäochromozytoms mit starker Vaskularisierung und partiellem wandüberschreitenden Wachstum mit Gefäßeinbrüchen.

Postoperativer Verlauf

Bislang unauffällig mit normotonen Blutdruckwerten; wiederholte US-Kontrollen ohne Anhalt für ein Lokalrezidiv oder für Metastasen.

Diskussion

Die Phäochromozytome machen nur 0,06% aller Blasentumoren aus. Nach der Erstbeschreibung durch Zimmermann und Mitarbeiter 1953 [4] wurde bereits über mehr als 100 Fälle berichtet [2]. Der Tumor entsteht in den Paraganglien des autonomen, submucös gelegenen Nervensystems der Blasenwand [3] und wächst äußerst langsam, so daß bis zu 20jährige Verläufe bis zur Diagnosestellung vorkommen.

Die Patientin bot die typische Symptomatik der Blasen-Phäochromozytome, d. h. durch Miktion oder Defäkation auszulösende Katecholaminsymptome wie Kopfschmerzen, Schwindel, Schwitzen, Blässe, Tachykardie und fakultativ Hypertension zusammen mit einer Hämaturie.

Vergleich der verschiedenen bildgebenden Verfahren in der Diagnose des Phäochromozytoms der Harnblase (Tabelle 1).

Die MIBG-Szintigraphie ist wegen des verwendeten Radio-Pharmakons hochspezifisch. Lediglich an andere Tumoren des Apud-Systems muß differentialdiagnostisch gedacht werden [3]. Die Szintigraphie gab zwar den entscheidenden Hinweis auf die Lokalisation des Tumors im kleinen Becken, ließ ihn aber durch einen Interpretationsfehler nicht innerhalb der Harnblase vermuten. Eine Tomoszintigraphie (SPECT) war nicht durchgeführt worden. Dies führte zu einer aufwendigen, aber dennoch nicht adäquaten CT-Untersuchung, so daß der mit dieser Methode prinzipiell mögliche Nachweis einer vaskularisierten Raumforderung nicht gelang. Das NMR mit Gadolinium erbrachte dann ebenso wie die FCDS schließlich den vollen Befund, d. h. Aussagen zur Vakularisation, zur Struktur und zur Ausdehnung des Tumors, ist aber ein zeitaufwendiges und teures Verfahren.

Zusammenfassung

1. Miktionsinduzierte Kopfschmerzen (± hypertensive Krisen) mit Hämaturie sind sehr verdächtig auf den seltenen Befund eines Phäochromozytoms der Harnblase.
2. Screening bei Verdacht auf ein extraadrenales abdominelles Phäochromozytom sollte nicht nur die Paraaortalregion, sondern auch die Darstellung der Harnblasenwand umfassen.
3. Die farbkodierte Doppler-Sonographie erwies sich in dem hier vorgestellten Fall als sehr sensitives, schnelles, nichtinvasives und sicher billigstes bildgebendes Verfahren.

Tabelle 1.

	Tu-Diagnose	Tu-Spezifität	Tu-Lokalisation	Tu-Invasion
MIBG	+	+ (>95%)	(+)	0
CT	+	0	+	(+)
NMR	+	0	+	+
FCDS	+	0–(+)	+	+

Literatur

1. Landsberg L, Young JB (1987) Harrison, 11. Auflage, S 1775–1778
2. Schütz W, Vogel E (1984) Urol Int 39:250–255
3. Shapiro B, Fig LM (1989) Endocrinol Metab Clin 18(2)
4. Zimmermann IJ, Biron RE, MacMahon HE (1953) N Engl J Med 249:25–26

Bewegungsapparat

10 Jahre Sonographie der Säuglingshüfte – Fortschritte in der Behandlung sonographisch instabiler und dezentrierter Hüftgelenke

C. Tschauner, W. Klapsch, R. Graf

Allgemeines und orthopädisches Landeskrankenhaus, Orthopädische Abteilung, A-8852 Stolzalpe

Einleitung

Mit der 1980 in die klinische Praxis eingeführten sonographischen Untersuchungstechnik nach Graf [3] steht uns heute ein ausgereiftes Verfahren zur sicheren Frühestdiagnostik aller Grade von Hüftreifungsstörungen zur Verfügung. Den entscheidenden Fortschritt brachte aber erst ein Einsatz zur generellen Vorsorge aller Neugeborenen (sog. „Screening") [4, 5].

Aktueller methodischer Standard [3]

Ein Linearschallkopf (5 MHz, für Neugeborene 7,5 MHz) ist absolut unverzichtbar und steht außer Diskussion. Eine standardisierte Abtasttechnik unter Verwendung einer Halteschale ist Grundlage verwertbarer Sonogramme (Beurteilungskriterien: 1. Unterrand des Os ilium, 2. Standardebene, 3. Labrum acetabulare). Die aufrecht stehende rechts-ap-ähnliche Projektion hat sich als Standard etabliert. Da unterhalb eines gewissen Mindestmaßes an knöcherner Reifung (Typ IIc) prinzipiell die Gefahr der Dislokation gegeben ist, muß in diesen Fällen die Stabilität/Instabilität durch einen Streßtest (sog. „dynamische" Untersuchung) sonographisch verifiziert und dokumentiert werden. Läßt sich diese Hüfte unter Druck in einen Typ D überführen, handelt es sich um eine *sonographisch instabile* IIc-Hüfte.

Neugeborenenscreening

Die rein klinische Untersuchung konnte nicht alle behandlungsbedürftigen Hüftreifungsstörungen erfassen und damit die Rate an Spätdysplasien und Sekundärarthrosen nicht entscheidend senken. Die Notwendigkeit der generellen sonographischen Vorsorge ist heute unter kompetenten Orthopäden unbestritten [3–5]. Organisatorisch wird dieses „Screening" am effizientesten an den Gebärstationen eingerichtet [4].

Ultraschalldiagnostik '90
Walser u. a. (Hrsg.)

Richtlinien für Verlaufskontrollen und Behandlungsmaßnahmen

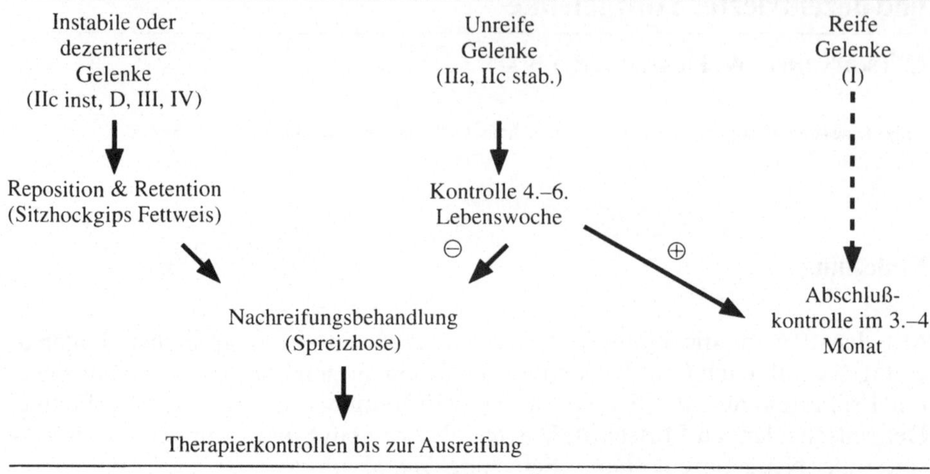

Grob orientierend kann nach der Geburt mit zwei Dritteln ausgereiften, einem Drittel unreifen (= kontrollbedürftigen) und um die 1% absolut und sofort therapiebedürftigen instabilen/dezentrierten Hüftgelenken gerechnet werden.

Bei der zuletzt genannten Gruppe der sonographisch instabilen/dezentrierten Gelenke halten wir uns seit Jahren strikt an das pathomechanisch rationale „3-Phasen-Therapieschema nach Graf" [5]:

Phase	Typ	Behandlung
1. Reposition (dezentrierte Gelenke)	(IV), III	Spontanreposition/ (Extension); DD: Sono!
2. Retention (ehemals dezentrierte nun reponierte Gelenke, instabile Gelenke)	D, IIc instabil	Sitzhockgips nach Fettweis (2) für 3 (– max. 4) Wochen.
3. Nachreifung (stabile, aber unreife = „dysplastische" Gelenke)	IIc stabil, IIa-, IIb	Mittelmeier-Graf-„Ideal"-Spreizhose; Aktivspreizhose.

Durch „phasengerechten" Einsatz dieser konservativen Behandlungsmittel kann basierend auf der sicheren sonographischen Frühestdiagnose die später geschilderte hohe Rate anatomischer Ausheilungen verläßlich und risikolos erreicht werden.

Material und Methode

Bis Ende 1988 wurden 19666 Babys sonographisch untersucht, davon 6341 im Rahmen des Sono-Screenings 1986–1988. Nachuntersucht wurden 1990 alle sonographisch instabilen/dezentrierten Gelenke, die nach dem beschriebenen „3-

Phasen-Schema" behandelt wurden. Als repräsentative Stichprobe wurde 1986–1988 („Screening-Ära"; N = 67 Patienten mit 75 Gelenken) einem Vergleichszeitraum 1977–1979 („Prä-Sono-Ära"; N = 60 Patienten mit 73 Gelenken) gegenübergestellt, um die im letzten Jahrzehnt durch die sonographische Frühestdiagnose erreichten gewaltigen Fortschritte aufzuzeigen. Dabei ist in dem Behandlungskollektiv 1986–1988 neben zwei Dritteln Neugeborenenhüften aus dem eigenen Screening noch ein Drittel oft verspäteter Fremdzuweisungen enthalten.

Ergebnisse

a) Behandlungsbeginn. 1986–1988 durchschnittlich 3,8 Monate (Screeningpool: < 1 Monat!) gegenüber 10,5 Monaten 1977–1979. 1986–1988 wurden 42 von 67 Patienten im 1. Quartal, 1977–1979 dagegen noch 28 von 60 Patienten erst nach dem 1. Lebensjahr diagnostiziert.

b) Behandlungsende. 1986–1988 durchschnittlich knapp unter dem 9. Monat (Screeningpool: 7. Monat); damit konnte die Behandlung noch vor dem Aufsteh- und Laufiernbeginn beendet werden.

c) CE-Winkel (Abweichungsgrade nach Engelhardt [1]). Mußten 1977–1979 noch 26 (von 73) Restdysplasien (= Abweichungsgrade 2–4) in Kauf genommen werden, waren 1986–1988 66 von 75 Hüften anatomisch ausgeheilt (= Abweichungsgrade 0 und 1); 9 zeigten noch eine grenzwertige Dysplasie (= Abweichungsgrad 2); im Screeningpool waren alle (= 100%) anatomisch ausgeheilt.

d) Hüftkopfnekrose (Nekrosegrade nach Tönnis). 1977–1979 noch 22 (von 73) höhergradige (Grade 2–4) Nekrosen; 1986–1988 noch 1 (von 75) Nekrose (Grad 2); im Screeningpool keine einzige.

e) Operationsrate. 1977–1979 mußten 36 von 60 Patienten primär oder sekundär operiert werden; 1986–1988 18 von 67; aus dem Screeningpool kein einziger.

Kosten-Nutzen-Analyse

1977–1979 waren die durchschnittlichen stationären Behandlungskosten pro Patient dreimal so hoch wie 1986–1988. Die Gegenüberstellung der Gesamtkosten beider Kollektive sieht wie folgt aus:

1977–1979 (N = 60 Pat.)		1986–1988 (N = 67 Pat.)
Kosten der stationären Behandlung (in Millionen öS):		
10,73		4,04
Kosten des Sonoscreenings (in Millionen öS):		
–		2,46 (N = 6341 Babies)
10,73	SUMME	6,50

Kurz: Screening *und* Therapie kosteten in der „Screening-Ära" nur 60% des alleinigen Behandlungsaufwandes in der „Prä-Sonographie-Ära".

Schlußfolgerung

An einem effizienten und flächendeckenden Sonoscreening führt aus ärztlichen *und* gesundheitsökonomischen Überlegungen kein Weg vorbei.

Literatur

1. Engelhardt P (1988) Die Bedeutung des Zentrum-Eckenwinkels zur Prognose der Dysplasiehüfte. Orthopädie 17:463–467
2. Fettweis E (1968) Sitz-Hock-Stellungsgips bei Hüftdysplasien. Arch Orthop Trauma Surg 63:38–51
3. Graf R (1989) Sonographie der Säuglingshüfte (3. Aufl). Enke
4. Tschauner C (1990) Die Bedeutung des Ultraschallscreenings von Hüftreifungsstörungen im Rahmen der Vorsorgemedizin. Der praktische Arzt 44:776–778 (Heft 626, Juli 1990)
5. Tschauner C, Klapsch W, Graf R (1990) Wandel der Behandlungsstrategien und Behandlungsergebnisse im Zeitalter des sonographischen Neugeborenenscreenings. Orthop Praxis 26:693–698 (11/1990)

Sonographisches Hüftscreening: Sind Verlaufskontrollen notwendig?

E. FELTES, U. MALZER, P. SCHULER

Zentrum Operative Medizin II, Orthopädische Klinik der Philipps-Universität Marburg, Baldingerstr., D-3550 Marburg

Einleitung

Vor mehr als einem Jahrzehnt ist von Graf die Technik der Sonographie der Säuglingshüfte entwickelt worden. Dieses bildgebende diagnostische Verfahren zur Erkennung von Hüftdysplasien und Hüftluxationen bei Säuglingen ist in der Zwischenzeit zu einer weitverbreiteten Untersuchung gereift und allgemein anerkannt [1, 2, 6]. Bereits im Sommer 1983 haben wir mit der sonographischen Hüftuntersuchung bei Neugeborenen begonnen und konnten über die ersten Ergebnisse beim Ultraschall Drei-Länder-Treffen in Salzburg 1984 vortragen, daß „mit genügender Erfahrung bereits nach der Geburt eine Differenzierung der altersentsprechend physiologisch entwickelten Hüftgelenke von kontroll- und therapiebedürftigen Hüftgelenken durchführbar" ist [5].

Aus heutiger Sicht stellen sich zwei Fragen:

1. Haben wir durch das sonographische Neugeborenenscreening therapiebedürftige Hüftgelenke früher erfaßt?
2. Sind Verlaufskontrollen notwendig?

Material und Methode

Zur Beantwortung dieser Fragen haben wir in einer retrospektiven Studie Diagnosezeitpunkt und Behandlungsverläufe von 317 therapierten Kindern aus unserem Krankengut der Jahre 1985–1987 aufgearbeitet.

In diesem Zeitraum wurden von uns insgesamt 6754 Kinder hüftsonographisch untersucht.

Anhand der Zuweisung konnten die Therapierten in zwei Gruppen aufgeteilt werden.

Gruppe I umfaßte 153 Kinder, die im Rahmen des Neugeborenenscreenings im Laufe der ersten Lebenstage hüftsonographiert wurden.

Gruppe II umfaßte 164 Kinder, die von Ärzten aus umliegenden Krankenhäusern, niedergelassenen Pädiatern, Orthopäden oder Allgemeinärzten überwiesen wurden und an keinem Neugeborenenscreening teilgenommen hatten (Tabelle 1).

Ultraschalldiagnostik '90
Walser u. a. (Hrsg.)

Tabelle 1. Durchschnittliches Alter bei Therapiebeginn von Patienten mit (Gruppe I) und ohne (Gruppe II) sonographischem Neugeborenenscreening

SPT	Gruppe I		Gruppe II	
	n	Alter	n	Alter
IIa	36	1,3	33	1,5
IIb	15	4,0	23	4,5
IIg	63	1,3	61	2,0
D	10	0,8	6	3,0
IIIa	29	1,2	33	3,5
IV	0	–	8	4,1

Ergebnisse

Der zahlenmäßige Vergleich der Gruppe I (Pat. mit Sono-screening) mit der Gruppe II (Pat. ohne Sono-screening) zeigte, daß in diesen Subkollektiven annähernd gleiche Zahlenverhältnisse vorlagen und sich damit zwei vergleichbare Patientenkollektive gegenüberstanden. Auch bei der Betrachtung der einzelnen sonographischen Patiententypen zeigten sich bei dem Vergleich der beiden Gruppen ähnliche Zahlenverhältnisse.

Das Durchschnittsalter bei Behandlungsbeginn lag bei Kindern der Gruppe I bei 1,5 Monaten, in Gruppe II bei 2,7 Monaten. Im Vergleich mit den in der Literatur bekannten Zahlen aus dem letzten Jahrzehnt ein für beide Gruppen äußerst befriedigendes Ergebnis. Unterschiede im Therapiebeginn fanden wir bei Kindern mit nicht dezentrierten Typen im Bereich von ca. 1 Woche bis zu 3 Wochen, bei dezentrierten Hüften ergab sich eine Differenz von mehr als 2 Monaten zu ungunsten der Gruppe ohne Screening.

Bei der Analyse der therapierten Fälle betrachten wir lediglich das Kollektiv der Patienten mit dezentrierten Hüften (D, IIIa, IV, 27% des Gesamtkollektivs). Der Einfluß des sonographischen Neugeborenenscreenings wurde hier erst nach

Tabelle 2. Vergleichende Betrachtung der Gruppen I und II unter dem Aspekt des Therapiebeginns im ersten bzw. einem späteren Lebensquartal. Dargestellt sind allein die Hüfttypen D–IV

SPT	Gruppe I				Gruppe II			
	<3 Monate		>3 Monate		<3 Monate		>3 Monate	
	n	Alter	n	Alter	n	Alter	n	Alter
D	10	0,8	0	–	3	0,8	3	5,1
IIIa	25	0,8	4	3,6	16	1,4	17	5,4
IV	0	–	0	–	3	0,8	5	6,1

einer Differenzierung in einem Therapiebeginn vor und nach dem ersten Lebensquartal erkennbar (Tabelle 2).

In der *Gruppe I* mußten 39 Kinder mit einer dezentrierten Hüfte behandelt werden. Bei 35 Kindern (90%) konnte durch das Neugeborenenscreening eine dezentrierte Hüfte nachgewiesen werden, die Kinder wurden alle in den ersten 3 Lebenswochen einer Therapie zugeleitet. Die verbleibenden 4 Kinder (10%) wiesen bei der sonographischen Neugeborenenuntersuchung noch keinen eindeutig pathologischen Befund auf. Bei Verlaufskontrollen konnte die Befundverschlechterung dann erkannt werden und die Behandlung spätestens im 3. Lebensmonat begonnen werden.

In der *Gruppe II* mit Kindern ohne Sono-Screening begann lediglich bei 22 von 47 Patienten (47%) die Therapie in den ersten Lebenswochen. Die verbleibenden 25 Patienten (53%) hatten einen Therapiebeginn nach dem 3. Lebensmonat, darunter 14 Patienten einen Therapiebeginn zwischen dem 6. und dem 14. Lebensmonat.

Diskussion

Faßt man die Ergebnisse zusammen, so läßt sich zweifelsfrei festhalten, daß ein sonographisches Neugeborenenscreening generell zu einer entscheidenden Vorverlagerung des Diagnosezeitpunktes und somit auch des Behandlungsbeginns geführt hat. Dies läßt sich nur dadurch erklären, daß selbst bei sorgfältigster klinischer Untersuchung eine pathologische Hüftentwicklung weder sicher ausgeschlossen noch sicher erkannt werden kann [3, 4].

Von entscheidender Bedeutung ist, daß *dezentrierte Hüftgelenke oder Hüften am Dezentrieren unmittelbar postpartal diagnostizierbar* sind und gleich der Therapie zugeführt werden können. Dieses Ergebnis allein rechtfertigt eine sonographische Hüftuntersuchung unmittelbar nach der Geburt.

Die Ergebnisse zeigen aber auch, daß Verlaufskontrollen unverzichtbar sind, um eine immer mögliche Verschlechterung auch der bei der Geburt noch nicht therapiebedürftigen Hüften zu erkennen. Bei uns hat sich folgendes Vorgehen bewährt. Nach 6 Wochen empfehlen wir eine Kontrolle bei Hüften, die zu den IIc-Hüften oder zu den IIa-Hüften zählen, die im Grenzbereich zur IIc-Hüfte liegen. Bei dieser Kontrolle werden nur eindeutige IIc-Hüften therapiert. Bei den verbleibenden Hüften vom Typ I oder bei IIa-Hüften im Grenzbereich zur Typ I-Hüfte empfehlen wir eine Kontrollsonographie nach 12 Wochen. Dieses System ist praktikabel und hat sich bei uns bei über 9000 Neugeborenen bewährt.

Literatur

1. Graf R (1989) Die Sonographie der Säuglingshüfte: ein Kompendium. Bücherei des Orthopäden, Bd. 43, 3. überarb. Aufl. Enke, Stuttgart
2. Graf R, Schuler P (1987) Sonographie am Stütz- und Bewegungsapparat bei Erwachsenen und Kindern. VCH-Verlag, Weinheim

3. Katthagen BD, Mittelmeier H, Becker D (1986) Häufigkeit und stationärer Behandlungsbeginn veralteter Luxationshüften in der BRD. Orthop Praxis 22:887–888
4. Mau H, Michaelis H (1983) Zur Häufigkeit und Entwicklung auffallender Hüftbefunde (Dysplasie-Komplex) bei Neugeborenen und Kleinkindern. Z Orthop 121:601–607
5. Schuler P (1985) Die Ultraschalluntersuchung der Säuglingshüftgelenke zur Frühdiagnose der Hüftreifungsstörungen. In: Judmaier G, Frommhold H, Kratochwil A (Hrsg) Ultraschalldiagnostik 84. Thieme, Stuttgart
6. Tönnis D (1985) Frühdiagnose der angeborenen Hüftluxation durch Ultraschalluntersuchungen. Dtsch Med Wochenschr 110:881–882

Wertigkeit und Grenzen der Meniskussonographie

J. Richter

Chirurgische Universitätsklinik „Bergmannsheil“, Gilsingerstr. 14, D-4630 Bochum

Einleitung

Die Darstellung der Menisken im Ultraschallbild wurde erstmals von P. Dragonat und C. Clausen 1980 beschrieben. Erste experimentelle Arbeiten legte Selby [3] 1986 vor, Sohn [4] berichtete 1987 anhand klinischer Untersuchungen über eine Treffsicherheit von 94%. Diese außerordentlich hohe Übereinstimmung zwischen Meniskussonographie und Arthroskopie machte Hoffnung, daß die Ultraschalluntersuchung als nicht invasives, kostengünstiges und einfach zu handhabendes Verfahren in der Meniskusdiagnostik einen festen Platz finden würde.

Andere Autoren konnten die von Sohn gefundenen Ergebnisse nicht nachvollziehen. Aufgrund schlierenoptischer Untersuchungen am Gelenkspaltmodel schrieb Malzer [2], daß die komplexe Ausbreitung der Ultraschallwellen im Gelenkspalt die Entstehung von Echoartefakten begünstige und die Rate an falsch positiven Diagnosen erhöhen würde. Casser [1] konnte anhand experimenteller Untersuchungen nachweisen, daß ein Gelenkspalt ohne Meniskus im Sonogramm echoleer ist und daß sog. „Pendelartefakte“ i. d. R. außerhalb des Gelenkspaltes zur Darstellung kommen. Obwohl bisher 12 verschiedene Autoren seit 1987 über klinische Ergebnisse der Meniskussonographie berichtet haben und die mittlere Sensitivität dieser Arbeiten bei 79% liegt, wird die Ultraschalluntersuchung der Menisken oft skeptisch beurteilt.

Material und Methode

Eigene experimentelle Untersuchungen an Kadavermenisken im Wasserbad zeigten, daß nur bei korrekter Längsschnittführung des Schallkopfes der Meniskus in seinem Querschnitt als Dreieck dargestellt wird. Das parameniskale Gewebe und die Basis des gesunden Meniskus waren inhomogen und echoreich. Der mittlere sowie spitzennahe Anteil des intakten Meniskusquerschnitts konnte durch seine homogen graue Binnenstruktur abgegrenzt werden. Das experimentell bestätigte laterale Auflösungsvermögen des verwendeten elektronischen 5 MHz Sektors (Fa. Picker) von 0,8 mm reichte aus, um kleinste iatrogene Meniskusläsionen von 2 mm sicher abzubilden.

Typisch für eine Rißläsion im Ultraschallbild war die Kombination aus drei Echoebenen: 1. Eine schallkopfnahe helle, scharf begrenzte Reflexionsebene. 2.

Ultraschalldiagnostik '90
Walser u. a. (Hrsg.)

Ein echoleerer Spalt, der dem Rißspalt im Kadavermeniskus entsprach. 3. Ein schallkopffernes helles Reflexionsband, welches an der akustischen Grenze zwischen Rißspalt und dem eingerissenen Meniskusfragment entstand. Ein echoleerer Spalt, ein diffus begrenztes echoreiches Areal oder eine plumpe Meniskusform sollten alleine nicht als Meniskusriß gewertet werden. Längsrisse oder Zungenrisse boten aufgrund ihrer vertikalen Rißform optimale Voraussetzungen zur sonographischen Detektion. Dahingegen waren Horizontal- und insbesondere Radiärrisse schwieriger im Ultraschallbild darzustellen. Korbhenkelläsionen erzeugten nur in einem schmalen Bereich vor der Verbindung zwischen Restbasis und eingeschlagenem Meniskusanteil das typische Rißecho. Degenerationen der Binnenstruktur und degenerative Auffaserungen der Meniskusspitze waren nicht sicher zu beurteilen.

In einer klinischen prospektiven Studie von Juni 1988 bis Februar 1990 wurden 415 Patienten vor der Arthroskopie sonographisch mit einem elektronischen 5 MHz Sektor in standardisierter Technik untersucht. Die Hinterhornareale wurden in Bauchlage bei leichter Kniegelenkflexion, die mittleren und vorderen Kniegelenkabschnitte in Seitenlagerung des Patienten zwischen 30° und 60° Beugung untersucht. Zu einer korrekten Schallkopfführung gehörte die Darstellung des Meniskus in der Längsachse sowie die mittige Position im Ultraschallbild.

Ergebnisse

Die Abhängigkeit der sonographischen Sensitivität (in %) von den arthroskopisch verzifizierten Rißformen sowie der Lokalisation, wird in der Tabelle 1 dargestellt. Die Sensitivität betrug für das gesamte Untersuchungsgut 78%, die Spezifität 74%. Es wurden in diesem umfangreichen Patientenkollektiv 56 Rißläsionen sonographisch übersehen und 41 falsch positive Diagnosen gestellt. Meniskusnarben und Kristalleinlagerungen verursachten helle Reflexionen, die von den Echos einer Rißläsion kaum zu unterscheiden waren.

Tabelle 1. Sensitivität der Meniskussonographie in %

	Medial (%)	Lateral (%)	Gesamt (%)
Kompl. Längsrisse	84	83	84
Inkompl. Längsrisse	67	33	57
Korbhenkelrisse	81	27	66
Zungenrisse	97	100	98
Eingeschlag. Zungen	83	50	80
Radiärrisse	67	43	54
Horizontalrisse	54	29	45
Deg. komplex. Risse	73	41	65
Gesamt (415 Pat.)	79	49	78

Diskussion

Der elektronische Sektor bietet den Vorteil der variierbaren Fokussierung zwischen 1 und 6 cm. Somit erübrigt sich der Einsatz einer Vorlaufstrecke in den vorderen und intermediären Meniskusbereichen. Das Auflösungsvermögen des verwendeten 5 MHz Sektors ist für den klinischen Gebrauch ausreichend, die Ergebnisse sind mit denen der Literatur vergleichbar. Falsch negativen Ergebnissen liegen Meniskusläsionen mit niedriger Sensitivität zugrunde, die z. B. aufgrund ihrer nicht-vertikalen Rißform schwierig im Sonogramm darzustellen sind. Lateral wird der Einblick in den Übergangsbereich zwischen Hinterhorn und Pars intermedia durch die vorgelagerte Popliteuslücke erschwert. Diagnostische Verbesserungen können in der Meniskussonographie im wesentlichen durch Reduzierung der falsch positiven Befunde erzielt werden. Durch zunehmende Erfahrung werden häufige Fehler, wie z.B. eine inkorrekte Schallkopfpositionierung, die echoreiche Einstellung der Tiefenausgleichverstärkung sowie die Diagnosefindung aufgrund ungeeigneter sonographischer Rißkriterien in zunehmendem Maße vermieden. Der dynamische Untersuchungsablauf bietet eine zusätzliche Hilfestellung in der Differentialdiagnose heller Ultraschallechos. Unter diesen Gesichtspunkten ist die Meniskussonographie ein wertvolles, nicht invasives additives Verfahren in der Kniegelenkdiagnostik.

Literatur

1. Casser R, Prescher A, Füsting M, Tenbrock F (1990) Analyse möglicher Fehlerquellen in der Meniskussonographie anhand sonoanatomischer Untersuchungen. Orthop Prax 12:813–818
2. Malzer U, Feltes E, Schuler P, Griss P (1989) Ultraschallartefakte bei der Meniskussonographie. Ultraschall Klin Prax 4:171–176
3. Selby B, Richardson ML, Montana MA, Teitz CC, Larson RV, Mack LA (1986) High resolution sonography of the menisci on the knee. Invest Radiol 21:332–335
4. Sohn Ch, Gerngroß H, Meyer P, Sohn G (1987) Meniskussonographie: Aussagekraft und Treffsicherheit im Vergleich zu Arthrographie und Arthroskopie oder Operation. Fortschr Med 105:81–85

Welche Bedeutung kommt den Artefaktechos in der Meniskus-Sonographie zu?

H.-R. CASSER, M. FÜSTING

Orthopädische Klinik der Medizinischen Fakultät der RWTH Aachen, Pauwelsstraße 30, D-5100 Aachen

Die sonographische Diagnostik des Kniegelenkes zwingt zu einer detaillierten Vergegenwärtigung der anatomischen Beziehungen zwischen den einzelnen Kniegelenksbestandteilen. Bedingt durch die Enge des Kniegelenksspaltes setzt insbesondere die sonographische Untersuchung intraartikulärer Strukturen genaue Kenntnisse über den Zusammenhang zwischen Impulsverlauf und Bildentstehung voraus, um Fehlinterpretationen durch Artefakte zu vermeiden.

Ziel dieser Studie war es, anhand experimenteller Untersuchungen im Wasserbad unter Verwendung von Kniegelenksmodellen in der Schlierenoptik und Leichenkniepräparaten die Entstehung anatomisch und schallphysikalisch bedingter Artefaktechos im Sonogramm zu erkennen und möglicherweise vermeiden zu helfen.

Mit Hilfe der Schlierenoptik [2, 4] gelang es, die komplexen Reflexionsverhältnisse bedingt durch die knöcherne Enge im Gelenkspalt zu verfolgen (*„Pendelecho", „Kamineffekt"*). Von großer Bedeutung ist die Erkenntnis, daß Mehrfachreflexionen im Gelenkspalt nicht zu Artefaktechos im, sondern *außerhalb* des Gelenkspaltes im Sonogramm führen. Damit werden Befürchtungen [4] widerlegt, derartige Artefakte könnten Risse im Meniskus vortäuschen. Voraussetzung ist allerdings die Verwendung eines Sektorschallkopfes aufgrund seiner divergierenden Schallausbreitung [6] und die Positionierung des Schallkopfes exakt über dem Gelenkspalt [2]. Schon leichte Verschiebungen des Schallkopfes nach tibial oder femoral führen zu Artefaktechos innerhalb des Gelenkspaltes und können zu Fehlinterpretationen führen. Beachtet werden muß darüber hinaus das Auftreten von Bogenartefakten, die bei Verwendung des Linearschallkopfes wesentlich deutlicher in Erscheinung traten als beim Sektorschallkopf. Aufgrund ihrer charakteristischen Gestalt und Lokalisation sind sie leicht zu identifizieren und dürften keine ernsthaften Interpretationsprobleme aufwerfen [3].

Die Beeinträchtigung der sonographischen Untersuchung durch die Artefakte ist in erster Linie abhängig von der *Geräteeinstellung*. So läßt eine inadäquate Schallverstärkung diffizile Untersuchungen wie die Meniskussonographie nicht zu. Auf diese Weise lassen sich trotz vorheriger Entfernung des Meniskusgewebes „Meniskusphantome" im Gelenkspalt erzeugen, während bei angepaßter Schallintensität und TGC-Verstärkung keine wesentlichen Artefaktechos auftreten [2].

Die anatomischen Schnittbilder verdeutlichen die *unterschiedlichen Größenverhältnisse* der einzelnen Meniskusabschnitte und deren Abstand von der Haut (Abb. 1 a, b). Bewährt hat sich deshalb die Fokussierung des Schallkopfes auf ca.

Ultraschalldiagnostik '90
Walser u. a. (Hrsg.)

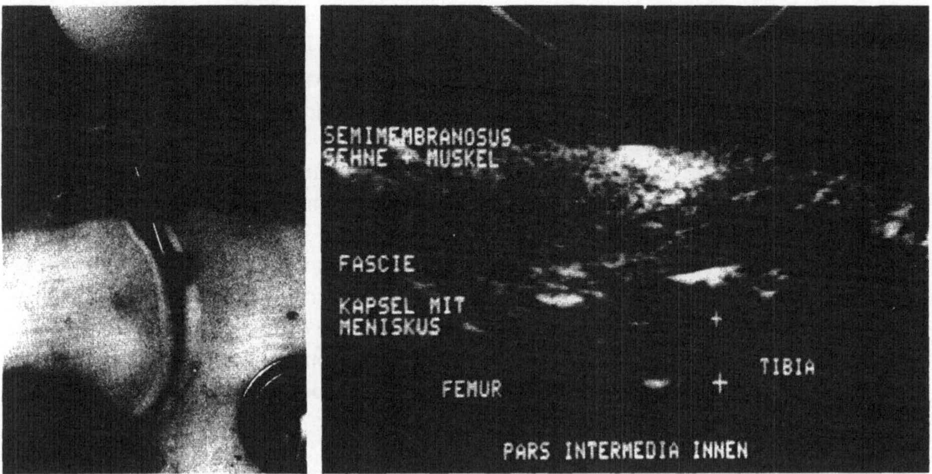

Abb. 1. a Anatomisches Schnittpräparat des Kniegelenkes mit 5 mm auseinanderklaffendem Längsriß. Die Kanüle erlaubt einen variablen, aber definierten Abstand der Rißflächen; **b** zugehöriges Sonogramm: Der auseinanderklaffende Längsriß stellt sich als echoreicher Doppelreflex dar. Die Spaltbreite der Läsion (5 mm) entspricht dem Abstand der Reflexechos (s. Markierung). Die infolge des Schallwellenverlaufs an den knöchernen Randstrukturen entstehenden, zum Schallkopf zurückkehrenden Reflexionswellen erscheinen im Sonogramm als diskrete Echos außerhalb des Gelenkspaltes

20 mm und das Vorschalten einer Wasservorlaufstrecke bei Untersuchung der Pars intermedia und des Vorderhorns. Die damit verbundenen Artefakte sind als Wiederholungsechos eindeutig identifizierbar [3].

Anhand der Versuche an „erweiterten Knochenmodellen" im Wasserbad unter selektiver Hinzunahme des umgebenden Weichteilgewebes ließen sich die Ergebnisse der anatomischen Untersuchungen im Sonogramm festhalten und die auftretenden Bildpunkte anhand der schlierenoptisch gewonnenen Erkenntnisse zurückverfolgen. Gegenüber den ausgeprägten Reflexionen der Ultraschallwellen am Knochen beeinflußten die paraartikulären Weichteilstrukturen die sonographische Darstellung des Gelenkspaltes nur unwesentlich. Lediglich bei senkrechtem Auftreten der Ultraschallwelle auf die Faszie konnten Wiederholungsechos beobachtet werden, die sich in den Gelenkspalt projezieren [3].

Bei der sonographischen Darstellung von Meniskusrissen im Experiment erwiesen sich die Ränder als echoreich, was aufgrund des Impedanzsprunges nicht anders zu erwarten ist [6]. Entsprechend den experimentellen Untersuchungen von Selby et al. [5] zeigte sich auch in unseren Versuchen eine bessere Darstellungsmöglichkeit von Längsrissen gegenüber Radiär- und Horizontalrissen. Konsequenterweise erschienen klaffende Korbhenkel- oder Lappenrisse als Doppelechos, wobei über die Echodarstellung neben dem axialen Auflösungsvermögen des Schallkopfes der Schalleinfallswinkel entscheidet. Rißformen, die nicht senkrecht zur Ultraschalluntersuchungsebene stehen, können deshalb nur durch eine dynamische Untersuchungstechnik [3] erfaßt werden. Die Unregelmäßigkeit der in natura vorkommenden Rißflächen und die damit verbundene Streustrahlung kommt dabei der sonographischen Darstellung zu Hilfe.

Aus der Abhängigkeit der Rißflächendarstellung von der Schalleinfallsrichtung ergibt sich, daß abgesehen von Doppelechos, die in der Regel auf einen Korbhenkel- oder Lappenriß schließen lassen, eine sonographische Beurteilung der *Rißform* problematisch ist [6], während die örtliche Zuordnung der Läsionen sonographisch möglich ist.

Die Ergebnisse unserer experimentellen Untersuchungen bestätigen einerseits die klinischen Erfahrungen bezüglich Schallkopfauswahl, Geräteeinstellung, Untersuchungstechnik und Rißkriterien, andererseits die Bedeutung der Schallkopfposition und der dynamischen Untersuchungstechnik zur Vermeidung von Fehlerquellen. Das Auftreten von Artefakten ist infolge der anatomischen Verhältnisse trotz verbesserter Geräte- und Untersuchungstechnik nicht zu vermeiden, muß aber nicht zwangsläufig zu Fehlinterpretationen führen, da Artefakte bei entsprechender Erfahrung des Untersuchers als solche erkannt und berücksichtigt werden können.

Aufgrund unserer experimentellen Ergebnisse lassen sich deshalb folgende Schlußfolgerungen für die praktische Anwendung der Meniskussonographie ziehen:

1. Die sonographische Untersuchung des Meniskus sollte mit einem *7,5 MHz-Sektorschallkopf* mit spezieller Fokussierung (ca. 20 mm) vorgenommen werden, der aufgrund seines axialen und lateralen Auflösungsvermögens die günstigsten technischen Voraussetzungen zur Meniskusrißdiagnostik besitzt und echogene Artefakte *im* Gelenkspalt aufgrund des divergierenden Strahlengangs weitgehend vermeidet. Das Vorder- und Seitenhorn sollte grundsätzlich mit einer *Vorlaufstrecke* untersucht werden, um die ungünstigen Schallbedingungen im Nahfeld auszuschalten.
2. Die *Geräteeinstellung* (Sendeintensität, Tiefenausgleich) sollte ein von der Haut bis in den Gelenkspalt hinein ausgewogenes Bild ergeben mit einer relativ echoarmen, homogenen Meniskusdarstellung bei möglichst guter Grenzflächenkontrastierung (Knochenkonturen) und nahezu echofreier Abbildung hinter der Knochenoberfläche gelegener Areale.
3. Zur sonographischen Beurteilung des Meniskus ist eine *dynamische Untersuchungstechnik* der statischen Durchmusterung vorzuziehen, da so eine bessere sonoanatomische Orientierung möglich ist und Fehlinterpretationen weitgehend ausgeschlossen werden können. Nicht senkrecht zur Schallausbreitungsrichtung verlaufende Rißflächen können mit Hilfe der dynamischen Untersuchung besser als mit der statisch ausgerichteten Methode erkannt werden. Eine exakte Beurteilung der Rißausbreitung und -form ist sonographisch nicht sicher möglich.
4. Bei der Untersuchung muß zur Vermeidung von Artefakten auf eine genaue *Positionierung des Schallkopfes über dem Gelenksspalt in Längsschnittrichtung geachtet werden* unter Beibehaltung der Standardebene.
5. Als *Kriterium für einen Meniskusriß* bewährt sich als Nachweis der Rißränder ein deutlich echogenes, strichförmiges Reflexmuster im Gelenkspalt, das beim Auseinanderweichen der Rißränder über 1 mm als Doppelecho imponieren kann, z. B. beim Korbhenkel- oder Lappenriß.
6. *Echogene Artefakte* zeigten im Gegensatz zu Rißechos in Abhängigkeit von der Schallkopfposition und der Schallintensität ein *inkonstantes Erschei-*

nungsbild. Sie zeichneten sich durch ihre charakteristische Form als Mehrfachechos im regelmäßigen Abstand hinter einem starken Reflektor (Wiederholungsartefakte, Pendelechos) oder als schweifförmige Echostreifen an der Gelenkspaltöffnung (Bogenartefakte) aus.

Literatur

1. Casser HR, Prescher A, Füsting M, Tenbrock F (1990) Analyse möglicher Fehlinterpretationen in der Meniskussonographie anhand sonoanatomischer Untersuchungen. Orthop Praxis 12:813–818
2. Casser HR, Füsting M, Tenbrock F (1991) Experimentelle Untersuchungen zur Meniskus-Sonographie. Z Orthop 129:94–103
3. Füsting M, Casser HR (1991) Dynamische Untersuchungstechnik in der Meniskussonographie. Sportverletzung Sportschaden 5:27–36
4. Malzer U, Feltes E, Schuler P, Griss P (1989) Ultraschallartefakte in der Meniskussonographie. Ultraschall Klin Prax 4:171–176
5. Selby B, Richardson ML, Nelson BD, Graney DO, Mack LA (1987) Sonography in the detection of meniscal injuries of the knee: evaluation in cadavers. AJR 149:549–553
6. Sohn C, Casser HR (1988) Meniskussonographie. Springer, Berlin Heidelberg New York Tokyo

Sonographische und kernspintomographische Untersuchung cartilaginärer Exostosen

L. PRAYER *, D. KROPEJ, D. WIMBERGER, J. KRAMER, F. KAINBERGER, O. BRAUN, H. IMHOF

* Universitätsklinik für Radiodiagnostik, Universität Wien, Alserstraße 4, A-1090 Wien

Einleitung

Kartilaginäre Exostosen stellen die häufigsten tumorsimulierenden Knochenveränderungen dar. Sie werden in typischer Weise von einer Kappe aus hyalinem Knorpelgewebe, welche das Wachstumszentrum der Läsionen darstellt, überzogen. Diese Knorpelkappen können in seltenen Fällen maligen entarten und Ausgangspunkt eines sekundären Chondrosarkoms werden. Als wichtigste Hinweise werden eine Breite des Knorpelgewebes über 1 cm bei Erwachsenen sowie lokale Schmerzen betrachtet; letztere müssen jedoch von Beschwerden durch sich formierende und eventuell entzündete Bursen differenziert werden.

Ziel der Arbeit war, die Genauigkeit von US und MRT bei der Bestimmung der maximalen Knorpelbreite zu erheben, eventuell vorhandene Schleimbeutel darzustellen und von den umgebenden Strukturen abzugrenzen.

Patientengut und Methode

14 Patienten (4 Männer, 10 Frauen; Altersbereich 11 bis 51 Jahre; Altersdurchschnitt 26,5 Jahre) mit solitären Exostosen (Humerus n = 3; Scapula n = 1; Os pubis n = 2; Femur n = 8) wurden sonographisch (5 bzw. 7,5 MHz real-time Sektorschallkopf; ATL UM8) und kernspintomographisch (T1- und T2-gew. Spin-Echo (SE)-Sequenzen (TR/TE: 700/15; 2000–2500/15–22/80–90) und Gradienten-Echo (GE)-Sequenz (FISP; TR/TE: 30/10; flip angle 40–50'); 1,5 Tesla Magnetom) prospektiv untersucht.

Ergebnisse

Sonographisch erschien hyalines Knorpelgewebe nahezu homogen echoarm bis echofrei. T1-gew. war Knorpelgewebe homogen hypointens, T2-gew. hyperintens; in der GE-Sequenz zeigte die Knorpelkappe intermediäres Signalverhalten und etwas lobulierte Struktur.

US und MRT erlaubten bei 11 Patienten eine exakte Knorpeldickenbestimmung (Abweichung weniger als 2 mm); bei jeweils 3 Patienten lagen Abweichun-

Ultraschalldiagnostik '90
Walser u. a. (Hrsg.)

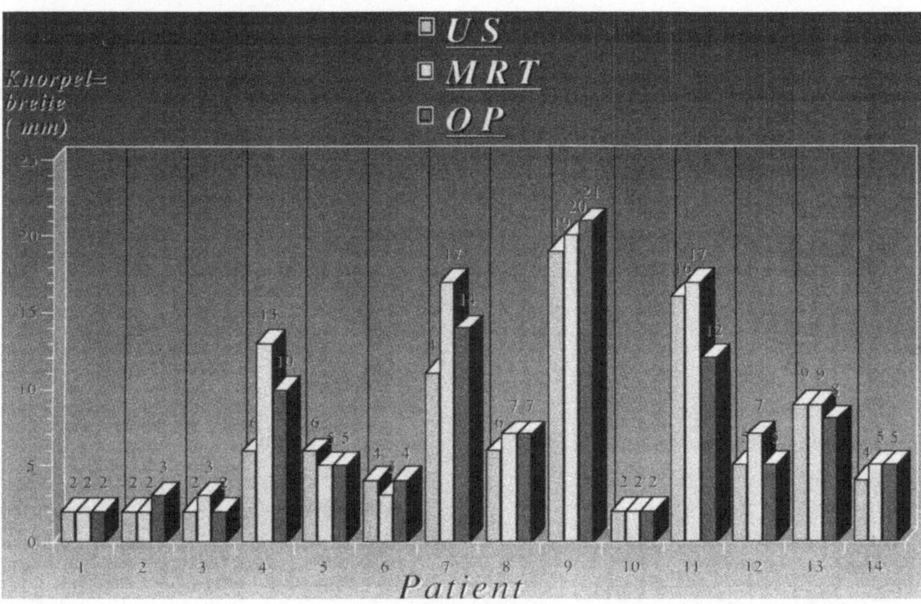

Abb. 1. Erläuterungen s. Text

gen von 3 bis 5 mm vor (Abb. 1). Bursen zeigten sich operativ und kernspintomographisch bei 4, sonographisch bei 2 Patienten.

Die anatomischen Strukturen waren sowohl sonographisch als auch kernspintomographisch gut darstellbar (Abb. 2).

Diskussion

Die in etwa 1% der Fälle auftretende maligne Entartung hyalinen Knorpelgewebes solitärer kartilaginärer Exostosen stellt deren schwerwiegendste potentielle Komplikation dar [1–3]. Als verläßlichsten Hinweis auf eine drohende bzw. stattgehabte maligne Transformation wird die größte Breite des Knorpelgewebes angesehen; eine Dicke von mehr als 3 cm beim Kind und von mehr als 1 cm bei Erwachsenen gilt als suspekt [1–3]. Konventionelle Röntgenaufnahmen sowie CT können diesbezüglich keinen diagnostischen Beitrag leisten.

Der Vorzug der hochauflösenden Real-time-Sonographie sowie der Kernspintomographie besteht in der direkten Darstellbarkeit der Knorpelkappen. Diese zeigten im US und in der MRT bei allen Patienten ein typisches Erscheinungsbild, welches gut mit dem histologischen Aufbau hyalinen Knorpelgewebes korrelierte. Die homogene Matrix bedingt durch das fast komplette Fehlen akkustischer Grenzflächen die nahezu echofrei Struktur im Ultraschall und durch ihren großen Wassergehalt das T1-gewichtet hypo- und T-2gewichtet hyperintense Signalverhalten.

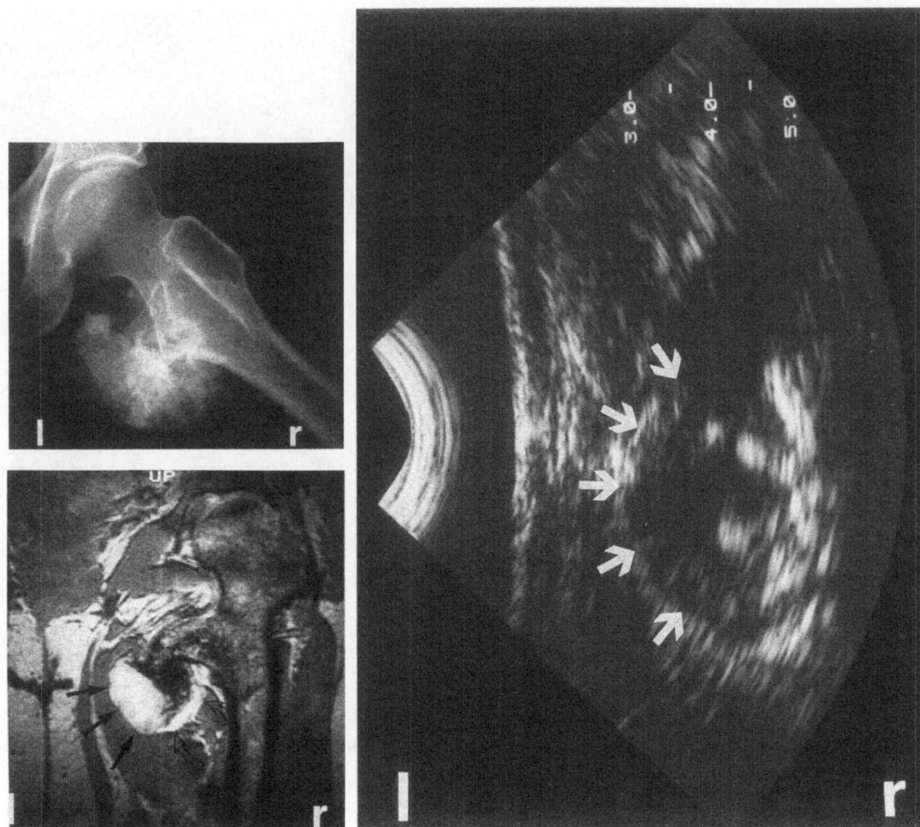

Abb. 2a–c. 32jährige Pat.; links inguinale Schmerzen seit ca. 4 Wochen; **a** Röntgenaufnahme; **b** US (Pfeile markieren Knorpelkappe); **c** MRT GE-Sequenz (schwarze Pfeile markieren Knorpelkappe; Linienpfeile markieren Bursa)

Sowohl US als auch MRT erlaubten eine ausreichend exakte Knorpeldickenbestimmung bei allen von uns untersuchten Patienten. Auch wenn die maximale Breite keinen absolut sicheren Rückschluß auf die Dignität des Knorpelgewebes zuläßt, ist sie doch ein wesentlicher Parameter bei der Entscheidung des weiteren Patientenmanagements. Die Darstellung von Bursen ist wichtig, da sie Substrat klinischer Symptome wie lokaler Schmerzen sein können, welche den Kliniker primär an ein Tumorwachstum denken lassen. Der Nachweis gelang mittels GE-Sequenz gut, während SE-Sequenzen und US weniger aussagekräftig waren.

US und MRT könnten in der Verlaufskontrolle von Patienten mit bekannter kartilaginärer Exostose zum Nachweis oder Ausschluß einer Knorpeldickenänderung Bedeutung erlangen. Dabei scheint in erster Linie die Sonographie indiziert. Die MRT sollte lediglich bei unzureichenden Ultraschallbedingungen und bei Verdacht auf eine Schmerzen bedingende, sonographisch nicht erfaßbare Bursa durchgeführt werden.

Zusammenfassung

Solitäre kartilaginäre Exostosen von 14 Patienten wurden prospektiv sowohl real-time-sonographisch (US) als auch kernspintomographisch (MRT) untersucht und die Ergebnisse mit denen der patho-anatomischen Aufarbeitung verglichen. Sowohl US als auch MRT erlaubten eine ausreichend genaue Bestimmung der maximalen Dicke hyaliner Knorpelkappen, welche ab einem gewissen Maß als Hinweis auf eine mögliche maligne Entartung angesehen wird, bei 11 Patienten; bei 3 Patienten zeigten sich jeweils nur geringe Abweichungen. Der Nachweis flüssigkeitsgefüllter, den Exostosen unmittelbar anliegender Schleimbeutel gelang kernspintomographisch bei 4, sonographisch jedoch nur bei 2 Patienten. Die umgebenden anatomischen Strukturen konnten mit beiden bildgebenden Verfahren gut dargestellt werden. Sowohl die Sonographie als auch die MRT könnten in der Verlaufskontrolle nicht operierter kartilaginärer Exostosen Bedeutung erlangen.

Literatur

1. Garrison RC, Unni KK, McLeod RA, Pritchard DJ, Dahlin DC (1982) Chondrosarcoma arising in Osteochondroma. Cancer 49:1890–1897
2. Lee JK, Yao L, Wirth CR (1987) MR imaging of solitary osteochondromas: report of eight cases. AJR 149:557–560
3. Resnick D, Niwayama G (1988) Diagnosis of bone and joint disorders. WB Saunders Company 3701–3720

Möglichkeiten der Sonographie in der Diagnostik von Weichteil- und Knochentumoren der Extremitäten

M. Prokop, H. Milbradt, S. A. A. Qaiyumi

Medizinische Hochschule Hannover, Abteilung Diagnostische Radiologie I, Konstanty-Gutschow-Str. 8, D-3000 Hannover 61

Einführung

Die Sonographie eignet sich aufgrund des spezifischen Echoverhaltens der normalen Weichteilgewebe der Extremitäten besonders zur Abgrenzung und Beschreibung von Raumforderungen in den Weichteilen. Ziel der vorliegenden Studie war es zu untersuchen, inwieweit die Sonographie zur Diagnostik von malignen und semimalignen Weichteil- und Knochentumoren der Extremitäten beitragen kann.

Material und Methodik

54 Patienten mit Weichteil- und Knochentumoren der Extremitäten wurden sonographisch mit Hochfrequenz-Schallköpfen (5 MHz und 7,5 MHz Linear Arrays) untersucht. Die Untersuchungen erfolgten jeweils vor der histologischen Sicherung des Befundes durch Biopsie oder operative Tumorentfernung. Histologisch handelte es sich um 30 Weichteiltumoren und 24 Knochentumoren (Tabelle 1). Darunter waren 32 Primärtumoren und 22 Rezidive. Die oberen Extremitäten waren in 14 Fällen, die unteren Extremitäten in 40 Fällen betroffen. Als Referenzmethoden standen die MRT oder die CT zur Verfügung.

Die sonographische Darstellung der gesamten interessierenden Region (Lokalbefund und angrenzende Gebiete) erfolgte in zwei Ebenen, wobei der Schall-

Tabelle 1. Histologie der untersuchten Tumoren

Osteosarkom	11
Chondrosarkom	12
Ewing Sarkom	1
Chordom	1
Malignes fibröses Histiocytom	8
Liposarkom	6
Synoviales Sarkom	4
Eosinophiles Granulom	4
Angiomyosarkom	1
Desmoid-Tumor	6

Ultraschalldiagnostik '90
Walser u. a. (Hrsg.)

kopf auch zirkulär um die untersuchte Extremität geführt wurde. Bei Bedarf wurden PVC- oder Wasser-Vorlaufstrecken eingesetzt und die Untersuchung im Seitenvergleich durchgeführt. Die Kippabhängigkeit der Signalintensität der umgebenden Muskeln und Sehnen wurde für die Abgrenzung pathologischer Raumforderungen genutzt. Um die Zuordnung zu den verschiedenen anatomischen Strukturen zu verbessern, erfolgte ggf. eine funktionelle Untersuchung mit Anspannung einzelner Muskelgruppen oder Bewegung von Gelenken.

In die Auswertung einbezogen wurden der Nachweis, die Ausdehnung und die Beziehung der Läsion zu anatomischen Leitstrukturen (Knochenoberfläche, Muskelkompartimente, Sehnen, Gelenke, Gefäß-Nerven-Strang).

Ergebnisse

Darstellbarkeit und Echoverhalten

Eine sonographische Darstellung der Weichteiltumoren bzw. des Weichteilanteils von Knochentumoren war bei allen Patienten möglich. Das Echoverhalten variierte auch bei identischer Histologie deutlich, so daß ein sicherer Rückschluß auf die Dignität der Läsion oder gar ihre Histologie nicht möglich war. Die Mehrzahl der Tumoren, insbesondere die kleinzelligen, sarkomatösen Läsionen, stellte sich jedoch echoarm bis fast echofrei dar und ließ sich gut vom umgebenden Fett- und Muskelgewebe abgrenzen. Einzelne dieser Läsionen wiesen eine deutliche dorsale Schallverstärkung auf. Sie konnten lediglich aufgrund der fehlenden Komprimierbarkeit von liquiden Raumforderungen unterschieden werden. Im Gegensatz dazu zeigten die Desmoid-Tumoren häufig ein inhomogenes, echoarm bis mäßig echoreiches Muster und waren vom umgebenden Gewebe stellenweise schlecht abgrenzbar. Die Begrenzung der Läsionen ließ sich sonographisch als abgekapselt, glatt oder unregelmäßig begrenzt oder auch diffus infiltrierend beschreiben. Als Hinweise auf Malignität fanden sich zentrale Nekrosen oder Einblutungen. Tumorverkalkungen, z. B. in Osteosarkomen oder Chondrosarkomen waren sonographisch erfaßbar.

Ausdehnungsbestimmung und Kompartimentzuordnung

Bei kleinen Prozessen konnten die Tumorlokalisation und Größe gut beurteilt werden; auch die Zuordnung des Tumors zum befallenen Kompartiment war unter Berücksichtigung der anatomischen Situation problemlos möglich. Bei sehr ausgedehnten Befunden, insbesondere wenn die Tumorgröße die Länge des Schallfeldes deutlich überschritt, waren sowohl die Erfassung der genauen Ausdehnung als auch die anatomische Kompartimentzuordnung erschwert.

Beziehung zu anatomischen Leitstrukturen

Bei Knochentumoren ließ sich die Kompaktadestruktion nachweisen, jedoch bezüglich ihrer Ausdehnung nicht genügend beurteilen. Entsprechendes galt auch für Knochenarrosionen, die durch einen Weichteiltumor verursacht wurden. Be-

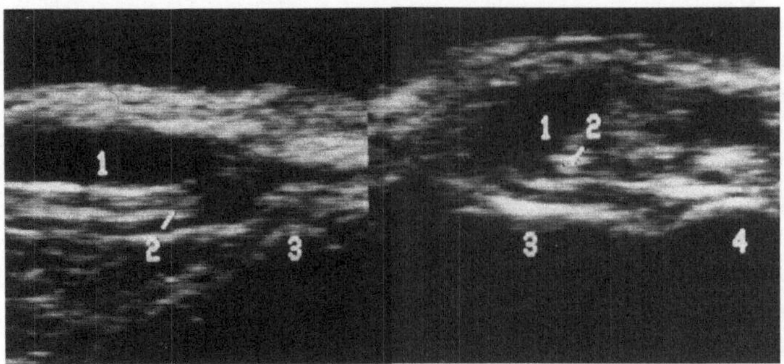

Abb. 1. Synoviales Sarkom (1) am distalen Unterarm (Radius = 3, Ulna = 4): Eine Zuordnung zur Sehne des M. flexor pollicis longus (2) war durch funktionelle Untersuchung möglich

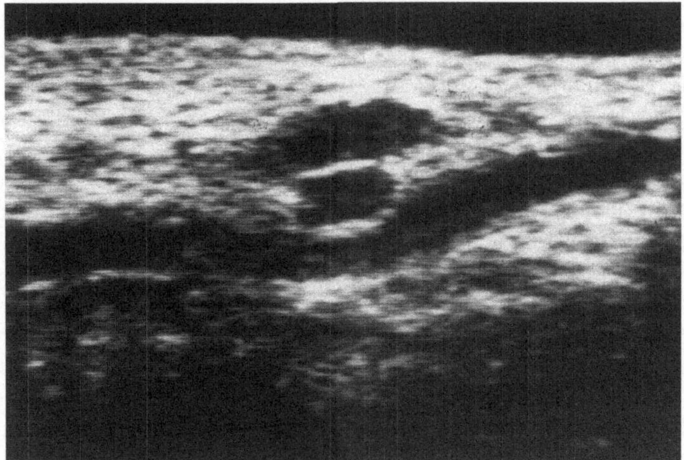

Abb. 2. Rezidiv eines Liposarkoms in der Ellenbeuge: Zwei echoarme Knoten mit geringer dorsaler Schallverstärkung und Verdrängung der A. brachialis

gleitende Periostreaktionen waren als Unregelmäßigkeiten des Oberflächenreflexes am Knochen bzw. bei nur geringer Dicke der Periostschale als dünner echoreicher Saum erkennbar. Bei Codman-Dreiecken war dieser Saum abgehoben und brach abrupt am Übergang zur Weichteilkomponente des Tumors ab.

Die Beziehung zu den Gefäß-Nerven-Strängen, insbesondere eine Verdrängung und Ummauerung, war im allgemeinen gut beurteilbar. Probleme ergaben sich dann, wenn der Abstand zwischen Gefäßen und Hautoberfläche groß war, d.h. bei großen Tumoren mit starker Gefäßverlagerung oder bei adipösen Patienten auch im proximalen Poplitealsegment. Eine Gelenkinfiltration lag nur bei zwei Patienten vor und konnte dort aufgrund des bis zum Gelenk heranreichenden Tumors und des begleitenden Gelenkergusses erkannt werden. Bei einer Patientin mit einem Rezidiv eines synovialen Sarkoms (Abb. 1) konnte durch funktionelle Untersuchung die Zuordnung des Tumors zu einer bestimmten Fingerbeugesehne erfolgen.

Rezidivtumore

Bei der Rezidivdiagnostik war eine systematische Durchmusterung des Operationsgebietes notwendig, um kleine Tumorknoten im Narbenbereich zu erfassen (Abb. 2). Das Echoverhalten von Tumorrezidiven unterschied sich dabei nicht wesentlich von dem Spektrum, das bei Primärtumoren beobachtet wurde.

Postoperative Veränderungen, wie Flüssigkeitsansammlungen oder Granulationsgewebe, können wie Rezidivtumore echoarm erscheinen, so daß in der unmittelbaren postoperativen Phase die Beurteilbarkeit eingeschränkt ist. Sich im Verlauf ausbildende Narbenzonen stellen sich zunehmend echoreich dar. Rezidive imponierten entweder als umschriebene Raumforderungen oder aber in seltenen Fällen auch als persistierende streifig-echoarme Zonen (diffuse Tumorinfiltration). Echoarme Bezirke, die noch Monate nach der Operation weiterbestehen, sollten daher dringend durch Punktion oder Probeexzision weiter abgeklärt werden.

Diskussion

Bei der Diagnostik solider Weichteilprozesse zeichnet sich die Sonographie im Vergleich zur Computertomographie durch einen höheren Gewebekontrast und eine verbesserte Erkennbarkeit von Strukturstörungen aus. Ein eindeutiger Nachteil der Sonographie sind die schlechtere Übersicht, die ungünstigeren Dokumentationsmöglichkeiten und die fehlenden Beurteilungsmöglichkeiten intraossärer und medullärer Veränderungen. Unter Berücksichtigung dieser Vor- und Nachteile eignet sich die Sonographie für die Primärdiagnostik klinisch unklarer Weichteilschwellungen und zur Komplementärdiagnostik einer Weichteilbeteiligung bei röntgenologisch nachgewiesenen Knochenläsionen.

Ihr diagnostischer Wert besteht darin, Weichteilraumforderungen zu entdekken und ihre Ausdehnung und Beziehung zu anatomischen Leitstrukturen zu bestimmen. Eine dynamische Untersuchung kann beim Nachweis von Adhäsionen, Infiltrationen und Gewebezuordnung hilfreich sein. Die sichere Differenzierung der malignen Läsionen gegen solide benigne Raumforderungen ist jedoch häufig nicht möglich. Sonographisch gesteuerte Punktionen erhöhen die Treffsicherheit bei der zytologischen Abklärung kleiner Tumoren.

Bei der Rezidivdiagnostik von Weichteiltumoren spielt die Sonographie eine besondere Rolle. Einerseits lassen sich bei klinischem Rezidivverdacht Läsionen bestätigen und eventuelle Zweittumore nachweisen, andererseits kann primär eine engmaschige postoperative Nachsorge durchgeführt werden.

Zusammenfassung

54 Patienten mit (semi-)malignen Weichteil- und Knochentumoren der Extremitäten wurden sonographiert. Beurteilt wurden der Nachweis, die Ausdehnung und die Beziehung zu anatomischen Leitstrukturen. Als Referenzmethoden standen die MRT und die CT zur Verfügung.

Sonographisch konnte bei allen Patienten der Tumor dargestellt werden. Die Kompaktadestruktion bei Knochentumoren war ebenfalls sichtbar, aber bezüglich der Ausdehnung nicht ausreichend beurteilbar. Die Tumorlokalisation und Größe konnten bei kleinen Prozessen gut beurteilt werden, bei sehr ausgedehnten Befunden ergaben sich jedoch Probleme bei der genauen Kompartimentzuordnung. Die Beziehung zu den Gefäßen war außer im proximalen Poplitealsegment gut beurteilbar. Bei Rezidivtumoren ist eine systematische Durchmusterung des Operationsgebietes notwendig, um im Narbenbereich kleine Tumorknoten zu erfassen. Bei Frührezidiven ergaben sich Probleme in der Differenzierung zwischen Granulationsgewebe und Tumor.

Die Sonographie ist eine gute Methode zur Erfassung von Weichteiltumoren der Extremitäten. Probleme ergeben sich bei sehr großen Tumoren und Frührezidiven. Bei unklaren Knochenprozessen eignet sich die Sonographie als Screeningmethode zum Nachweis von Weichteilanteilen.

Literatur

1. Lange TA, Austin CW, Seibert JJ, Angtuaco TL, Yandow DR (1987) Ultrasound imaging as a screening study for malignant soft-tissue tumors. J Bone Joint Surg [Am] 69:100–105
2. Merk H, Esser D, Merk G, Langen L (1989) Die Wertigkeit der Sonographie in der Differentialdiagnostik von Weichteiltumoren. Röfo 150:183–186
3. Ulivi M, Leonardi M, Balconi G, Teruzzi L (1986) Ultrasonography in the diagnosis of soft-tissue tumors. Ital J Orthop Traumatol 12:109–115

Die Sonographie in Diagnostik, Therapie-Monitoring und Nachsorge von primären Knochen- und Weichteiltumoren

U. MENDE *, V. EWERBECK, R. LUDWIG, J. ZÖLLER

* Radiologische Universitätsklinik, Abt. Klinische Radiologie und Poliklinik, Im Neuenheimer Feld 400, D-6900 Heidelberg

In der überwiegenden Mehrzahl der klinischen Fachgebiete gehört die Sonographie gerade bei onkologischen Fragestellungen als nicht-invasive, wenig belastende, ohne größeren Aufwand wiederholbare, verfügbare und preisgünstige Methode ohne die Nachteile von Strahlenbelastung oder Kontrastmittelrisiko bekanntermaßen zu den bildgebenden Verfahren der ersten Wahl für eine Reihe von Organsystemen. Dies gilt erstaunlicherweise bisher jedoch kaum für das Stütz- und Bindegewebe, wo insbesondere bei den primären Knochentumoren die richtungsweisenden Ergebnisse von Kratochwil [2] zwar Anlaß zur Mitteilung von kasuistischen Beobachtungen gaben [4], zu konsequenten Schlußfolgerungen für die Routinediagnostik [1, 3] allerdings meist noch nicht geführt haben.

Daß die diagnostische Zurückhaltung bei primären Weichteil-, ganz besonders aber auch den Knochentumoren vollkommen unberechtigt ist, wird anhand der Ergebnisse an 130 Patienten (75 männlich, 55 weiblich; Alter 9 Monate bis 76 Jahre) gezeigt, bei denen wegen nachgewiesenen Tumors oder Tumorverdachts von Dezember 1984 bis April 1990 im Zuge von Primärdiagnose und Verlaufsbeobachtung bis zu 7 Einzeluntersuchungen durchgeführt wurden. Diese erfolgten an einem Gerät Picker LSC7000 mit Schallköpfen der Frequenzen 3,5–7,5 MHz, wobei der lineare 5MHz-Schallkopf ohne Vorlaufstrecke den besten Kompromiß zwischen räumlicher Auflösung und Eindringtiefe darstellte. Am häufigsten waren folgende Primärtumoren vertreten: Osteosarkom (16), Ewing-Sarkom (13), Rhabdomyosarkom (12), malignes fibröses Histiozytom und Lipom/Fibrolipom (je 10).

Neben der Darstellung der pathologischen Prozesse in mehreren Ebenen wurde zudem die Echobinnenstruktur analysiert und mittels Grauwerthistogramm zumindest partiell objektiviert. Dabei ließ sich im Falle von 31 Patienten (23,8%) der klinisch geäußerte Verdacht auf ein tumoröses Erst- bzw. Rezidivgeschehen ausschließen. Hier zeigten sich lediglich Hämatome, entzündliche, narbige, postoperative, posttraumatische oder gefäßbedingte Veränderungen oder nur eine Differenz zur Gegenseite ohne faßbaren pathologischen Befund. Während kein Tumor übersehen wurde, waren insgesamt 6 prinzipielle Fehldiagnosen (4,6%) zu verzeichnen. So beruhte der in 2 Fällen falsch positiv geäußerte Tumor- bzw. Rezidivverdacht auf entzündlichen bzw. narbigen Veränderungen. Bei den weiteren 4 Patienten wurden die Tumore zwar erkannt, jedoch falsch klassifiziert.

In Ergänzung zu den Ergebnissen von klinischem Befund und histologischer Sicherung sowie insbesondere bei ossären Veränderungen zur konventionellen Röntgenuntersuchung [3] liefert die Sonographie als Schnittbildverfahren damit

Ultraschalldiagnostik '90
Walser u. a. (Hrsg.)

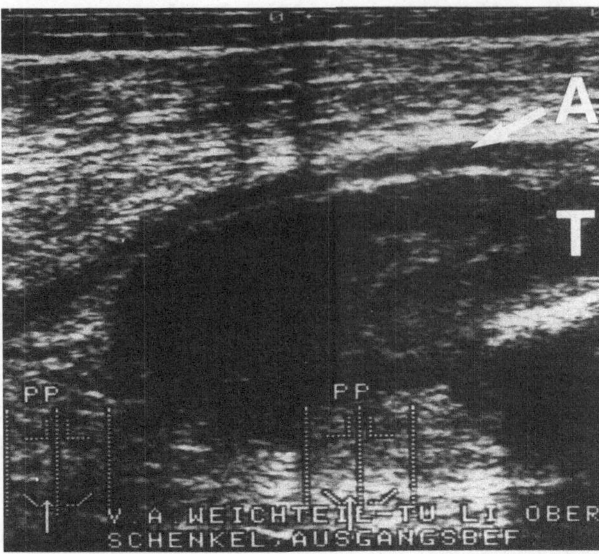

Abb. 1. Dg.: Alveoläres Rhabdomyosarkom linker Oberschenkel. Ultraschall (Längsschnitt): Echoarmer Tumor T mit pathologischer Vaskularisation in Nachbarschaft ohne Infiltration von A. fem. sup. (A)

effektiv diagnostische Kriterien auf dem C2-Level der bildgebenden Methoden, derer es zur objektiveren Festlegung des weiteren Vorgehens im Zuge der Tumortherapie bedarf. An erster Stelle ist dies die *mehrdimensionale Darstellung des Tumors* selbst, einschließlich der Abmessungen, wobei sich aus Flächen und senkrecht zueinander stehenden Durchmessern über Rotationsellipsoide in guter Näherung auch das prognostisch wichtige Volumen einfach bestimmen läßt. Zum anderen sind es auf der Basis der Echogenität Hinweise auf Konsistenz, Homogenität und *Struktur der Prozesse,* von liquide-nekrotisch über derbfibrotisch bis hin zu solide verkalkt. Ein weiteres wichtiges Kriterium ist die *Begrenzung des Tumors* zu den Nachbargeweben oder ein eventuell infiltrierendes Wachstum, insbesondere im Falle chirurgisch relevanter Strukturen. Entscheidend sind darüber hinaus die Darstellung der Beziehung zu den *großen Gefäßen,* möglichst den tumortragenden, einschließlich der *intratumoralen Vaskularisation* (Abb. 1), so daß, von den großen Eingriffen abgesehen, auf die ansonsten notwendige präoperative Angiographie zumindest teilweise verzichtet werden kann. So läßt sich bereits sonographisch beispielsweise die optimale Biopsiestelle zur histologischen Sicherung angeben.

Wenn sich maligne Weichteiltumore im allgemeinen auch mit unscharfer Begrenzung, inhomogener Strukturierung und in Bezug auf das umgebende Gewebe geringerer Echogenität darstellen, so sollten Diagnosen bezüglich Dignität und feingeweblicher Zuordnung von pathologischen Prozessen die Grenzen eines bildgebenden Verfahrens wie der Sonographie kritisch berücksichtigen; die pathohistologische Untersuchung wird dadurch letzten Endes nicht ersetzt.

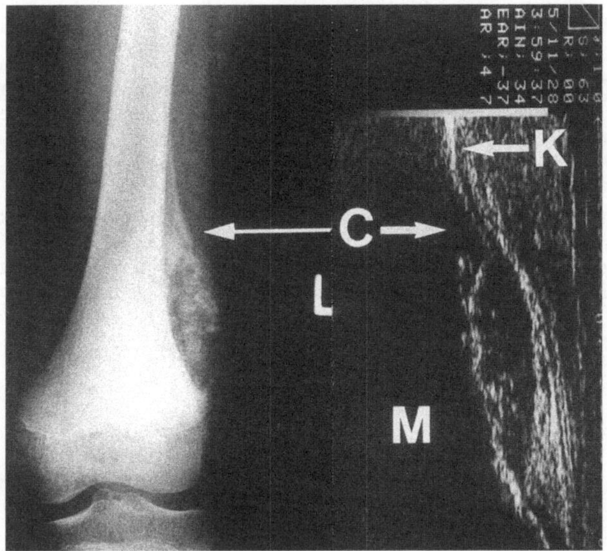

Abb. 2. Dg.: Chondroblastisches Osteosarkom linker Femur. Vergleich Röntgen (links)/ Ultraschall-Längsschnitt (rechts). *M* Markraum, *K* Kortikalis, *C* Codman-Dreieck

Unter Beachtung der methodischen Grenzen führt die Sonographie damit nicht nur zu einer verbesserten Diagnostik von Weichteiltumoren, sondern liefert gerade bei den Knochentumoren, sofern sie nicht sehr klein und lediglich auf den Markraum beschränkt sind, wichtige zusätzliche Informationen zum Röntgenbild (Abb. 2).

Neben Erkennung und Einstufung des primären Tumorgeschehens stellt besonders die *Verlaufskontrolle unter Chemo- und Strahlentherapie* eine wichtige Indikation zur Sonographie dar. Dabei läßt sich ein Therapieerfolg frühzeitig und sicher nicht nur an der Abnahme des Tumorvolumens, sondern auch an Strukturänderungen objektivieren, bei Knochentumoren eher als im Röntgenbild. Dieses Verlaufsmonitoring setzt allerdings notwendigerweise eine Konstanz von Untersuchungsbedingungen und Dokumentation voraus.

Gleiches gilt auch für *Erkennung und Ausschluß von Rezidiven* im Zuge der posttherapeutischen Nachsorge, wo die Sonographie gerade bei ausgedehnten Metallimplantaten und osteosynthetischer Versorgung anderen bildgebenden Verfahren (Artefaktbildung!) weit überlegen ist.

Somit gebührt der Sonographie infolge hoher Aussagekraft durch hervorragende Gewebsdifferenzierung und dynamische Komponente bei Nichtinvasivität und geringer Belastung im Zusammenhang mit guter Kosten-Nutzen-Relation ein fester Platz in der diagnostischen Abklärung von Knochen- und Weichteiltumoren.

Literatur

1. Hovy L, Maronna U (1987) Die Sonographie in der Diagnostik und Nachsorge von Tumoren des Stütz- und Bindegewebes. In: Henche HR, Heyl W (Hrsg) Sonographie in der Orthopädie und Sportmedizin. Medizinisch-Literarische Verlagsgesellschaft, Uelzen, S 17–23
2. Kratochwil A, Ramach W (1978) Die Ultraschalldiagnostik bei primär malignen Knochentumoren. Z Orthop 116:503–507
3. Mende U, Rieden K, Weischedel U, Braun A, Ewerbeck V, Zöller J (1989) Sonographische Diagnostik von Tumoren des Stütz- und Bindegewebes. Picker aktuell 13:3–13
4. Stier B, Grunert D, Schöning M, Neu A (1989) Sonographische Kriterien bei der Beurteilung tumorbedingter Strukturveränderungen des Stützapparates im Kindesalter. Ultraschall Klin Prax 4:99–104

Sonomorphologische Befunde bei der Untersuchung von asymptomatischen Schultergelenken

M. Diepolder, U. Harland, B. Dirksmöller

Orthopädische Universitätsklinik Gießen, Paul-Meimberg-Str. 3, D-6300 Gießen

Die sonographische Untersuchung der Schultergelenke wird in unserem Hause seit 1984 eingesetzt. Es hat sich bewährt, die Schulter „flächendeckend" sonographisch zu untersuchen.

Die der Sonographie zugänglichen Kompartimente (dorsal, lateral und ventral) werden mit je 2 – zueinander senkrecht stehenden – Schnittführungen untersucht. Durch Rotation des Oberarms bei fixiertem Schallkopf wird die Möglichkeit der dynamischen Untersuchung genutzt [2].

Bei Patienten mit Schulterbeschwerden finden wir besonders häufig Veränderungen im Bereich der Supraspinatussehne. Die routinemäßige Untersuchung der beschwerdefreien Gegenseite zeigt jedoch häufig ebenfalls Änderungen der normalen Sonoanatomie, so daß wir die klinische Relevanz sonomorphologischer Befunde untersuchen wollten. Arbeiten zur Pathohistologie der Rotatorenmanschette fanden einen erheblichen – altersabhängig steigenden – Prozentsatz von Läsionen im jeweiligen Sektionsgut [1, 5]. Naturgemäß ist jedoch nicht bekannt, ob diese Veränderungen noch zu Lebzeiten zu Beschwerden führten.

Wir haben daher in einer Studie Probanden mit leerer Anamnese hinsichtlich Schulterbeschwerden und unauffälligem klinischen Befund sonographisch standardisiert untersucht. Es handelte sich um 250 Schultergelenke von Probanden im Alter zwischen 20 und 80 Jahren. Wir haben die Sonogramme untersucht auf Veränderungen der knöchernen Oberflächen, Veränderungen der Gelenkhöhle und Bursen sowie auf Veränderungen im Bereich der Rotatorenmanschette mit fehlenden Strukturen wie bei Rupturen oder mit Änderungen der Echogenität wie bei den sogenannten degenerativen Veränderungen. Hierzu zählen wir nach Harland [4] insbesondere echoreiche Strukturveränderungen mit echoarmem Hof in einer sonst echoreich dargestellten Sehne, z. B. der Supraspinatussehne. Auch echoarm dargestellte Bezirke können degenerativen Veränderungen entsprechen, können aber auch als schallphysikalisch bedingte Artefakte auftreten.

Sonographisch faßbare Strukturveränderungen der Rotatorenmanschette werden am häufigsten im Bereich der Supraspinatussehne gefunden. Zu ihrem Nachweis eignet sich besonders der laterale Frontalschnitt, da die Supraspinatussehne hier weitgehend orthograd und im Längsverlauf angeschallt werden kann, Artefakte werden so am besten vermieden. Pathologische Befunde sollten stets in einer zweiten Schnittführung, die wir parallel zum Ligamentum coracoacromiale legen, verifiziert werden. Rupturen der Rotatorenmanschette diagnostizieren wir bei fehlender Darstellbarkeit derselben oder bei einer eindeutigen Annäherung der Faszia subdeltoidea, des kräftig echogenen Unterrands des Musk. deltoideus,

Ultraschalldiagnostik '90
Walser u. a. (Hrsg.)

an die Oberfläche des Humeruskopfes – dies stellt sich im lateralen Frontalschnitt als „Durchhängen" des Musk. deltoideus und im Schnitt durch das coracoacromiale Fenster als Taillierung des Querschnitts der Rotatorenmanschette im rupturierten Bereich dar.

Ergebnisse

Strukturveränderungen der Supraspinatussehne. Echoreiche Strukturveränderungen fanden sich bei 50–60% der untersuchten Schultergelenke. Abbildung 1 zeigt die Altersverteilung. Die Abnahme des Anteils an Strukturveränderungen in den höheren Altersgruppen erklären wir mit den vermehrt auftretenden Rupturen der Supraspinatussehne.

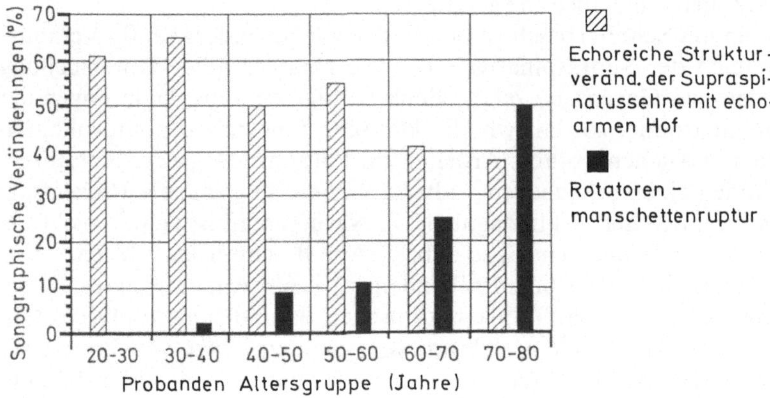

Abb. 1. Altersabhängigkeit sonographischer Veränderungen an den Schulterweichteilen bei Probanden

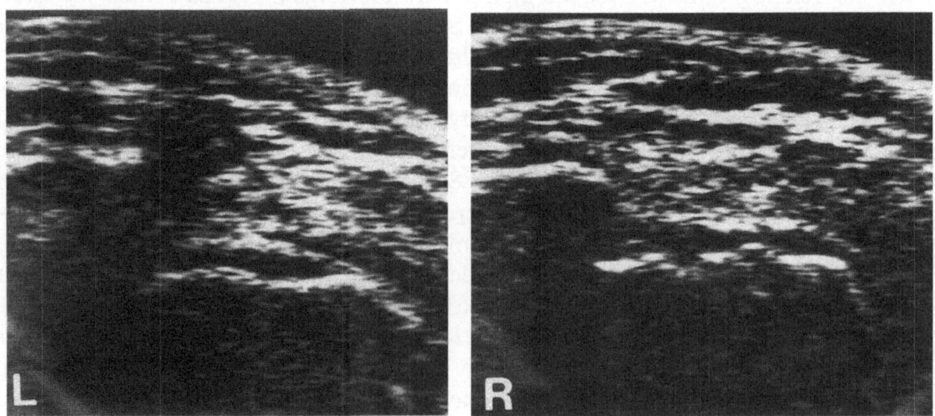

Abb. 2. Lateraler Frontalschnitt – Ruptur der Supraspinatussehne beidseits

Rupturen der Supraspinatussehne. Sonographisch faßbare Rupturen fanden sich in einer Häufigkeit, die gut mit den Angaben aus dem Sektionsgut [1, 5] übereinstimmt. Auffällig ist der mit zunehmendem Alter stetig steigende Anteil von Rupturen, die wohlgemerkt sämtlich asymptomatisch blieben. Abbildung 2 zeigt einen 62jährigen Probanden mit einer beidseitigen Supraspinatusruptur.

Diskussion

Bei Patienten mit Schulterschmerzen, z.B. im Sinne eines Impingementsyndroms, finden wir sonographisch häufig echoarme Veränderungen im Recessus der langen Bicepssehne. Diese werden in einem ventralen Vertikalschnitt, der die lange Bicepssehne im Längsschnitt bei orthogradem Anschallwinkel echoreich darstellt, reproduzierbar nachgewiesen und können als Tenosynovitis interpretiert werden. Bei den beschwerdefreien Probanden konnten wir einen solchen Befund in keinem Fall erheben, dagegen ist er bei Schulterpatienten häufig nachweisbar, daß wir hier ein Bindeglied zwischen Sonomorphologie und Klinik gefunden zu haben glauben.

Bereits 1972 wies Neer anhand seiner Beobachtungen bei Schulteroperationen auf die Tenosynovitis im Bereich der langen Bicepssehne hin: „The close relationship of bicipital tenosynovitis to impingement becomes obvious when one considers how often this tendon and adjoining structures were abnormal when the cuff was completely torn“ [3].

Um diesen Befund abschließend zu verdeutlichen sei als Beispiel die lange Bicepssehne links bei einem Probanden aus der Studie mit nachgewiesenem echoreichen Herd in der Supraspinatussehne und rechts bei einem Patienten mit akutem Supraspinatussyndrom und echoarmen Veränderungen im Recessus der langen Bicepssehne gezeigt (Abb. 3).

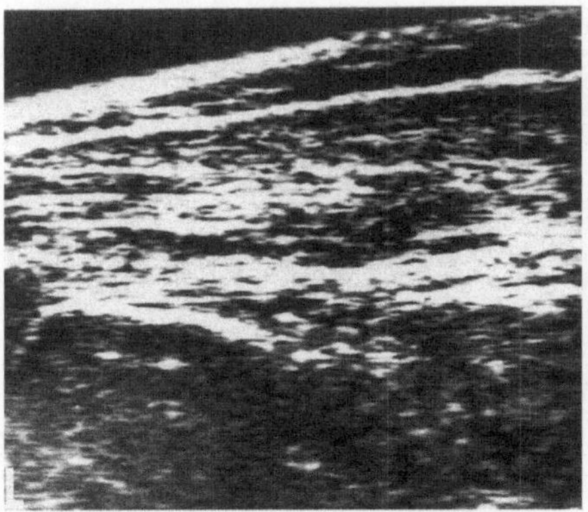

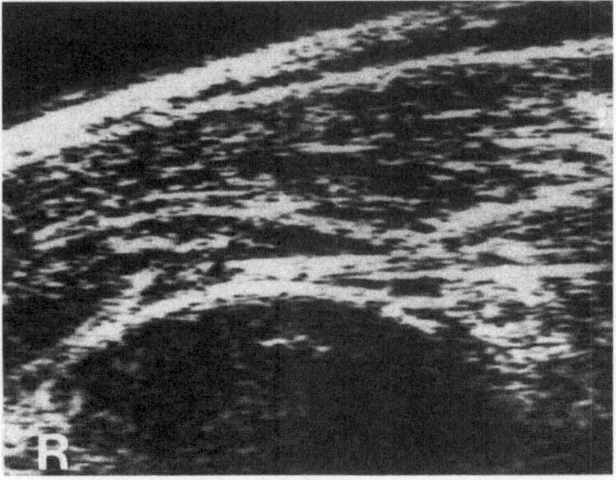

Abb. 3. Darstellung der langen Bicepssehne im ventralen Vertikalsschnitt – links unauffällig, rechts mit echoarmen Veränderungen im Recessus

Literatur

1. Gschwend N, Patte D, Grammont PN, Brändli P, Ivosevic-Radovanic D (1986) Die Bedeutung von Schmerz- und Funktionsanalysen für die Diagnostik von Rupturen der Rotatorenmanschette. In: Hefte zur Unfallheilkunde, Bd 180. Springer, Berlin Heidelberg New York Tokyo
2. Harland U (1987) Schultersonographie. Ultraschall Klin Prax 2:10–18
3. Neer CS (1972) Anterior acromioplasty for the chronic impingement syndrome of the shoulder. J Bone Joint Surg 54-A (1)
4. Sattler H, Harland U (1988) Arthrosonographie. Springer, Berlin Heidelberg New York Tokyo
5. Uhthoff HK, Löhr J, Hammond I, Sarkar K (1986) Ätiologie und Pathogenese von Rupturen der Rotatorenmanschette. In: Hefte zur Unfallheilkunde, Bd 180. Springer, Berlin Heidelberg New York Tokyo

Sprunggelenksschwellung beim Löfgren-Syndrom: Arthritis oder periartikuläre Weichteilschwellung?

H. KELLNER

Medizinische Poliklinik der Universität München, Pettenkoferstr. 8a, D-8000 München 2

Einleitung

Die Gelenkmanifestation ist beim Löfgren-Syndrom oft das führende Symptom. Die dabei am häufigsten beobachtete Sprunggelenksschwellung ist klinisch häufig nicht eindeutig den Befunden Arthritis mit Erguß, Tenosynovitis oder periartikuläre Weichteilschwellung zuzuordnen. Die Arthrosonographie mit hochauflösenden Schallköpfen ermöglicht auf nichtinvasive Weise eine Beurteilung der intra- und periartikulären Strukturen. Ziel der vorliegenden Untersuchung war es, die Sprunggelenksschwellung mit Hilfe der Sonographie näher zu definieren. Darüber hinaus sollte versucht werden, ein sonographisches Korrelat für das Erythema nodosum zu finden.

Patienten und Methoden

24 Patienten mit klinisch gesichertem Löfgren-Syndrom unterzogen sich einer Gelenksonographie der Sprunggelenke. Die sonographische Untersuchung wurde mit 5, 7,5 und 10 MHz Schallköpfen (Ultramark 4, ATL) durchgeführt.

Ergebnisse

Die Ergebnisse der sonographischen Sprunggelenksuntersuchung sind in Tabelle 1 zusammengefaßt. Bei der überwiegenden Mehrzahl der Patienten waren sonographisch bizarre echofreie bis echoarme Strukturen in der Subkutis und den periartikulären Weichteilstrukturen nachweisbar (Abb. 1). Diese Weichteilveränderungen waren am häufigsten und ausgeprägtesten perimalleolär lokalisiert und mit dem Befund eines periartikulären (entzündlichen) Ödems vereinbar. Kein Unterschied konnte zwischen Patienten mit ein- bzw. beidseitiger Sprunggelenksschwellung festgestellt werden. Von den 6 Patienten mit nur unilateralem Gelenkbefall war in 2 Fällen ein Ergußnachweis, in einem eine Tenosynovitis und bei 3 ein periartikuläres Ödem nachweisbar. Bei keinem der klinisch unauffälligen Sprunggelenke fand sich ein pathologischer sonographischer Befund. Ein so-

Ultraschalldiagnostik '90
Walser u. a. (Hrsg.)

Tabelle 1. Sonographische Befunde am Sprunggelenk bei Patienten mit Löfgren-Syndrom (n = 24)

n = 24	Erguß (n = 6)	Tenosynovitis (n = 8)	Periart. Ödem (n = 20)
Erguß (n = 6)	4	2	–
(einseitig)	2	1	–
(beidseitig)	2	1	–
Tenosynovitis (n = 8)	2	4	2
Periartikuläres Ödem (n = 20)	–	2	18

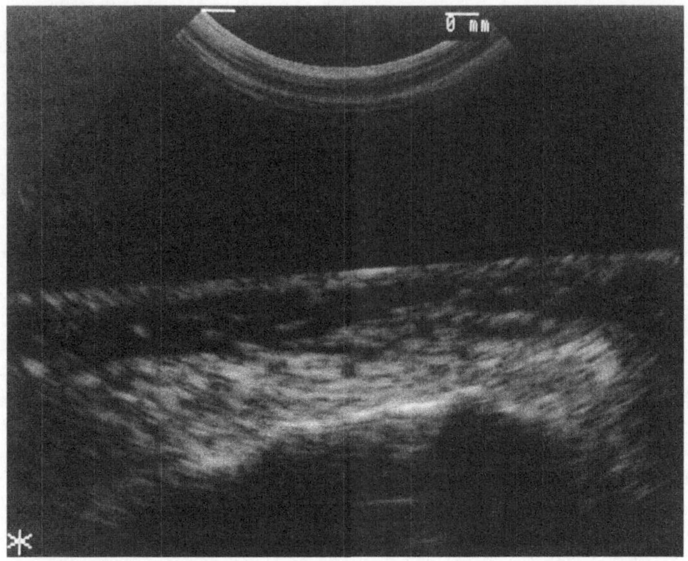

Abb. 1. Sonographischer Befund eines periartikulären Ödems: 24jährige Patientin mit Löfgren-Syndrom. Längsschnitt am lateralen Malleolus (10 MHz): bizarre echofreie bis echoarme Strukturen subkutan

nographisches Korrelat für ein Erythema nodosum konnte nicht erarbeitet werden. Bei 8 von 10 Patienten mit periartikulär lokalisiertem Erythema nodosum war ein subkutanes Ödem darstellbar.

Diskussion

Der klinische Befund der Sprunggelenksschwellung beim Löfgren-Syndrom spricht häufiger für eine Periarthritis als für eine Arthritis [1]. Synovia- und Synovialisuntersuchungen beim Löfgren-Syndrom ergaben bislang nur geringe Ergußmengen mit überwiegend lymphozytären Zellen und eine nur geringe Synovialitis [2, 3]. Umschriebene entzündliche Gelenkveränderungen wurden nicht berichtet. Unsere Untersuchungen unterstreichen die Annahme, daß es sich bei der Gelenkbeteiligung im Rahmen eines Löfgren-Syndroms in erster Linie um eine periartikuläre Entzündung handelt. Das sonographisch nachgewiesene periartikuläre Ödem und der klinische Befund sprechen dabei am ehesten für eine vorwiegend subkutane, periartikuläre Entzündung. Dieser periartikuläre entzündliche Weichteilprozeß kann als krankheitsbedingte Pannikulitis oder als form-frust eines Erythema nodosums gewertet werden. Das fehlende sonographische Korrelat für das oberflächlich sichtbare Erythema nodosum mag durch die geringe Auflösungsfähigkeit der verwendeten Schallköpfe im Bereich der Cutis erklärt werden. Unsere Studie konnte zeigen, daß die Arthrosonographie in der Lage ist, die Sprunggelenksschwellung beim Löfgren-Syndrom definierten Befunden zuzuordnen. Wenngleich der Nachweis echofreier bis echoarmer periartikulärer Strukturen nicht pathognomonisch für das Löfgren-Syndrom ist, sollte in unklaren Fällen diese Diagnose in der differentialdiagnostischen Betrachtung berücksichtigt werden.

Zusammenfassung

Der Gelenkbefall beim Löfgren-Syndrom betrifft meist die Sprunggelenke. Die klinische Untersuchung läßt dabei oft eine Differenzierung zwischen Arthritis mit Ergußbildung, Tenosynovitis bzw. periartikulärer Weichteilschwellung nicht zu. Wir führten deshalb bei 24 Patienten (8 m/16 w) mit der klinischen Diagnose eines Löfgren-Syndroms eine Sprunggelenkssonographie durch. Bei nur 6 Patienten konnte ein Erguß im (oberen) Sprunggelenk nachgewiesen werden. In 8 Fällen fand sich der sonographische Befund einer Tenosynovitis. In der Mehrzahl der Patienten (20/24) war die Sprunggelenksschwellung auf eine überwiegend in der Subkutis gelegene, periartikuläre Weichteilschwellung zurückzuführen. Unsere Studie konnte zeigen, daß die Sprunggelenksschwellung beim Löfgren-Syndrom nur selten Folge einer Arthritis mit Gelenkerguß ist. Der typische Befund einer periartikulären Entzündung könnte Ausdruck einer krankheitsbedingten Pannikulitis oder einer form-frust eines Erythema nodosums sein.

Literatur

1. Jawad AS, Hamour AA, Wenley WG, Scott DGI (1989) An outbreak of acute sarcoidosis with arthropathy in Norfalk. Br J Rheumat 28:178
2. Kremer JM (1986) Histologic findings in siblings with acute sarcoid arthritis: association with the B3, DR 3 phenotype. J Rheumatol 13:593–597
3. Perruquet JL, Harrington TM, Davis DE, Viozzi FJ (1984) Sarcoid arthritis in a North American caucasian population. J Rheumatol 11:521–525

Traumatologie

Die Wertigkeit der Sonographie beim stumpfen Nierentrauma in der Akutdiagnostik sowie in der Verlaufskontrolle

A. Furtschegger, D. Lungenschmid, W. Buchberger

Klinik für Radiodiagnostik, Universität Innsbruck, Anichstr. 35, A-6020 Innsbruck

Einleitung

Die Methoden zur Diagnostik des stumpfen Nierentraumas sind Sonographie, Urographie, Computertomographie, Angiographie und Szintigraphie. Die therapeutische Konsequenz hängt beträchtlich von einer exakten Abklärung der Verletzungsart und dem Ausmaß der Verletzung ab. Die vorliegende Studie sollte den Wert der Sonographie in der Beurteilung des Ausmaßes einer Nierenverletzung untersuchen und ihre Bedeutung in der Verlaufskontrolle herausstreichen.

Patienten und Methode

Von April 1982 bis August 1990 wurde bei 145 Patienten (108 Männer und 37 Frauen im Alter zwischen 4 und 84 Jahren) mit stumpfem Flankentrauma eine Nierenverletzung sonographisch diagnostiziert. Bei 111 Patienten war zusätzlich zur Sonographie ein Urogramm durchgeführt worden, 8 Patienten hatten zusätzlich eine computertomographische Untersuchung, 4 Patienten wurden aufgrund des Sonographie- und Urogrammbefundes noch angiographiert. Untersucht wurde mit einem Ultraschallgerät der Firma Picker LSC 7000 oder 9500, wobei entweder eine 3,5 oder 5 MHz-Schallsonde verwendet wurde. 73 Patienten wurden sonographisch nachkontrolliert, 31 nach einer diagnostizierten Nierenruptur sowie 42 nach einer Nierenkontusion. Der zeitliche Abstand und die Zahl der Kontrollsonographien variierte und war abhängig vom Ausgangsbefund sowie vom Verlauf.

Ergebnisse

Die Kriterien für eine sonographische Diagnose einer Nierenkontusion sind in Tabelle 1 aufgezeigt.

Ein intrarenales Hämatom zeigt sich oft nur an einer umschriebenen Störung der Echostruktur, welche echoärmer oder echoreicher als die Umgebung ist. Ältere Hämatome sind echoreich, zentral daher kaum nachweisbar und im Parenchym oft nur durch Kontrolluntersuchungen als solche differenzierbar.

Ultraschalldiagnostik '90
Walser u. a. (Hrsg.)

Tabelle 1. Kriterien für die sonographische Diagnose einer Nierenkontusion bei 84 Patienten

Rechte Niere (30)		Linke Niere (54)
Intrarenales Hämatom		62
Subcapsuläres Hämatom		23
Koagel im Nierenbecken		3
Unauffälliger Sonographiebefund		7
Grundsätzliche Kriterien:	erhaltene Nierenkapsel	
	keine Konturdeformierung	
	kein peri- oder pararenales Hämatom	
	kein retroperitoneales Hämatom	

Tabelle 2. Vergleich des Operationsbefundes mit den sonographischen und urographischen Ergebnissen bei 46 Patienten mit Ruptur

	OP	Sono	Uro + Nephrotomogr.
Fragmentation	4	4	3
Polabriß	9	9	9
Ruptur	26	26	26
Ruptur m. Hilusbeteilung	4	4	2
Zystenruptur	3	3	2

Subkapsuläre Hämatome zeigen sich als schmale sichelförmige sonoluzente Areale innerhalb der Nierenkapsel, während perirenale oder pararenale und retroperitoneale Hämatome ebenfalls als solche Areale jedoch außerhalb der Nierenkapsel beziehungsweise des die Nieren umgebenden Fettlagers oder im Retroperitoneum imponieren. Zudem ist die Niere meist durch dieses Hämatom verdrängt.

Eine Parenchymunterbrechung zeigt sich sonographisch als eine bandförmige echoarme oder echodichte Zone. Eine umschriebene Parenchymruptur kann sich auch lediglich an einer Deformierung der Nierenkontur in diesem Bereich äußern.

Eine komplette Unterbrechung des Nierenparenchyms mit Fragmentdislokation ist sonographisch gut diagnostizierbar und immer kombiniert mit Flüssigkeitsansammlung im Nierenlager.

Eine Zertrümmerung der Niere ist sonographisch an einer unregelmäßigen Verdichtung der Parenchymstruktur in einem Großteil der Niere sowie an einer zusätzlich flottierenden Bewegung der Fragmente erkennbar. Normale Nierenstrukturen lassen sich nicht mehr identifizieren.

Bei einer Zystenruptur mit Einblutung erkennt man sonographisch eine semiliquide umschriebene Raumforderung. Urographie und klinische Symptome helfen hier die richtige Diagnose zu stellen. Koagel im Nierenbecken erscheinen als feinfleckige Echos oder echodichte Areale im erweiterten Nierenbeckenkelchsystem.

Bei 57 Patienten bestand eine Nierenruptur, 46 davon wurden operiert. Die Befunde des operativen Situs, der Sonographie und des Urogramms werden in

Tabelle 2 gezeigt. Eine Nierenkontusion wurde bei 84 Patienten diagnostiziert, Intimaläsionen einer Nierenarterie fanden sich bei 2 Patienten, bei 2 Patienten wurde zusätzlich zu einer Ruptur ein Nierenarterienabriß präoperativ angiographisch diagnostiziert.

Eine Kontrollsonographie nach operativer oder konservativer Therapie bei einer Nierenruptur erfolgte bei 31 Patienten, nach Kontusion bei 42 Patienten. Die Größenänderung von intrarenalen, subkapsulären, perirenalen oder retroperitonealen Hämatomen konnte ausreichend exakt dokumentiert werden.

Diskussion

Die Sonographie kann das Ausmaß einer Nierenläsion nicht so exakt wie die Computertomographie dokumentieren [1, 2]. Ihr Einsatz als Erstuntersuchung ist jedoch aufgrund unserer Erfahrungen mehr als gerechtfertigt. Da das Ultraschallgerät leicht transportabel ist, kann die Sonographie am polytraumatisierten Patienten im Schockraum oder auf der Intensivstation rasch eingesetzt werden. Die Sonographie kann wie die Computertomographie freie Flüssigkeit im Falle einer Leber- oder Milzruptur aufdecken. Die Ausdehnung intrarenaler subkapsulärer und perirenaler Hämatome wird ebenfalls mit beiden Methoden aufgezeigt. Die Sonographie hat allerdings den Vorteil, das Hämatom in mehreren Ebenen demonstrieren zu können. Parenchymalterationen bei Kontusion können sowohl dem sonographischen als auch computertomographischen Nachweis entgehen [2]. Bei einer Nierenkontusion kann die Urographie in einzelnen Fällen einen Vorteil gegenüber der Sonographie haben und umgekehrt.

Besonders nützlich hat sich nach unseren Erfahrungen der Einsatz der Sonographie in der Verlaufskontrolle nach operativer und konservativer Therapie gezeigt. Nach Drainage eines peri- oder retroperitonealen Hämatomes kann die Lage des Drains sonographisch jederzeit und beliebig oft kontrolliert werden. Die Sonographie ist hilfreich bei der Entscheidung über den optimalen Zeitpunkt der Drainentfernung.

Schlußfolgerung

Bei der Abklärung des stumpfen Nierentraumas empfiehlt sich folgendes diagnostisches Vorgehen. Zuerst sollten beide Nieren sowie die intraabdominellen Organe sonographisch untersucht werden. Wenn keine freie intraperitoneale Flüssigkeit besteht und somit größere zusätzliche Organverletzungen ausgeschlossen werden können, beide Nieren sich normal darstellen und keine klinischen Zeichen einer Gefäßläsion bestehen, ist die Durchführung eines Urogrammes nicht vonnöten. Wenn sonographisch eine ausgedehntere Nierenverletzung diagnostiziert wurde, sollten ein Infusionsurogramm und Nephrotomogramm sowie, wenn verfügbar, eine Computertomographie durchgeführt werden. Bei sonographisch unauffälligem Nierenbefund und einseitig fehlender Kontrastausscheidung im Urogramm ist die Durchführung einer Angiographie indiziert. In der Verlaufskontrolle nach operativer und konservativer Therapie ist die Sonographie vorrangig einzusetzen.

Literatur

1. Lang EK, Sullivan S, Frentz G (1985) Renal trauma: radiologic studies. Comparison of urography, computed tomography, angiography and radionuclide studies. Radiology 154:1–6
2. Sclafani SJA, Becker JA (1985) Radiologic diagnosis of renal trauma. Urol Radiol 7:192–200

Sonographische Diagnostik beim stumpfen Thoraxtrauma – Standard oder Ausnahme?

M. WALZ, G. MÖLLENHOFF, R. SISTERMANN, G. MUHR

Chirurgische Universitätsklinik, Berufsgenossenschaftliche Krankenanstalten Bergmannsheil, Gilsingstr. 14, D-4630 Bochum

Als fester Bestandteil der chirurgischen Diagnostik nimmt die Sonographie beim Thoraxtrauma noch eine Außenseiterposition ein. Aus der entscheidenden Bedeutung des Thoraxtraumas für die Prognose des Mehrfachverletzten resultiert jedoch die Forderung nach einer unkomplizierten, aussagekräftigen Akutdiagnostik und einer effektiven Verlaufskontrolle.

Die Sonographie wird simultan zur klinischen Erstuntersuchung und Sicherung der Vitalfunktionen eingesetzt. Wir verwenden einen 5-MHz-Linear- und einen 3,5-MHz-Sectorscanner, wobei der Schallkopf intercostal in der vorderen bis hinteren Axillarlinie, subcostal oder xyphoidal positioniert wird. Leitstrukturen sind Leber, Milz, Lungen, Zwerchfell und schallkopfnah die Thoraxwand. Das Lungenparenchym ist durch die charakteristischen, luftbedingten Wiederholungsechos erkennbar (Abb. 1). Bei abnehmendem Luftgehalt, wie bei Dys- oder Atelektasen, fehlen diese zunehmend, und es entsteht das Bild eines soliden Gewebes. Flüssigkeitsansammlungen sind bereits in einer Größenordnung von 50–100 ml sicher nachweisbar, wobei geringe Volumina im Exspirium deutlicher sichtbar sind. Hierbei kommt der Vorteil eines dynamischen Untersuchungsverfahrens zum Tragen.

In der Akutdiagnostik gilt das Augenmerk vor allem den vital bedrohlichen Komplikationen des Thoraxtraumas. Der Hämatothorax kann bei noch kleineren Ergußmengen auch am liegenden Patienten sicher nachgewiesen werden, so daß das erste Röntgenbild zur Erfolgs- bzw. Lagekontrolle der Drainage wird.

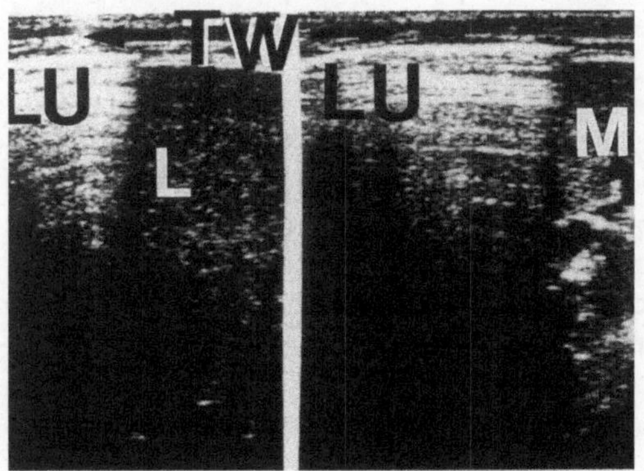

Abb. 1. Normalbefund Thorax (*TW* Thoraxwand, *LU* Lunge, *L* Leber, *M* Milz)

Ultraschalldiagnostik '90
Walser u. a. (Hrsg.)

Tabelle 1. Erstdiagnose beim Thoraxtrauma

Erstdiagnose	Sonographie		Röntgen	
Hämatothorax	(39)		(22)	
Sicher		39		13
Unsicher		–		9
Hämatoperikard	(2)		(–)	
Sicher		2		–
Unsicher		–		–
Pneumothorax	(5)		(2)[a]	
Sicher		3		2
Unsicher		2		–
Zwerchfellruptur	(2)		(–)	
Sicher		2		–
Unsicher		2[b]		–

[a] 3 Pneumothoraces primär drainiert.
[b] Im Verlauf sonographisch ausgeschlossen.

Das Hämatoperikard, das bereits bei geringen Volumina hämodynamisch wirksam wird, ist der Ultraschalluntersuchung besser zugänglich als der Röntgendiagnostik und kann somit schon in der Frühphase einer entsprechenden Therapie zugeführt werden. Die Zwerchfellruptur, eine gefürchtete Komplikationsquelle bei Thoraxdrainagen, kann durch die Sonographie rechtzeitig erkannt und iatrogene Komplikationen vermieden werden. Die sonographische Diagnose wird durch den epiphrenischen Nachweis von Darmanteilen gestellt. Ein Mantelpneumothorax bedingt eine Verstärkung der Wiederholungsechos auf der betroffenen Seite. Ein starkes Reflexband parallel zur Thoraxwand mit Aufhebung der Wiederholungsechos ist Zeichen eines ausgeprägten Pneumothorax und rechtfertigt die sofortige Drainage.

Im Rahmen einer prospektiven Studie an 64 Patienten mit isoliertem oder assoziiertem Thoraxtrauma wurden sonographische und radiologische Befunde verglichen. Hierbei zeigte sich, daß die Sonographie nicht nur in der Diagnostik des Hämatothorax der Röntgenuntersuchung bezüglich Sensitivität und Spezifität überlegen ist (Tabelle 1).

In der Verlaufskontrolle gelingt es durch beliebig häufig durchführbare Kontrollen, sich erst im Verlauf entwickelnde intrapleurale Flüssigkeitsansammlungen zu erkennen sowie die Effizienz liegender Thoraxdrainagen zu beurteilen. Gerade hier muß auf die Aussagekraft am liegenden Patienten hingewiesen werden, die die Sonographie auch in der Intensivmedizin zu einem wichtigen Diagnostikum macht. Durch die Möglichkeit der Differenzierung zwischen liquiden und organisierten Ergüssen sowie pulmonalen Infiltraten kann die Rate ineffektiver Punktionen reduziert werden (Abb. 2).

Wir sehen in der Sonographie beim Thoraxtrauma folgende Vorteile gegenüber der konventionellen Röntgendiagnostik:
- Man verfügt über eine mobile Untersuchungseinheit
- Das Untersuchungsergebnis ist direkt sichtbar. Der Zeitaufwand der Bildentwicklung entfällt zugunsten einer frühen Diagnosestellung und Therapie.

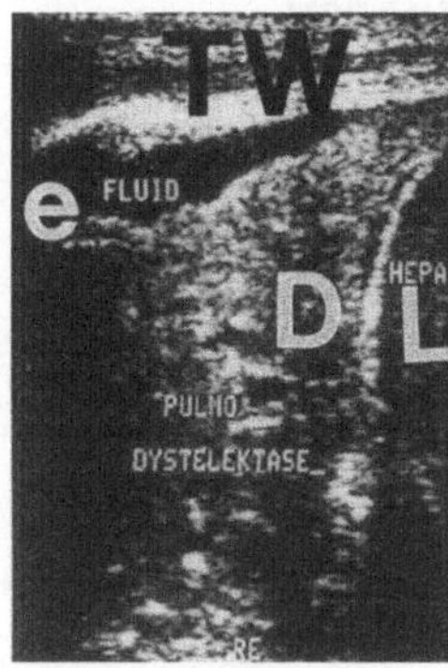

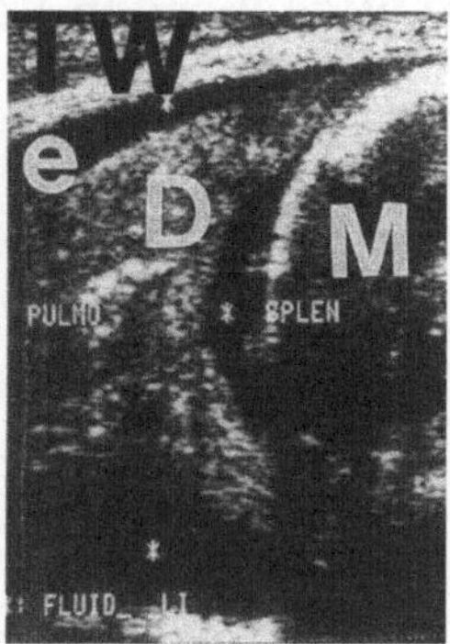

Abb. 2. Verlaufskontrolle nach Thoraxtrauma und Beatmung. Beidseitige Dystelektasen mit kleinen Ergüssen (*TW* Thoraxwand, *D* Dystelektase, *E* Erguß, *L* Leber, *M* Milz)

- Insbesondere am liegenden Patienten – und dazu gehört der größte Teil der Mehrfachverletzten – verfügt man über eine uneingeschränkte Beurteilbarkeit.
- Die Dokumentation ist durch Video und Printer problemlos.
- Verlaufskontrollen sind auch intraoperativ jederzeit unter Reduktion der Röntgenstrahlenbelastung möglich.
- Die Sonographie erlaubt eine verläßliche Differenzierung röntgenologisch unklarer pulmonaler Verschattungen.
- Durch die Real-Time-Sonographie gelingt die Punktion beispielsweise gekammerter Ergüsse auch am liegenden Patienten risikoarm und effektiv.

Schlußfolgerung

Die Sonographie kann und soll auch nicht die Röntgenaufnahme des Thorax in der Akutdiagnostik ersetzen. Sie muß aber aufgrund ihrer Aussagekraft frühestmöglich und vor der Röntgenuntersuchung angewandt werden, um die entscheidende Therapie in der Primärphase nicht zu verzögern. In der Verlaufskontrolle ist die Ultraschalluntersuchung als Alternative zur Röntgendiagnostik anzusehen und sollte auch hier rasch ihren Platz finden.

Literatur

Bei den Verfassern

Läsionen der langen Bizepssehne – Pathogenese und Nachweis mit bildgebenden Verfahren

G. Hanneschläger, H. Neumüller

Allgemeines Krankenhaus Linz, Zentralröntgeninstitut, Krankenhausstr. 9, A-4020 Linz

Wegen des anatomisch ungewöhnlichen Verlaufes und der damit verbundenen Funktion wird die lange Bizepssehne (LBS) oft von pathologischen Veränderungen betroffen und kann eine von vielen Ursachen für klinisch nicht eindeutig einzuordnende Schulterbeschwerden sein.

Ziel der vorliegenden Untersuchung war es, ein Kollektiv sonographisch untersuchter Patienten (812 Schultersonographien, 7,5 MHz Linearschallkopf) bezüglich konkomitanter Bizepssehnenläsionen zu analysieren und die Wertigkeit verschiedener bildgebender Verfahren miteinander zu vergleichen. In 154 Schultern (=19%) wurden sonopathologische Befunde an der LBS erhoben. In allen Fällen wurde eine konventionelle und durchleuchtungs(DL)-gezielte Sulkusaufnahme sowie eine Arthrographie, in einigen Fällen auch eine CT durchgeführt und Morphologie und Meßergebnisse aller Methoden verglichen.

Pathogenese

Pathogenetisch müssen drei Faktoren beachtet werden:

1. *Die Form des knöchernen Sulkus:* Ein objektives Maß hierfür stellen die Tiefe (T) und der mediale Sulkuswinkel (MSW) dar. Ein *weiter und seichter Sulkus* (MSW < 30 Grad und T < 3 mm; Abb. 1) weist auf eine erhöhte Dislokationstendenz und auf einen verstärkten Impingementeinfluß durch den osteofibrösen Fornix hin. In einem *engen und tiefen Sulkus* (MSW > 70 Grad und T > 6 mm; Abb. 2) unterliegt die LBS verstärkt Auffaserungsmechanismen, die konsekutiv zur Ruptur führen können. Im Mittel werden bei der sonographischen Vermessung des Sulkus für die T-Werte von 4,5 mm (s = 0,25) und für den MSW-Wert von 52 Grad (s = 14,49) gefunden und zeigen Übereinstimmung mit den in der Literatur angegebenen anatomischen und radiologischen Sulkusmaßen [2].
2. *Das Impingement:* Impingementmechanismen können degenerative Veränderungen der LBS beschleunigen und zur Ruptur führen, welche ihrerseits wieder das Impingement an der Rotatorenmanschette (RM) verstärkt, weil die Kraft der LBS als Widerlager des Humeruskopfes entgegen dessen Aufwärtsbewegung fehlt. In unserem Krankengut bestanden in den Impingementstadien II und III in 28,4% gleichartige degenerative Veränderungen der LBS, wobei 13 Rupturen der LBS 89 kompletten RM-Rupturen gegenüberstehen (Verhältnis von 7 : 1).

Ultraschalldiagnostik '90
Walser u. a. (Hrsg.)

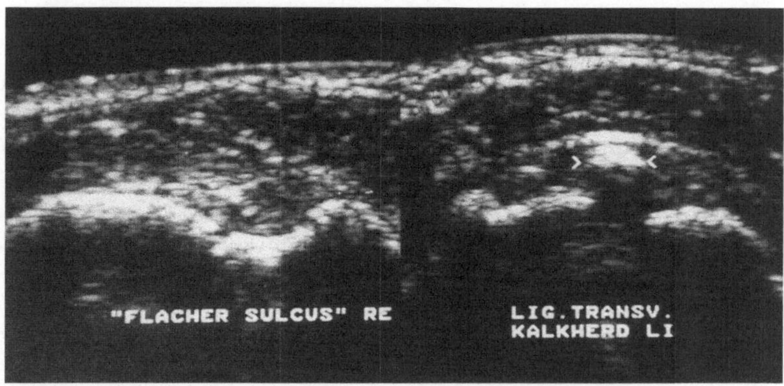

Abb. 1. (s. Text)

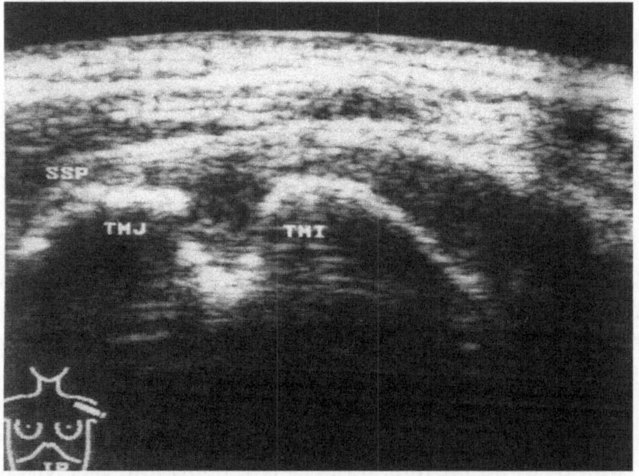

Abb. 2. (s. Text)

3. *Der Zustand des Sulkusdaches:* Bei Wurfbewegungen mit eleviertem und außenrotiertem Arm kann das Lig. transversum überdehnt oder von seiner Insertion am Tuberkulum minus ausgerissen werden und Ursache einer rezidivierenden schmerzhaften, von einer Tenosynovitis begleiteten (Sub-)Luxation der LBS sein.

Nachweis der Läsionen mit bildgebenden Verfahren

Sonographie

Sonomorphologisch können folgende pathologische Veränderungen erfaßt werden:

1. Der *Bizepssehnenscheidenerguß* (BSSE) ist nach Middleton [3] ab 5 ml nachweisbar und in 56%, im eigenen Krankengut sogar in 66% (89/135) mit einer

kompletten RM-Ruptur vergesellschaftet und verpflichtet zur sorgfältigen Defektsuche.

2. *Querschnittsveränderungen der LBS:* Diese sollten sonographisch nur dann diagnostiziert werden, wenn in orthograder Schnittführung eine Differenz um mehr als 50% im Seitenvergleich auffällt (Hypertrophie – Atrophie). Bei kompletter Ruptur kann der „leere" Sulkus über eine längere Strecke verfolgt werden (13 Pat.).
3. *Kanalosteophyten:* Als häufige Ursache von Tendopathien der LBS können degenerative Veränderungen des knöchernen Sulkus, die sog. „Sulkus-Osteophyten", verläßlich sonographisch dargestellt werden (11 Pat.).
4. *(Sub-)Luxation:* Bei einer Läsion des Lig. transversum kann bisweilen die Subluxation der LBS aus dem Sulkus sonographisch nachvollzogen und dokumentiert werden (4 Pat.).

Mit der Sonographie steht also ein bildgebendes Verfahren zur Beurteilung sowohl des knöchernen Sulkus als auch der LBS zur Verfügung.

Sulkusröntgen

Nach Ahovuo [1] besteht hinsichtlich der T eine positive Korrelation der Werte zwischen Sonographie und *konventioneller Sulkusaufnahme*. Dies haben wir in der täglichen Praxis nicht bestätigen können, denn wegen der technisch anspruchsvollen Durchführung werden dem Beurteiler gehäuft verprojizierte Aufnahmen vorgelegt. Diese Erfahrung wird in einer eigenen Analyse durch die schwache positive Korrelation bezüglich der T ($r = 0,48$) und des MSW ($r = 0,41$) (Pearson-Korrelation) und durch den hohen Prozentsatz von nicht verwertbaren Aufnahmen ausgedrückt (35/119 oder 23%).

Bei einer *DL-gezielten Abbildung des Sulkus* – etwa im Rahmen einer Arthrographie – ist eine exakte Einstellung der maximalen T möglich, was sich in einer positiven Korrelation zur Sonographie bezüglich der T ($r = 0,96$) und des MSW ($r = 0,91$) niederschlägt. Auch die Anzahl der verprojizierten Aufnahmen ist deutlich geringer (12/142 oder 8%).

Arthrographie

Die LBS stellt sich im Arthrogramm unterschiedlich dar. Bei 154 Arthrographien konnten wir hinsichtlich der Darstellung der LBS nur bei 45 Patienten (29%) eine gute, beurteilungsfähige Füllung der LBS feststellen, bei 78 Pat. (51%) war die Sehnenscheide nur mäßig oder nicht gefüllt, bei 31 Pat. (20%) lag eine Überprojektion durch die Bursa subacromialis bei RM-Ruptur vor. Patienten mit einem pathologischen Füllungsstatus der Sehnenscheide der LBS weisen eine größere Anzahl an kombinierten Läsionen auf. Es zeigt sich auch ein Anstieg des Anteiles der RM-Rupturen in den Gruppen mit schlechterer Füllung bzw. Überlagerung [2, 3].

Computertomographie (nach Pneumoarthrographie)

Das Labrum verschmilzt am Tub. supraglenoidale mit dem Ursprung der LBS. Verletzungen dieses „Bizeps-Labrum-Komplexes" können CT-morphologisch

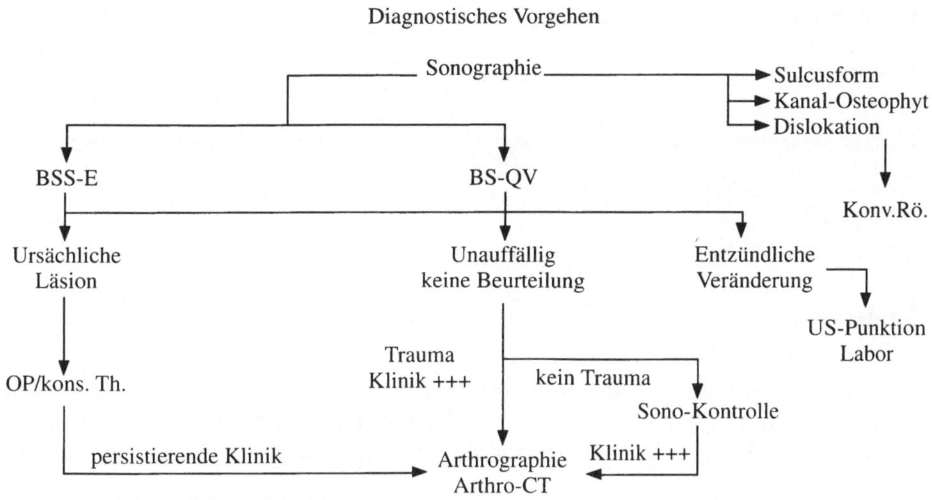

Diagnostisches Vorgehen

Sonographie

Sulcusform
Kanal-Osteophyt
Dislokation

Konv.Rö.

BSS-E

BS-QV

Ursächliche Läsion

Unauffällig keine Beurteilung

Entzündliche Veränderung

US-Punktion Labor

OP/kons. Th.

Trauma Klinik +++

kein Trauma

Sono-Kontrolle

persistierende Klinik

Klinik +++

Arthrographie Arthro-CT

Abb. 3. Sonographie der langen Bizepssehne

als Ursache für eine anterokraniale Gelenksinstabilität in coronarer Schnittführung in Bauchlage erkannt werden. Ein weiterer Vorteil der CT liegt in der Verifizierung von kombinierten Gelenksverletzungen.

Zusammenfassend schlagen wir bei klinischem Verdacht auf pathologische Veränderung der LBS die in Abb. 3 dargestellte Diagnosestrategie zur Abklärung mit bildgebenden Verfahren vor.

Literatur

1. Ahovuo J (1986) Diagnostic value of sonography in lesions of the biceps tendon. Clin Orthop Rel Res 202:184–188
2. Hannesschläger G et al. (1989) Läsionen der langen Bizepssehne – Pathogenese und Nachweis mit bildgebenden Verfahren. Fortschr Röntgenstr 151/3:331–337
3. Middleton WD et al. (1985) US of the biceps tendon apparatus. Radiology 157:211–215

Ultraschalldiagnostik bei Achillessehnenerkrankungen unter besonderer Beachtung der Achillessehnenruptur

H. Merk

Klinik für Orthopädie der Medizinischen Akademie Magdeburg, Leipziger Str. 44, O-3090 Magdeburg

Einleitung

Nachdem in den letzten Jahren die Hüftsonographie zunehmend in die klinische Routine eingegangen ist, gewinnt die Ultraschalldiagnostik bei Sehnen- und Muskelerkrankungen in der Orthopädie und Traumatologie zunehmend an Bedeutung [1, 2, 4].

Neben den periartikulären Veränderungen am Schulter- und Kniegelenk sind besonders traumatische, tumoröse und degenerativ-entzündliche Achillessehnenprozesse von interdisziplinärem Interesse.

Die Sensitivität der klinischen Untersuchung ist nicht ausreichend. So kann die Achillessehnenruptur nach inadäquatem Trauma übersehen werden. Maskierte Teilrupturen sind auch vom erfahrenen Untersucher oft nicht von der Peritendinitis abzugrenzen.

Durch die Einführung der neuen bildgebenden Verfahren der CT, NMR und Sonographie ist es zu einer revolutionären Verbesserung in der Diagnostik von Achillessehnenveränderungen gekommen [2–4].

Die anwendungseinfache und kostengünstige Sonographie ist dabei als optimales Verfahren für die Praxis anzusehen.

Trotzdem finden sich in der internationalen Literatur nur sporadische Angaben mit geringen Fallzahlen [1, 3, 4].

Wir möchten anhand unserer 6jährigen Erfahrung mit der Sonographie der Achillessehne kritisch über die Möglichkeiten und Grenzen der Methode berichten.

Patienten und Methodik

Zur Auswertung kamen 349 Patienten, die uns seit 1984 mit dem Verdacht auf Veränderungen im Bereich der Achillessehnen zur Sonographie überwiesen wurden.

Die Untersuchungen erfolgten mit einem elektronischen Linearscanner von 7,5 MHz. Zur besseren Ankopplung wurde ein Proxonkissen verwendet. Bei der Untersuchung liegt der Patient auf dem Bauch. Die Achillessehne wird in 2 Ebenen untersucht. Dem aussagekräftigen Longitudinalschnitt schließt sich der Transversalschnitt an.

Ultraschalldiagnostik '90
Walser u. a. (Hrsg.)

Die Sehne wird vom Ansatzbereich am Kalkaneus bis zum Übergang in den Muskel (M. gastrocnemius) dargestellt. Durch die dynamische Untersuchung können das Gleiten der Sehne und die Sehnenkontinuität beurteilt werden. Die Dokumentation kann wahlweise mit dem Videorekorder, der Uni-Quatro-Kamera oder dem Videoprinter vorgenommen werden.

Ergebnisse

Bei den 349 untersuchten Patienten fanden sich 297 pathologische Achillessehnenveränderungen. Die sonographisch diagnostizierten Achillessehnenerkrankungen sind der Tabelle 1 zu entnehmen.

Die sonographischen Diagnosen ergaben sich folgendermaßen:

1. Normalbefund. Die normale Achillessehne stellt sich im Längsschnitt als gleichmäßig, begrenztes, relativ echoreiches Band mit fischzugartig ausgerichteten Echos dar. Der sagittale Durchmesser beträgt normalerweise 4–6 mm. Die Sehnenscheide begrenzt die Sehne echoreich. Das ungehinderte Gleiten der Sehne kann bei Bewegungen im Sprunggelenk sonographisch beobachtet werden. Ebenso ist dabei eine erhaltene Sehnenkontinuität erkennbar.

2. Achillessehnenruptur. Die Achillessehnenruptur stellt sich im Längsschnitt durch die Kontinuitätsunterbrechung der Sehne dar. Die typische Rißstelle liegt 3–4 cm hinter dem Ansatz der Sehne am Kalkaneus. Das Sehnenmuster ist nicht mehr homogen. Im Bereich der Ruptur ist ein Wechsel von echoarmen und echoreichen Bezirken zu sehen. Durch das Hämatom sind frische Rupturen vorwiegend echoarm (Abb. 2, 3). Veraltete Rupturen sind dagegen durch Hämatomorganisation und -verkalkung echoreicher.

Die typische Eindellung der Sehne kann auch sonographisch beobachtet werden (Abb. 3).

Ist die Sehnenscheide erhalten, ist eine spindelförmige Auftreibung durch das Hämatom bzw. Serom im Rupturbereich vorhanden. Eine Sehnenverdickung kann auch durch die ödematöse Aufquellung der Sehnenreste im Rupturbereich zustande kommen. Oft kommt es zusätzlich zur Septierung.

Tabelle 1. Sonographisch untersuchte Achillessehnen mit Angabe der Sensitivität (n = 297)

Art der Erkrankung	Fallzahl	Richtige sonogr. Diagnose	Sensitivität (%)
Achillessehnenruptur	69	68	98,6
Peritendinitis	72	67	93,1
Tendinitis	87	84	96,6
Bursitis	32	32	100,0
Deg. Tendopathien	20	16	80,0
Weichteiltumor	17	16	94,1
Gesamt	297	283	95,3

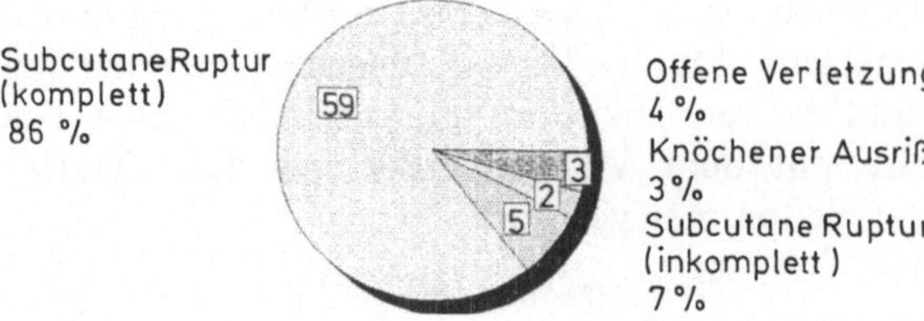

Abb. 1. Rißformen der Achillessehne im eigenen Patientengut (n = 69)

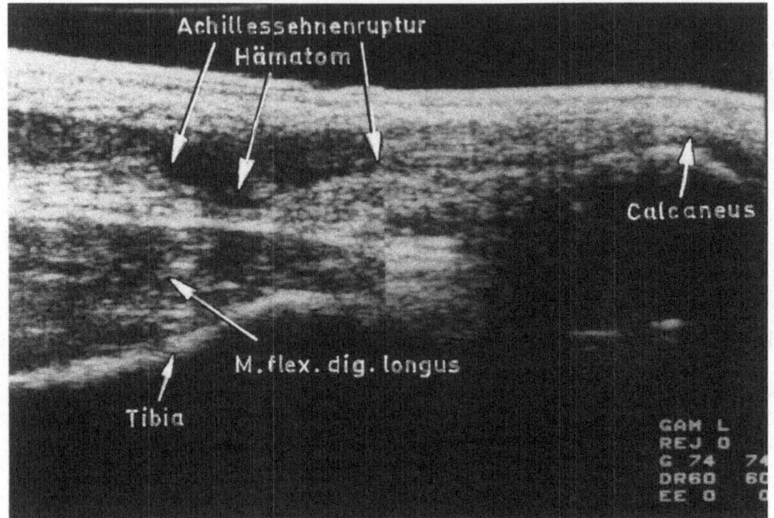

Abb. 2. Sonogramm einer frischen Ruptur der rechten Achillessehne bei einem 38jährigen Patienten mit typischer echoarmer Rupturzone und echoreichen Rupturstümpfen

Die Partialruptur weist eine kolbige echoarme Verdickung (Nekrose) an der Sehnenoberfläche auf.

Zusätzlich besteht eine segmentale Verdünnung der Sehne an der Rupturstelle (Abb. 3).

In Abb. 1 sind die Rißformen der Achillessehnen dargestellt.

3. Peritendinitis achillae. Bei der Peritendinitis ist das peritendinöse Gewebe sonographisch spindelförmig verbreitert. Die Sehne ist im Gegensatz dazu normal. Das Peritendineum umlagert die Sehne echoarm (Flüssigkeit, Nekrosen). Der sagittale Sehnendurchmesser ist normal.

4. Tendinitis achillae. Die Tendinitis weist eine Verdickung der Sehne auf, die echoreich ist und spindelförmig erscheint. Damit ist eine Zunahme des sagittalen Sehnendurchmessers verbunden.

Das Peritendineum ist nicht beteiligt und normal dargestellt.

5. Bursitis. Die Bursitiden sind als längsovale echoarme Strukturen mit typischer Lokalisation sonographisch gut zu differenzieren, die Bursa ist deutlich

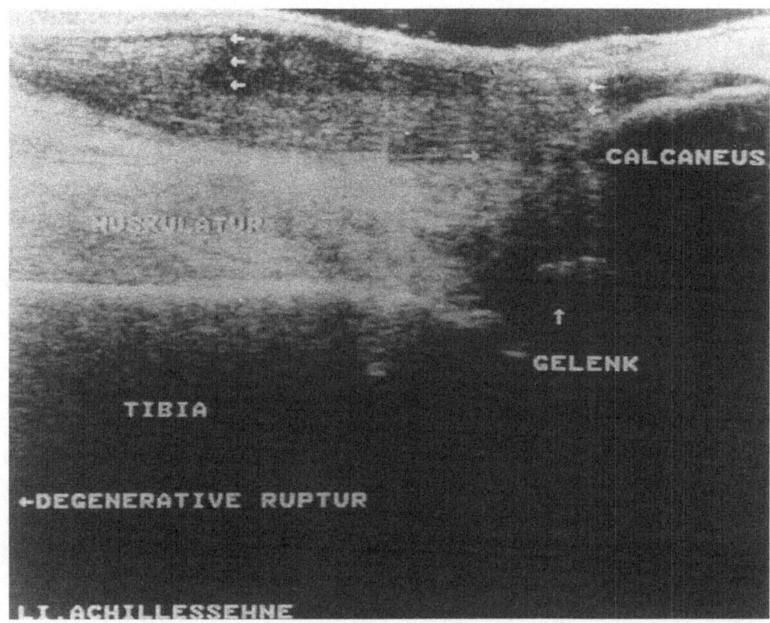

Abb. 3. Veraltete degenerative Partialruptur der linken Achillessehne bei einer 48jährigen Patientin, deutlich erkennbar, die kolbige Auftreibung der Sehne und ein echoarmer Rupturbezirk mit den echoreichen Stümpfen

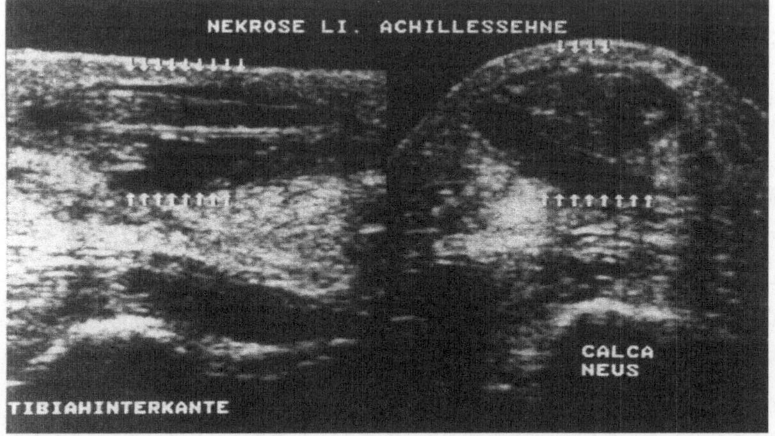

Abb. 4. Postoperative Nekrose der linken Achillessehne nach Duraplastik wegen einer Achillessehnenruptur bei einem 30jährigen Leistungssportler. *links* Longitudinalschnitt, mit geringem Restsehnengewebe und umgebenden echoarmen Nekrosebereich; *rechts* Transversalschnitt, in der Nekrose schwimmende Restfasern der Achillessehne

vergrößert und gut abgrenzbar. Die Achillessehne wird von der vergrößerten Bursa verdrängt.

Bei massiver Bursitis ist eine Kammerung (polyzyklisch) der Bursa durch den Wechsel von Flüssigkeit (echoarm) und Septen (echoreich) möglich.

6. Degenerative Tendopathien. Die alleinigen degenerativen Veränderungen an der Achillessehne sind sonographisch nur schwer zu differenzieren. Durch Degeneration wird das Echomuster zunehmend inhomogen und reflexreicher. Durch Verkalkungsherde in der Sehne treten Reflexe mit Schallschattenbildung auf. Die Sehnenoberfläche ist unregelmäßig begrenzt, oftmals kommt es zu einer Verdünnung des Sehnendurchmessers. Auf der Basis ausgeprägter degenerativer Tendopathien können Achillessehnenrupturen auftreten.

7. Tumoren. Tumoren lassen sich etwa ab einer Größe von 0,5 cm sonographisch nachweisen. Sie zeigen komplexe Strukturen. Teilweise sind rein zystische, teilweise solide Tumoren darstellbar. Binnenechos durch Verkalkungen sind möglich. Während Zysten und Ganglien als echoleere Raumforderungen mit Hinterwandechos gut abgrenzbar sind, ist eine Einordnung komplexsolider Strukturen sonographisch nicht möglich. Ebenso ist eine Dignitätsbestimmung nur histologisch vorzunehmen. Besonders häufig treten Fibrome auf.

Diskussion

Die Real-Time-Sonographie gewinnt aufgrund des nebenwirkungsfreien, nicht invasiven und anwendungseinfachen Verfahrens mit einer hohen Trefferquote in der Differentialdiagnostik von Achillessehnenerkrankungen zunehmend an Bedeutung.

Da Untersuchungsserien mit größeren Patientenzahlen nicht vorlagen, sind die Ergebnisse unserer Studie als Grundlage der weiteren Verbreitung dieser Methode anzusehen. Wir kommen zu folgenden Aussagen: Die Sonographie muß im diagnostischen Algorhythmus nach Anamnese und klinischer Befunderhebung eingeordnet werden. Sie sollte von einem klinisch erfahrenen Kollegen durchgeführt werden, da die Diagnose und die sich daraus ergebenden therapeutischen Konsequenzen während der Untersuchung festgelegt werden.

In unserer Untersuchung konnten durch die Sonographie 95,3% der Achillessehnenerkrankungen richtig diagnostiziert werden.

Unter Berücksichtigung der sonographischen Kriterien ist eine Diagnose von Achillessehnenrupturen in jedem Fall durch die dynamische Untersuchung sicher möglich. Postoperative Sonographiekontrollen decken zusätzlich Gewebsnekrosen und den Rückgang der ödematösen Schwellung auf. Rückschlüsse auf die Belastbarkeit der Sehne sind durch postoperative sonographische Verlaufskontrollen möglich.

Schwierigkeiten bereitet die Unterscheidung zwischen Partialruptur und Peritendinitis. Beide Erkrankungen zeigen ein fast identisches Ultraschallbild. Das Peritendineum ist kolbig verdickt und echoarm. Die Partialruptur läßt sich aber bei entsprechender Erfahrung durch die segmentale Verdünnung der Achillessehne im Rupturbereich differenzieren.

Die Differenzierung von rheumatisch-entzündlichen gegenüber degenerativen Veränderungen ist nach unseren Ergebnissen durch die alleinige sonographische Darstellung nur partiell möglich. Besonders die reinen degenerativen Tendopathien sind schwierig zu diagnostizieren. Die Trefferquote in unserer Studie betrug 80,0%.

Tumoren können durch ihre Lagebeziehungen zu den umgebenden Strukturen primär abgegrenzt und eingeordnet werden. Eine Dignitätsbestimmung ist auch durch die Sonographie nicht möglich. Mit 94,1% richtigen sonographischen Diagnosen sind Tumoren gegenüber degenerativ-entzündlichen Erkrankungen sehr gut abzugrenzen.

Wir sind der Meinung, daß die hohe Spezifität und Sensitivität bei günstigem Verhältnis zum Kosten-Zeitaufwand die Sonographie zur Methode der Wahl bei Erkrankungen der Achillessehne macht. Nur in Einzelfällen sind die NMR und die CT notwendig.

Literatur

1. Gondolph-Zink B, Wetzel R (1987) Aussagekraft der Ultraschalldiagnostik bei Achillodynie. In: Henche HR, Hey W (Hrsg) Sonographie in der Orthopädie und Sportmedizin. ML-Verlag, Uelzen, S 123–127
2. Lehner K, Reiser M, Paar O, Hawe W (1987) Läsionen der Achillessehne im MR-Tomogramm. Röntgenpraxis 40:149–152
3. Merk H (1989) Die hochauflösende Real-Time-Sonographie in der Diagnostik von Achillessehnenerkrankungen. Ultraschall 10:192–197
4. Thermann H, Zwipp H (1989) Achillessehnenruptur. Orthopäde 18:321–333

Sonographische Strukturanalyse der Achillessehne und biomechanische Implikationen

F. Kainberger *, A. Engel, S. Trattnig, D. Pölzleitner,
H. P. Kutschera, G. Seidl

* Klinik für Radiodiagnostik der Universität Wien, Garnisongasse 13, A-1090 Wien

Abstract

Ausgehend von der Tatsache, daß der Achillessehnenriß fast ausschließlich das Resultat eines chronischen Faserschadens ist, wurde evaluiert, inwieweit sonographisch und klinisch faßbare prädisponierende Strukturstörungen der Sehne und ihres Gleitgewebes Hinweise geben auf die formale Pathogenese.

Es wurden von 62 Patienten (49 männl., 13 weibl.; 19–57 Jahre, mean 38) mit Gewebsschädigung im Anfangsstadium und/oder kurzdauernder Achillodynie die sonographischen und klinischen Befunde hinsichtlich Lokalisation, Ausdehnung sowie Echostruktur analysiert und mit den in der Literatur angegebenen Verwebungsmustern der Sehnenfasern verglichen.

Die nachgewiesenen US-Veränderungen ließen sich folgenden fünf Gruppen zuordnen: (1) Schmerzen ohne klinisch-sonographisch faßbare morphologische Veränderungen (Tenalgie), (2) die fokale Tendinitis, die in 52% des Kollektivs als kleines echoarmes Areal 2–3 cm proximal der Calcaneusoberkante und im medioventralen Sehnenteil lokalisierbar war, (3) die akut-ödematöse Peritendinitis, (4) die spindelförmige Sehnenschwellung, (5) die ausgedehnte Strukturinhomogenität.

Veränderungen der Gruppe 1 scheinen auf dem Biochemismus der Nozizeptoren zu beruhen, während Anordnung und Verteilungsmuster der morphologischen Läsionen (Gruppe 2–5) eher durch mechanische Theorien erklärt werden können als mit Hilfe der Hypovaskularisationstheorie.

Einleitung

Da die dynamische Streßstabilität der Achillessehne 438–930 kp (4,3–9,12 kN) beträgt, sind Risse an der gesunden Sehne nur nach außerordentlich starken Krafteinwirkungen festzustellen [1, 2]. Die meisten Rupturen entstehen auf der Basis einer Sehnenvorschädigung, was durch klinische Beobachtungen (inadäquates auslösendes Trauma) wie durch histologische Untersuchungen untermauert werden kann [1, 3].

Mit der hochauflösenden Real-time-Sonographie läßt sich nichtinvasiv – besser als mit anderen bisherigen Verfahren – in vivo ein detailreiches Bild der Sehnen-

Ultraschalldiagnostik '90
Walser u. a. (Hrsg.)

textur gewinnen. Mit dieser deskriptiven Observationsstudie sollte erfaßt werden, inwieweit die kombinierte sonographisch-klinische Untersuchung relevante Hinweise geben kann auf die formale Pathogenese prädisponierender Strukturstörungen.

Patientengut und Methodik

Retrospektiv wurden von 62 Patienten (49 männl., 13 weibl.; 19–57 Jahre, mean 38) mit Gewebsschädigung im Anfangsstadium und/oder kurzdauernder Achillodynie 124 sonographische und klinische Befunde ausgewertet. Die Analyse erfolgte hinsichtlich Lokalisation, Ausdehnung und Echostruktur. Metabolische oder entzündliche Systemerkrankungen waren zuvor durch klinische bzw. laborchemische Untersuchungen ebenso exkludiert worden wie Patienten mit einer Enthesiopathie (hinterer Fersenbeinsporn), deren Entstehungsmechanismus nicht denen des eigentlichen Sehnenfaserschadens entspricht.

Bei den klinischen Veränderungen wurden neben der Beschwerdedauer eine vorhandene Schwellung der Ferse als (1) ödematös-entzündlich im Sinne einer akuten Peritendinitis oder (2) umschrieben-knotig (chronische Peritendinitis oder Tendinitis) protokolliert. Parameter der sonographischen Evaluierung waren die Sehnenschwellung (gemessen am Transversalschnitt), Sehnenstrukturstörungen (echoarm oder inhomogen) und peritendinöse Veränderungen. Die Untersuchung erfolgte seitenvergleichend mit Computersonographie-Geräten (Acuson 128 und UM8/Advanced Technical Laboratories) unter Verwendung hochfrequenter Linear- und Sektorschallköpfe mit 7,3 bzw. 7,5 MHz Zentralfrequenz.

Ergebnisse

Die nachgewiesenen Veränderungen ließen sich fünf Gruppen zuordnen (Abb. 1): (1) Schmerzen ohne klinisch-sonographisch faßbare morphologische Verände-

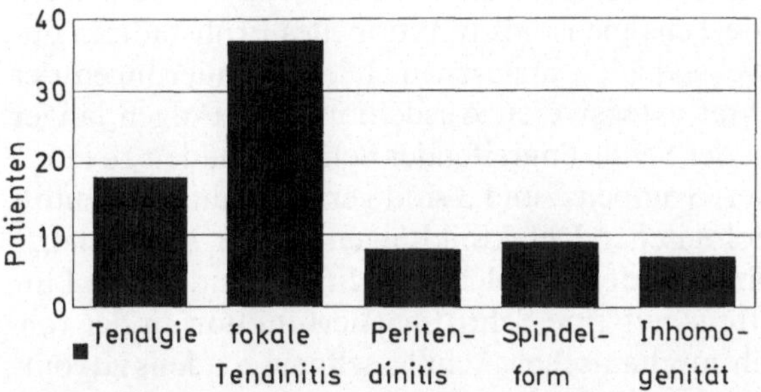

Abb. 1. Häufigkeit sonographisch-klinischer Befundkonstellationen, die sich 5 Gruppen zuordnen lassen. Bei 3 Patienten traten intra- und peritendinöse Veränderungen kombiniert auf, in 5 Fällen handelte es sich um Zufallsbefunde an der kontralateralen Seite ohne klinische Symptomatik

rungen (Tenalgie; 18 Fälle), (2) fokale Tendinitis (37 Fälle), (3) akut-ödematöse Peritendinitis (8 Fälle), (4) spindelförmige Sehnenschwellung (9 Fälle), (5) ausgedehnte Strukturinhomogenität (7 Fälle). Bei 3 Patienten lagen intra- und peritendinöse Defekte kombiniert vor.

Eine Aufschlüsselung der Läsionen nach ihrer Lokalisation zeigt, daß am häufigsten die mediale Seite der Achilessehne betroffen war; die intratendinösen Veränderungen waren bei 32 Patienten (in 52% des Kollektivs) im medioventralen Sehnenteil nachweisbar, schmale echoarme peritendinöse Lamellen, die einer akuten Peritendinitis entsprachen, fanden sich ausschließlich semizirkulär um den medialen Sehnenanteil. Betreffend die Höhe der Läsionen konnten zwei Etagen differenziert werden: Die meisten Veränderungen (in 37 Fällen, d.h. in 59,7% des Kollektivs) waren in einem Areal 2–3 cm proximal der hinteren Calcaneusoberkante lokalisiert, welches als Ort der häufigsten Rupturentstehung bekannt ist. Weniger häufig fanden sich Herde in Höhe der hinteren Calcaneusoberkante bzw. in Höhe der Bursa subachillea (6 Fälle, entsprechend 9,7%).

Keine Korrelation konnte zwischen der Beschwerdedauer und dem Schweregrad der US-Befunde gefunden werden: Obwohl nur Patienten mit geringgradiger Symptomatik in das Kollektiv aufgenommen worden waren, fanden sich in 7 Fällen ausgedehnte Sehnenschäden. Andererseits waren in 5 Fällen zufällig positive US-Befunde (fokale Tendinitiden) an der kontralateralen Achillessehne nachweisbar, die keine Beschwerdesymptomatik verursachten (und auch nicht in obige Auswertung aufgenommen wurden).

Diskussion

Während bisher eine direkte Analyse der Faserschädigung der Achillessehne nur mit Hilfe operativer und anschließender histologischer Methoden möglich war, gestattet die Real-time-Sonographie eine direkte nichtinvasive in-vivo-Darstellbarkeit des Faserschadens, die das Repertoire indirekter, vor allem biomechanischer Methoden ergänzen kann.

Analysiert man die beschriebenen Veränderungen nach dem Schweregrad ihrer Ausprägung, so lassen sich die beschriebenen fünf Gruppen folgenden Krankheitsstadien zuordnen: Die Tenalgie ist als funktionelles Frühstadium ohne morphologisch faßbare Gewebsschäden anzusehen. Die Veränderungen der Gruppen 4 und 5 sind wegen ihrer extensiveren Ausdehnung als Folgen länger bestehender oder multiokulär an der Sehne angreifender Sehnenschäden zu interpretieren. Die Veränderungen der Gruppen 2 und 3 sind geringgradig, demzufolge scheinen sie die ersten morphologischen Defektbildungen zu sein. Diesen letztgenannten Veränderungen, nämlich der fokalen Tendinitis und der akut-ödematösen Peritendinitis, dürfte somit eine Schrittmacherfunktion in der formalen Pathogenese des chronisch-mechanischen Achillessehnenschadens zukommen.

Erklärungen über die Ursachen der Faserschädigung können anhand dieser rein deskriptiven Studie nur spekulativ sein. Diesbezüglich ist eine Reihe von Theorien in der Literatur bekannt: biomechanische Theorien und andererseits

Hypovaskularisationstheorien, die lokale Mangeldurchblutungen in bestimmten Sehnenabschnitten als Ursache der Faserschädigung anschuldigen [1, 4]. Die in unserem Kollektiv nachgewiesene Peritendinitis läßt sich durch mechanische Reibung der Sehne im umgebenden Gleitgewebe erklären. Der fokalen Tendinitis im mittleren Abschnitt der Achillessehne kann vom sonographischen Erscheinungsbild her sowohl ein mechanischer Schaden der zopfartig ineinander verwickelten Kollagenfasern als auch eine lokale Minderdurchblutung zugrunde liegen. Das kombinierte Auftreten von Peritendinitis und fokaler Tendinitis in drei Fällen unseres Kollektivs spricht eher für eine mechanische Genese, wofür auch biomechanische und anatomische Studien sprechen: Cummins et al. machen Sägeeffekte verantwortlich zwischen Fasern des M. gastrocnemius und des M. soleus, die in unterschiedlicher Weise miteinander verwoben sein können [1]. Segesser und Nigg befaßten sich eingehender mit der Lauftechnik: Bei zu starker Valgisierungsbewegung des Kalkaneus kommt es zu medial stärkeren Zugverhältnissen mit dementsprechender Schädigungspotenz. Eine verstärkte Varisierung kann durch Reibungen des Paratenons mit dem mediodorsalen Schienbeinrand zu Entzündungen führen [5]. Dem zweiten „Locus minoris resistentiae“, der in Höhe der Hinterkante des Tuber calcanei gelegen ist, liegt offenbar ein völlig anderer Schädigungsmechanismus zugrunde, nämlich Druckeffekte zwischen Calcaneus und/oder Schuhwerk, wie er als „Haglund-Ferse“ in der Literatur bekannt ist [1].

Die beschriebenen sonographischen Bilder lassen sich somit drei Grundmustern einer Sehnenschädigung zuordnen, die in unterschiedlicher Ausprägung im Einzelfall zur Faserdegeneration führen können.

Literatur

1. Schönbauer HR (1986) Erkrankungen der Achillessehne. Wien klin Wochenschr (Suppl 168) 98:1–47
2. Wilhelm K (1975) Neue Aspekte der Genese der Achillessehnenruptur aufgrund experimenteller Untersuchungen. Hefte Unfallheilk 121:330–332
3. Lang J, Viernstein K (1966) Degeneration, Riß und Regeneration der Achillessehne. Z Orthop 101:160–186
4. Kainberger F, Engel A, Hübsch P, Barton P, Neuhold A, Salomonowitz E (1990) Injury of the achilles tendon: diagnosis with sonography. AJR 155:1031–1036
5. Segesser B, Nigg BM (1980) Insertionstendinosen am Schienbein, Achillodynie und Überlastungsfolgen am Fuß. Ätiologie, Biomechanik, therapeutische Möglichkeiten. Orthopädie 9:207–214

Quantifizierung von Echostärke, Körnigkeit, Kontrast und Homogenität im Ultraschallbild – Ein Weg zur objektiven B-Bild-Beschreibung

M. WALZ, I. ZUNA, M. FEIN, D. LORENZ, G. VAN KAICK, W. J. LORENZ

Deutsches Krebsforschungszentrum, Institut für Radiologie, Im Neuenheimer Feld 280, D-6900 Heidelberg

Qualitätssicherung stellt eine der drängendsten Aufgaben der Ultraschalldiagnostik dar. Während die Geräte- und Untersuchungstechnik einen hohen Standard vorweisen kann, bestehen Probleme in der Befunddokumentation, speziell bei der Beurteilung der Ultraschalltextur.

Bönhof stellte 1987 eine auf physikalischen Überlegungen basierende Terminologie vor [1]: Ein einzelnes Bildecho wird durch seine Stärke und Größe definiert, das Echomuster, d.h. die räumliche Verteilung des Bildechos, soll durch den Abstand (Dichte) und die Gleichförmigkeit (Uniformität) der Echos charakterisiert werden.

Ziel der Studie war die Erarbeitung computererrechneter Parameter zur Quantifizierung visuell erfaßbarer Texturmerkmale.

Material und Methoden

Die sonographischen Bilder von 71 operativ entfernten Schilddrüsen mit 181 markierten soliden Regionen wurden visuell und computerechographisch ausgewertet. Die sonographische Untersuchung erfolgte mit Hilfe eines 5-MHz-Sektorscanners eines HP 77020A Gerätes mit angeschlossenem HP 1000 Computer zur digitalen Bildspeicherung und -auswertung.

Ausgehend von physikalischen und texturanalytischen Ansätzen wurde *visuell* eine semiquantitative Texturbeschreibung anhand der nachfolgend aufgeführten Parameter durchgeführt.

Die Echostärke wird als mittlere Helligkeit der Region definiert. Der Parameter Körnigkeit dient zur Einschätzung nach „feinem" und „grobem" Echomuster. Der Kontrast stellt ein Maß der Helligkeitsunterschiede dar. Die Homogenität erfaßt die Gleichförmigkeit der Textur.

Die *computererrechneten quantitativen Texturparameter* leiten sich aus Grauwert- (Mittlerer Grauwert) und Gradientenstatistiken (Mittlerer Gradient), Grauwertabhängigkeitsmatrix (Entropie) und Verlaufslängen (Abschnittszuteilung) her [2].

Ultraschalldiagnostik '90
Walser u. a. (Hrsg.)

Tabelle 1. Korrelationskoeffizienten

		Visuelle Parameter			
		ECH	KOE	HOM	KON
C O	MGW	*0,84*	0,16	−0,10	0,56
M P	MGR	0,18	*0,52*	−0,39	0,43
U T	ENT	0,08	0,40	−0,35	*0,53*
E R	ABS	−0,10	−0,48	*0,50*	−0,45

Ergebnisse

In Tabelle 1 wird aufgeführt, welche Computer-Parameter am besten geeignet sind, die obengenannten visuellen Parameter wiederzugeben.

Die hohe Korrelation zwischen Echostärke (ECH) und Mittlerem Grauwert (MGW) belegt, daß eine gute visuelle Einschätzung der Bildhelligkeit möglich ist. Die Körnigkeit (KOE) zeigt eine gute Übereinstimmung mit dem Mittleren Gradienten (MGR), der besonders auf lokale Grauwertdifferenzen anspricht.

Ein homogener Bildeindruck entsteht bei hohen Werten der Abschnittszuteilung (ABS), d. h. wenn möglichst viele gleiche Grauwerte den Texturaufbau bestimmen. Die Entropie (ENT), ein Maß der Unterschiedlichkeit der Grauwerte in der Gesamtregion, kann als Pendant zum visuellen Kontrastempfinden gelten.

Diskussion und Schlußfolgerungen

Die beiden nach typischer Lebertextur simulierten Ultraschallbilder sollen zur Veranschaulichung der folgenden Ausführungen dienen:

Die Ergebnisse der Studie zeigen, daß die computererrechneten Parameter sich gut als objektives Korrelat des subjektiven, optischen Bildeindrucks eignen.

Beispielsweise ist ein „grobes" Echomuster mit dem Eindruck deutlich abgrenzbarer Bildechos verknüpft, d. h. die Bildechos müssen eine für das Auge angepaßte Mindestgröße und gegenüber der nächsten Grauwertfolge eine deutliche Grauwertdifferenz aufweisen (Abb. 2).

Die Homogenität ist gleichzusetzen mit einem möglichst einheitlichen Texturaufbau (Abb. 1). Das Kontrastempfinden wird gesteigert durch häufig wechselnde Grauwerte und starke Hell-Dunkelgegensätze im Bild (Abb. 2).

Die Echostärke wird im zweiten Bild meist höher als im ersten eingeschätzt. In Wirklichkeit ist der Mittlere Grauwert beider Bilder exakt gleich. Das Auge überbewertet jedoch den Anteil der hellen Grauwerte (Abb. 2). Typisches Beispiel ist der Standpunkt, die Struma nodosa sei „echoreicher" als die normale Schilddrüse.

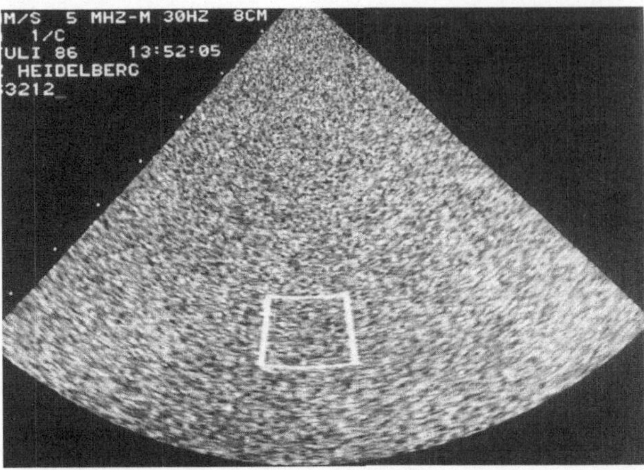

Abb. 1. Simulationsbild mit geringer Varianz

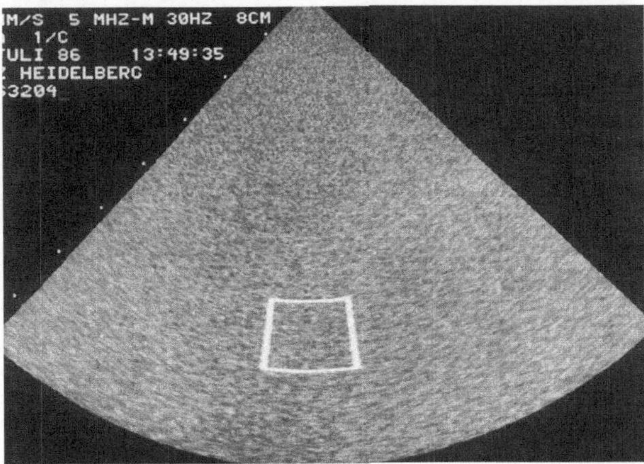

Abb. 2. Simulationsbild mit hoher Varianz

Objektivität, Reliabilität und Validität der computererrechneten Texturparameter wurden in mehreren Studien nachgewiesen [2]. Der Weg zu einer einheitlichen und zuverlässigen Texturbeschreibung muß über eine quantitative statistische Analyse und Ultraschalldokumentation führen. Bei geräteintern fixierten Aufnahmebedingungen ergeben sich diese Vorteile der computergestützten Texturanalyse:

- definierte Auswertungskriterien
- erleichterte, visuell nachvollziehbare Dokumentation
- verringerte Untersucherabhängigkeit
- vergleichbare Ergebnisse
- Verlaufsbeobachtung anhand objektiver Daten
- Interpretationshilfe und Schulung in Texturbeschreibung
- Texturanalyse für Klinik und Wissenschaft als diagnostischer Tool zur Trennung unterschiedlicher Gewebetypen.

Literatur

1. Bönhof JA (1987) Richtig benennen – besser erkennen. Ultraschall Klin Prax 2:178–184
2. Räth U, Schlaps D, Limberg B, Zuna I, Lorenz A, van Kaick G, Lorenz WJ, Kommerell B (1985) Diagnostic accuracy of computerized B-scan analysis and conventional ultrasonography in diffuse parenchymal and malignant disease. JCU 13:87–99

Sachverzeichnis